Klinische Anästhesiologie und Intensivtherapie

Band 12

Herausgeber:
F. W. Ahnefeld H. Bergmann C. Burri W. Dick
M. Halmágyi E. Rügheimer
Schriftleiter: J. Kilian

Der Risikopatient in der Anästhesie

2. Respiratorische Störungen

Herausgegeben von
F. W. Ahnefeld H. Bergmann C. Burri W. Dick M. Halmágyi E. Rügheimer

unter Mitarbeit von
M. Baum, H. Bergmann, W. Dick, A. Doenicke, K. Falke, M. Fischer
S. Fitzal, H. Frankenberger, I. P. Gardaz, M. Gemperle, B. Grote, Ph. Hamer
K. Harnoncourt, W. Hartung, K. Hutschenreuter, H. Matthys, A. W. Mondorf
E. Rügheimer, K. Rühle, A. Schaffstein, O.-P. Schmidt, E. Schwanbom
R. Schorer, A. Stöger, P. M. Suter, E. Voigt, J. Wawersik

Mit 79 Abbildungen

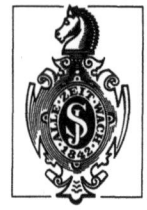

Springer-Verlag Berlin Heidelberg New York 1976

ISBN-13: 978-3-540-08039-8   e-ISBN-13: 978-3-642-66553-0
DOI: 10.1007/978-3-642-66553-0

Das Werk ist urheberrechtlich geschützt. Die dadurch begründeten Rechte, insbesondere die
der Übersetzung, des Nachdruckes, der Entnahme von Abbildungen, der Funksendung, der
Wiedergabe auf photomechanischem oder ähnlichem Wege und der Speicherung in Daten-
verarbeitungsanlagen bleiben, auch bei nur auszugsweiser Verwertung, vorbehalten. Bei
Vervielfältigungen für gewerbliche Zwecke ist gemäß § 54 UrhG eine Vergütung an den Verlag
zu zahlen, deren Höhe mit dem Verlag zu vereinbaren ist.

© by Springer-Verlag Berlin · Heidelberg 1976.

Die Wiedergabe von Gebrauchsnamen, Warenbezeichnungen usw. in diesem Werk berechtigt
auch ohne besondere Kennzeichnung nicht zu der Annahme, daß solche Namen im Sinn der
Warenzeichen- und Markenschutzgesetzgebung als frei zu betrachten wären und daher von
jedermann benutzt werden dürften.

Druck und Bindearbeiten: Offsetdruckerei Julius Beltz KG, Hemsbach

Vorwort

Zunehmende Luftverschmutzung infolge fortschreitender Industrialisierung, ansteigender Tabakkonsum und Erhöhung des durchschnittlichen Lebensalters haben die Erkrankungen der Atmungsorgane erheblich vermehrt. Im klinischen Gesamtkrankengut ist heute mit 6-8% solcher Krankheitsfälle zu rechnen. Dabei ist vom 50. Lebensjahr an ein steiler Anstieg festzustellen. Bei Patienten über 50 Jahre findet man in 33%, bei Patienten über 60 Jahre in 53% manifeste Erkrankungen des respiratorischen Systems. Im präoperativen Status sowie intraoperativ nehmen respiratorische Störungen in der Skala der begleitenden Morbidität den zweiten Platz ein, postoperativ führen sie mit weitem Abstand die Liste der Komplikationen und letalen Verläufe an. Insgesamt stellen die Beeinträchtigungen der Lungenfunktion den relevantesten und bedrohlichsten pathophysiologischen Einzelstörfaktor für den operativen Patienten dar.

Diese Tatbestände ließen die Veranstaltung eines Workshop begründet erscheinen. Einschlägig erfahrene Wissenschaftler und Kliniker sollten aus verschiedener Sicht ihr Spezialwissen einbringen; die Synopsis ihrer Erkenntnisse und Erfahrungen sollte eine möglichst umfassende Abklärung des Risikos respiratorischer Störungen für den Patienten in der Anästhesie ergeben.

Zunächst war die Frage zu klären, wie das heute verfügbare breitgefächerte Untersuchungsprogramm der Lungenfunktion einzusetzen ist und welche Aussagekraft die Einzelkomponenten besitzen. Die synoptische Analyse sollte Aufschluß geben über den Stellenwert folgender Untersuchungsmethoden: Gezielte Anamnese und klinische Befunderhebung, die Untersuchung der „kleinen Lungenfunktion" mit ihren Meßergebnissen der Vitalkapazität, des Sekundenvolumens, des Atemgrenzwertes und diverser Flußraten in verschiedenen Exspirationsphasen, die weitergehende Abklärung der statischen und dynamischen Lungenvolumina wie der Strömungswiderstände in den Atemwegen mittels des Ganzkörperplethysmographen, die Ergänzung durch die Messung der Blutgase an verschiedenen Orten des großen und kleinen Kreislaufes. Es war abzuklären, ob der gezielte und abgestufte Einsatz des Untersuchungsspektrums die Einstufung des pulmonalen Risikos hinreichend gut ermöglicht und das Unterschreiten respiratorischer Grenzwerte für Anästhesie und Operation aufdeckt.

Weiter mußte eine Aussage darüber gemacht werden, wie und in welchem Umfang die Ergebnisse der Lungenfunktionsuntersuchung eine Grundlage für eine prophylaktische Behandlung des operativen Patienten abgeben. Ziel, Wert und adäquate Anwendung der verschiedenen physiotherapeutischen Maßnahmen, wie Atemschulung und Atemgymnastik, Lockerungsübungen bis hin zum Eutonietraining und autogenem Training, der Behandlung mit Aerosolen sowie der Inhalationstherapie mit druckgesteuerten Beatmungsgeräten, sollten gefunden und aufgezeigt werden.

Für die intraoperative Phase erschien es erforderlich herauszukristallisieren, wie bei der Auswahl von Anästhesiemitteln und Anästhesiemethoden die präexistenten oder drohenden respiratorischen Störungen berücksichtigt werden müssen. Die richtige Auswahl und der adäquate Einsatz der verschiedenen zur Verfügung stehenden Respiratorsysteme sowie die Anwendung der heute technisch möglichen und lungenphysiologisch optimalen Beatmungsparameter mußten abgegrenzt werden unter dem Aspekt des respiratorischen Risikos in der operativen Phase und mit dem Blick auf die hier bereits erfolgende Keimlegung postoperativer respiratorischer Störungen.

Für das postoperative Stadium sollten die modernen Vorstellungen zur Pathophysiologie des Lungenversagens dargestellt werden als Grundlage zur prophylaktischen und therapeutischen Anwendung pulmonaler Komplikationen. Die symptomatische Überbrückung pathophysiologischer Vorgänge durch eine Sauerstofftherapie sowie die kausale Behandlung durch den massierten Einsatz der heute möglichen atemtherapeutischen Maßnahmen waren in Ziel, Wert und Einstufung anzugeben.

Der besondere Dank der Herausgeber gilt der Firma Biotest-Serum-Institut GmbH, Frankfurt (Main), die uns die Durchführung dieses Workshop ermöglichte. Wir danken in gleicher Weise dem Springer-Verlag für die reibungslose und gute Zusammenarbeit. Nur auf dieser Basis war es möglich, auch diesen Band kurze Zeit nach dem Workshop herauszugeben.

Im Oktober 1976   Die Herausgeber

Inhaltsverzeichnis

Strukturstörungen der Lunge und deren Bedeutung (W. Hartung) *1*

Lungenfunktionsdiagnostik zur Erfassung des Risikopatienten in der Anästhesiologie
(H. Matthys und K. H. Rühle) *8*

Pathophysiologie von chronischen bronchopulmonalen Erkrankungen
(K. Harnoncourt) *14*

Die Langzeittherapie der chronisch-obstruktiven Atemwegssyndrome
(O. P. Schmidt) *21*

Die Bedeutung der Opsonisierung in der antimikrobiellen Abwehr und ihre
therapeutischen Konsequenzen
(A. W. Mondorf, A. Schaffstein und M. Fischer) *49*

Zusammenfassung der Diskussion zum Thema: „Pathologische und pathophysiologische Grundlagen respiratorischer Störungen" *56*

Atemschulung, Atemgymnastik, Aerosoltherapie und Inhalationsbeatmung
(S. Fitzal und A. Stöger) *68*

Pharmakologische Effekte und Wechselwirkungen von Prämedikations- und
Narkosemitteln auf die Atmung (A. Doenicke und B. Grote) *84*

Anästhesiemethoden und -beatmung bei Patienten mit präoperativ eingeschränkter
Lungenfunktion (K. Falke) *100*

Forderungen des Klinikers an ein Respiratorsystem (E. Rügheimer) *114*

Technische Möglichkeiten eines Respiratorsystems (E. Schwanbom, M. Baum und
H. Frankenberger) *126*

Notwendige und mögliche Überwachung der Atmung während der Narkose
(P. M. Suter, M. Gemperle und I. P. Gardaz) *142*

Zusammenfassung der Diskussion zum Thema: „Vorbereitung zur Narkose und
Operation – Respiratorisches Risiko bei der Narkose" *149*

Respiratorische Probleme bei der Säuglingsnarkose (J. Wawersik) *163*

Respiratorische Notfälle als Anästhesierisiko (W. Dick) *178*

Pathophysiologie des postoperativen Lungenversagens (H. Bergmann) *187*

Veränderungen der Lungenfunktion während und nach Narkose und Operation (E. Voigt und R. Schorer) *199*

Möglichkeiten und Grenzen der Sauerstofftherapie (K. Hutschenreuter) *212*

Allgemeine und spezielle Maßnahmen zur Verhütung und Beseitigung der postoperativen Atelektase (Ph. Hamer) *220*

Zusammenfassung der Diskussion zum Thema: „Das spezielle Risiko bei der Narkose" *234*

Verzeichnis der Referenten und Diskussionsteilnehmer

Prof. Dr. F. W. Ahnefeld
Department für Anästhesiologie
der Universität Ulm
Steinhövelstraße 9
7900 Ulm (Donau)

Prof. Dr. H. Bergmann
Allgemeines öffentliches Krankenhaus
der Stadt Linz
Institut für Anästhesiologie
A–4020 Linz

Prof. Dr. W. Dick
Department für Anästhesiologie
der Universität Ulm
Prittwitzstraße 43
7900 Ulm (Donau)

Prof. Dr. A. Doenicke
Vorstand der Abteilung für Anästhesiologie
der Chirurgischen Poliklinik
der Universität München
Pettenkoferstraße 8a
8000 München 2

Dr. K. Falke
Institut für Anästhesiologie
der Universität Düsseldorf
Moorenstraße 5
4000 Düsseldorf

Hofrat Prof. Dr. V. Feurstein
Landeskrankenhaus
A–5020 Salzburg

Dr. S. Fitzal
Oberärztin am Institut für Anästhesiologie
der Universität Wien
Spitalgasse 23
B 200
A–1090 Wien

Prof. Dr. M. Halmágyi
Institut für Anästhesiologie
der Universität Mainz
Langenbeckstraße 1
6500 Mainz (Rhein)

Dr. Ph. Hamer
Oberarzt am Institut für Anästhesiologie
der Universität Erlangen-Nürnberg
Maximiliansplatz
8520 Erlangen

Doz. Dr. K. Harnoncourt
2. Medizinische Abteilung
Landeskrankenhaus Graz
A–8036 Graz

Prof. Dr. W. Hartung
Institut für Pathologie
der Ruhr-Universität
Postfach 2148
4630 Bochum

Prof. Dr. K. Hutschenreuter
Direktor des Instituts für Anästhesie
der Universität Homburg
6650 Homburg (Saar)

Prof. Dr. H. Matthys
Ärztlicher Direktor
Zentrum Innere Medizin
der Universitätskliniken Freiburg
Abteilung Pulmonologie
Hugstetter Straße 55
7800 Freiburg

Prof. Dr. A. W. Mondorf
Zentrum der Inneren Medizin des
Klinikums der
Johann Wolfgang Goethe-Universität
Theodor-Stern-Kai 7
6000 Frankfurt (Main)

Prof. Dr. E. Rügheimer
Direktor des Instituts für Anästhesiologie
der Universität Erlangen-Nürnberg
Maximiliansplatz
8520 Erlangen

Obermed.-Dir. Dr. O.-P. Schmidt
Chefarzt der Klin. San. Trausnitz
Salzburger Straße 9
8230 Bad Reichenhall

Dr. E. Schwanbom
Firma Drägerwerk AG
Moislinger Allee 53/55
2400 Lübeck

A. Stöger
Dipl. Ass. für phys. Medizin
Abteilung für Intensivtherapie
des Instituts für Anästhesiologie und der
II. Chirurgischen Universitätsklinik
der Universität Wien
Spitalgasse 23
A-1090 Wien

Dr. P. M. Suter
Premier Chef de Clinique
Institut universitaire d'Anesthésiologie
Hôpital Cantonal
CH-1200 Genève

Priv.-Doz. Dr. E. Voigt
Institut für Anästhesiologie
des Klinikums der Universität Tübingen
Calwer Straße 7
7400 Tübingen

Prof. Dr. J. Wawersik
Leiter der Zentralen Abteilung für
Anästhesie des Klinikums der
Christian-Albrechts-Universität
Schwanenweg 21
2300 Kiel

Verzeichnis der Herausgeber

Prof. Dr. Friedrich Wilhelm Ahnefeld
Department für Anästhesiologie
der Universität Ulm
Steinhövelstraße 9, 7900 Ulm (Donau)

Prof. Dr. Hans Bergmann
Allgemeines öffentliches Krankenhaus
der Stadt Linz
Institut für Anästhesiologie
A-4020 Linz

Prof. Dr. Caius Burri
Abteilung Chirurgie III
der Universität Ulm
Steinhövelstraße 9, 7900 Ulm (Donau)

Prof. Dr. Wolfgang Dick
Department für Anästhesiologie
der Universität Ulm
Prittwitzstraße 43, 7900 Ulm (Donau)

Prof. Dr. Miklos Halmágyi
Institut für Anästhesiologie
der Universität Mainz
Langenbeckstraße 1, 6500 Mainz

Prof. Dr. Erich Rügheimer
Institut für Anästhesiologie
der Universität Erlangen-Nürnberg
Maximiliansplatz 1, 8520 Erlangen

Strukturstörungen der Lunge und deren Bedeutung

Von W. Hartung

Zum Zwecke des Gasaustausches müssen die Reaktionspartner Luft und Blut an einer großen, die Gasdiffusion begünstigenden Austauschfläche zusammengeführt werden. Hieraus resultiert eine funktionelle Gliederung der Lungenstrukturen in die Leitungsbahnen für Luft und Blut sowie das respiratorische Parenchym, das jenseits der Bronchioli terminales mit den Bronchioli respiratorii beginnt. Motor für die Ventilationsbewegungen ist der muskulo-elastische Atemapparat. Der Lungenkreislauf wird von der Pumpleistung der rechten Herzkammer angetrieben. Insgesamt ist etwa ein Drittel der Körpermasse in die Atembewegungen einbezogen (11).

Diese - im Gegensatz zu innerer Atmung und zu den Transportvorgängen der Atemgase - als äußere Atmung bezeichnete Gasaustauschfunktion läßt sich somit in die Teilfunktionen Ventilation, Perfusion und Diffusion untergliedern. Das gleiche gilt für die Funktionsstörungen, wobei allerdings die Teilfunktionen so eng ineinandergreifen, daß isolierte Störungen der Teilsysteme nur selten beobachtet werden (1, 2, 3, 10, 12, 13).

I. Die Lungenstruktur als Grundlage der Funktion

Leitungsbahn für die Luft ist das Bronchialsystem, das sich von der Bifurkation der Trachea ab unter fortlaufender, unregelmäßig dichotomer Teilung in durchschnittlich 16 Teilungsstufen bis zu den Bronchioli terminales verzweigt (7, 14). Die Lichtungsweiten nehmen von etwa 10 mm in den Lappenbronchien bis auf etwa 0,5 mm in den Bronchioli terminales ab. Die auf den Gesamtquerschnitt bezogene funktionelle Engstelle liegt im Bereich der Lappen- und Hauptbronchien. Die Bronchioli respiratorii können als Übergangszone zum respiratorischen Parenchym bezeichnet werden, weil in ihnen noch kein vollständiger Gasaustausch erfolgen kann.

Als kleinste Lungeneinheit ist der sogenannte große Azinus als der Lungenabschnitt definiert, der mit dem Bronchiolus terminalis beginnt. Die nächsthöhere Einheit, der Lobulus, enthält 6 - 8 Azini. Die elastische Retraktion des Azinus ist auf den Azinusstiel ausgerichtet (2). Die Retraktionskraft der Lunge ist an die Lungenstruktur gebunden. Sie setzt sich zu ungefähr einem Drittel aus der Summe der elastischen Faserkräfte, zu ungefähr zwei Dritteln aus der an den Grenzflächen von Luft und feuchtem Gewebe entstehenden Oberflächenspannung zusammen (8).

Die Pulmonalarterien folgen bis in den Bereich der terminalen und respiratorischen Bronchiolen dem Bronchialsystem. Der Abfluß des arterialisierten Blutes erfolgt über die in den Septen verlaufenden Venen. Die Bronchialarterien versorgen zunächst die Strukturen der großen Leitungsbahnen. Sie weichen in der Peripherie von deren Verlaufsrichtung ab und ergießen sich in der Endstrecke ebenfalls in das Kapillarsystem.

Die Kapillaren sind zugleich konstruktiver Bestandteil der Alveolarsepten und liegen in diesen so dicht, daß eine große Gasaustauschfläche resultiert. Dem Gasaustausch wird durch die dünnen, weit ausgebreiteten Zytoplasmaausläufer der Pneumozyten I, eine Basalmembran und das Zytoplasma der Endothelzellen auf einer Transferstrecke von nur 0,2 - 0,5 um ein minimaler Diffusionswiderstand entgegengestellt. Etwa 80 % der alveolären Gesamtfläche bieten diese optimalen Bedingungen. Funktionell ergibt sich eine Differenzierung in die permanent durchströmten Stromkapillaren, die bevorzugt in den Zwickeln der Alveoleneingangsringe liegen, und die bedarfsweise durchströmten Netzkapillaren, welche die Gesamtfläche der Alveolen umgeben (2). Hierin liegt eine große funktionelle Reserve. Unter krankhaften Bedingungen wird zunächst das Netzkapillarsystem abgebaut.

II. Störungen der Lungenfunktion

a) Statik des Thorax-Lungen-Systems.
Die exspiratorisch wirksame Retraktionskraft der Lunge ist den elastischen Kräften des Thorax entgegengesetzt, zu denen im weiteren Sinne auch noch das Zwerchfell und damit der Bauchraum zugeordnet werden müssen. Die Charakteristik des gesamten Thorax-Lungen-Systems wird durch dessen sogenannte Relaxationsdruckkurve bestimmt. Beim Druck null, d. h. in elastischer Ruhestellung, ist in den Lungen die funktionelle Residualkapazität enthalten. Die Relaxationsdruckkurve bestimmt auch die bei der Beatmung relaxierter Patienten erforderlichen Beatmungskräfte (3).

b) Atemlage, schlaffe Lunge.
Jede Abweichung eines der mechanisch-elastischen Parameter von der Norm führt zu einer Änderung der Statik des gesamten Thorax-Lungen-Systems und damit zu einer Änderung der Atemvolumina (5). So kommt es z. B. bei der Erschlaffung der Lunge im Alter oder bei Emphysem zu einer Weiterstellung des Gesamtsystems mit Zunahme der funktionellen Residualkapazität, Zunahme des Residualvolumens und Abnahme der Vitalkapazität. Diese Weitstellung des Thorax kann durch dessen Immobilisierung fixiert werden. Auf das Tiefertreten des Zwerchfells wirkt gleichzeitig der durch die Füllung der Bauchhöhle und die Straffheit der Bauchdecken beeinflußte intraabdominale Druck ein.

c) Restriktive Ventilationsstörungen.
Dem pathologischen Typus der schlaffen Lunge steht die starre Lunge gegenüber. Die Ausdehnungsfähigkeit (Compliance) solcher Lungen ist stark herabgesetzt. Die funktionelle Folge ist eine Einschränkung der Atemvolumina, d. h. insbesondere der Vitalkapazität, durch Einschränkung des inspiratorischen Reservevolumens. Ist nur eine Lunge betroffen, so kommt es zu einer ungleichmäßigen Beatmung der beiden Hemithoraces. Ursache kann eine Fesselung der Lunge durch Pleuraschwarte sein, die sich funktionell besonders stark auswirkt, wenn auch das Zwerchfell in die Verschwartung mit einbezogen ist. Bei Lungenfibrosen, die zu einer "inneren Fesselung" der Lunge führen, sind meist beide Lungenflügel in gleichem Maße betroffen. Funktionelle Residualkapazität und Residualvolumen können dabei erniedrigt oder normal, gegebenenfalls, wie z. B. bei Lungenfibrosen mit gleichzeitiger Bronchostenose, sogar erhöht sein; die Vitalkapazität ist dagegen immer eingeschränkt.

Eine restriktive Störung kann auch extrapulmonal bedingt sein, z. B. durch Thoraxstarre, Thoraxdeformitäten oder einen hohen intraabdominalen Druck (Aszites, Lipomatose, Peritonitis, in gewissem Maße Gravidität), der die inspiratorische Abwärtsbewegung des Zwerchfells behindert.

d) Obstruktive Ventilationsstörungen.
Die obstruktiven Ventilationsstörungen haben klinisch die größte Bedeutung. Sie sind gekennzeichnet durch eine Erhöhung der bronchialen Strömungswiderstände (Resistance) und können dadurch eine starke Zunahme der viskösen Atemarbeit bewirken, die um so mehr zunimmt, je schneller ein größeres Atemzeitvolumen gefördert werden muß. Zugleich kommt es meist zu einer ungleichmäßigen Luftverteilung innerhalb der Lunge, weil das Ausmaß der Bronchialstenosen von Abschnitt zu Abschnitt wechselt. Nur bei Stenosen oberhalb der Bifurkation der Trachea kommt es zu einer gleichmäßigen Minderbelüftung beider Lungenflügel (sogenannte homogene Stenose).

Hauptursache der obstruktiven Ventilationsstörungen ist die chronische Bronchitits, die in ihrem fortgeschrittenen Stadium meist mit weiteren Komplikationen verbunden ist. Die chronische unspezifische obstruktive Lungenerkrankung kommt in klinisch bedeutsamer Schwere bei 5 - 8 % der männlichen Bevölkerung vor; Frauen sind seltener betroffen. Eine besondere Gefährdung liegt bei Rauchern vor. Das allergische Asthma bronchiale tritt zahlenmäßig hinter der chronischen Bronchitis zurück.

Die frühen Phasen der chronischen Bronchitis sind durch eine vermehrte Schleimsekretion, meist mit Viskositätszunahme des Schleimes (Dyskrinie), gekennzeichnet, die morphologisch an einer Hypertrophie und mukösen Transformation der Schleimdrüsen und an einer Vermehrung der schleimbildenden Becherzellen im Bronchialepithel erkennbar ist. Bei der intramuralen Bronchitis sind die entzündlichen Infiltrate in der gesamten Bronchialwand ausgebreitet. Akute infektiöse Phasen zeigen eine mehr leukozytäre Infiltration; oft kommt es besonders bei Virusinfektionen auch zu Epithelläsionen, die in der Regenerationsphase mit Übergangs- und Plattenepithelmetaplasie einhergehen können.

Der schwerste Grad der chronischen Bronchitis ist die destruktive Form, bei der die spezifischen Bronchuswandbestandteile, insbesondere die glatte Muskulatur, zerstört werden. Es resultieren weite dünnwandige Bronchien, deren schlaffe Wände kollabieren, wenn der extrabronchiale Druck den intrabronchialen Druck übersteigt. Bei forcierter Exspiration können dann komplette Ventilstenosen durch Bronchialkollaps auftreten, die nur durch eine gezielte Beeinflussung der Atemtechnik vermeidbar sind.

Die Ursachen der Obstruktion sind demnach in einer Verlegung mit Sekret oder Exsudat bei entzündlichen Schleimhautschwellungen und in spastischen Reaktionen zu suchen, wozu schließlich noch eine mechanische Komponente durch Bronchialkollaps hinzutreten kann.

Die Bronchiolitis wirkt sich wegen des sehr großen Gesamtquerschnittes hinsichtlich des meßbaren gesamten Strömungswiderstandes weniger deutlich aus, sofern nicht eine sehr große Zahl von Bronchiolen betroffen ist. Sie bewirkt dagegen in besonderem Maße herdförmige ventilatorische Verteilungsstörungen, bei denen kleinfleckige Atelektasen unmittelbar neben herdförmig überblähten Lobuli liegen. Die funktionellen Auswirkungen auf den Gasaustausch sind bei diesen Störungen besonders hochgradig, zumal durch die kollaterale Ventilation eine funktionell ausreichende Kompensation nicht erreicht werden kann. Zudem bewirkt eine peripher im Bronchialbaum lokalisierte Stenose einen besonders raschen Abbau des intrabronchialen Exspirationsdruckes, so daß der Punkt gleichen extra- und intrabronchialen Druckes (9) schon in frühen Phasen der verstärkten Exspiration in die Peripherie wandert und damit den exspiratorischen Kollaps größerer Bronchien begünstigt (6).

In den späteren Phasen der chronischen obstruktiven Lungenerkrankung kommt es fast regelmäßig zur Entwicklung typischer Komplikationen. Die wichtigste ist das Emphysem (3). Dieses kann als sogenanntes zentrolobuläres Emphysem unmittelbar aus einer bis in den Bereich der terminalen und respiratorischen Bronchiolen ausgebreiteten Entzündung entstehen. Es bildet sich durch Dilatation ein im Zentrum der Lobuli und Azini gelegener kleinbläschenförmiger Hohlraum, während der periphere Alveolarbereich zunächst noch erhalten bleibt. Eine andere Form ist das bronchostenotische Emphysem, das bis zur Bildung faustgroßer Emphysemblasen, besonders in den Lungenspitzen, fortschreiten kann. Diese schweren Strukturschäden sind irreversibel.

Mit der Entwicklung des Emphysems ist zugleich ein Verlust an Gasaustauschfläche infolge des Abbaues von Alveolarstruktur verbunden, der bei schwerem Emphysem weit mehr als die Hälfte des normalen Wertes ausmachen kann (12).

Als weitere Komplikation, die sich besonders in der postoperativen Phase auswirkt, ist die Einschränkung der forcierten Exspiration und damit der Hustenstoßkraft zu nennen, die die Sekretretention und damit das Angehen von Infektionen begünstigt. Als Folge treten gehäuft Pneumonien auf.

e) Verteilungsstörungen.

Verteilungsstörungen sind als Mißverhältnis zwischen Belüftung und Durchblutung definiert. Überwiegt die Belüftung, besteht eine Totraumventilation, eine im Verhältnis zur Ventilation gesteigerte Perfusion führt zur Ausbildung eines funktionellen Shunt.

Störungen dieser Art kommen bei den unterschiedlichsten Lungenerkrankungen vor. Bronchitits, Bronchiolitis und Emphysem und die damit verbundenen Ventilationsstörungen wurden bereits besprochen. Atelektasen führen zumindest in den frühen Phasen zu einem hohen Shuntblutvolumen, solange die Zirkulation noch nicht stärker gedrosselt ist. Bei den disseminierten granulomatösen Lungenerkrankungen und deren narbigen Residuen können die Störungsmuster von Lobulus zu Lobulus wechseln, je nachdem, ob die Belüftung oder die Durchblutung relativ stärker beeinträchtigt ist. Ein besonders eindrucksvolles Beispiel hierfür bieten die Fälle von disseminierten feinherdigen Anthrako-Silikosen und das damit verbundene Staubemphysem. Sarkoidose und miliare Tuberkulose haben einen ähnlichen Effekt.

Von der Gefäßseite her bietet die Lungenembolie ein Beispiel der Totraumventilation, die erst mit der Entwicklung eines hämorrhagischen Infarktes eingeschränkt wird. Besondere Bedeutung können hier die multiplen Mikrothrombosen bei intravasaler Blutgerinnung in der Schocklunge gewinnen.

Als dritter Störmechanismus ist die örtliche Diffusionsstörung anzuführen, die z. B. bei Lungenödem oder in der Stauungslunge durch ödematöse Verdickung und Aufquellung der alveolo-kapillären Membran entsteht, die dem Übertritt der Ödemflüssigkeit in den Alveolarraum vorausgeht. Hyaline Membranen, die sich der Alveolarwand auflegen, verursachen eine weitere Verlängerung der Transferstrecke. Bei Lungenfibrosen kommt es zu einer Abdrängung der Kapillaren von der Alveolaroberfläche infolge Verbreiterung der Alveolarwand durch entzündliche Infiltration und Faserneubildung, die zudem häufig mit dem gleichzeitigen Untergang eines größeren Teiles der Alveolarkapillaren verbunden sind.

f) Störungen der Hämodynamik.
Die engen Beziehungen zwischen Ventilation und Perfusion werden jeweils bei Störungen eines Parameters offenbar. Bekannt unter dem Namen von-Eulerscher-Reflex kommt es bei Einschränkung der Ventilation zu einer Verminderung der Perfusion in den betroffenen Lungenarealen durch Vasokonstriktion. Sind große Teile der Lunge minderventiliert, kann dies zu einer Erhöhung des Druckes im kleinen Kreislauf führen.

Abgesehen von diesem Reflexmechanismus, der morphologisch nicht zu erfassen ist, bestehen auch mechanisch übermittelte Rückwirkungen gestörter Belüftung auf die Durchblutung, die im Perfusionsversuch an isolierten Lungen nachgewiesen werden können (4). Sie ergeben sich aus dem Einbau der kleinen Blutgefäße in das respiratorische Parenchym. So kommt es im Lungenkollaps durch Minderung der Ausspannung der kleinen Gefäße zu einer deutlichen Drosselung der Perfusibilität. Eine Steigerung des intrapulmonalen Druckes bewirkt eine Kapillarkompression, die schon bei einem Druck von + 10 cm H_2O zu einer starken Einschränkung der Perfusion in der volumenkonstanten Lunge führt. Dieser Mechanismus ist auch bei der künstlichen Beatmung mit positivem endexspiratorischem Druck zu beachten. Der Effekt kann in der Summe aber überlagert werden, sofern durch die Druckerhöhung eine bessere inspiratorische Dehnung der Lunge erreicht wird, weil diese die außen an den Gefäßen angreifende Faserspannung erhöht.

Abgesehen von diesen mechanischen und reflektorischen Interaktionen, die sich auf den Gefäßwiderstand auswirken, kommt es bei vielen Lungenerkrankungen zu vollständigen anatomischen Gefäßverschlüssen, die bei größeren Narbenbildungen zum Verlust ganzer Gefäßprovinzen führen können. Diese Verluste an Gefäßbett sind irreversibel und schränken die Lungenstrombahn permanent ein.

g) Kardio-respiratorische Insuffizienz.
Die mit allen diesen genannen Erkrankungen verbundene Störung der Dynamik des Lungenkreislaufes mit Zunahme des pulmonalen Gefäßwiderstandes hat eine ständige Mehrbelastung des rechten Herzens zur Folge, das mit einer Hypertrophie seiner Kammermuskulatur reagiert. Das Herz wird zum chronischen Cor pulmonale umgebaut. Die Drucksteigerung wird durch sekundäre posthypertonische Gefäßwandschäden an den Pulmonalarterien und Arteriolen fixiert und weiter erhöht. Schließlich kommt es zur Dekompensation der rechten Herzkammer.

Damit ist das präterminale Stadium der kardio-respiratorischen Insuffizienz erreicht. Die Rechtsherzdekompensation wirkt auf den venösen Schenkel des großen Kreislaufes zurück und hat stauungsbedingte Organschäden zur Folge. In einem Teil der Fälle entwickelt sich auch eine symptomatische Polyglobulie. Die Thromboseneigung und damit das Risiko von Thromboembolien ist erhöht.

III. Besondere pulmonale Risiken der Anästhesie und Operation

Die respiratorische bzw. kardio-respiratorische Insuffizienz ist eine der wichtigsten Komplikationen von Anästhesie und Operation. Sie tritt je nach Art und Ausmaß des Eingriffes unterschiedlich häufig auf. Patienten mit Lungenerkrankungen sind in besonderem Maße gefährdet. Es ist deshalb für den Kliniker wichtig, die Risiken im individuellen Fall zu erkennen und das therapeutische Vorgehen danach einzurichten (13).

Intrathorakale Eingriffe bringen naturgemäß das höchste respiratorische Risiko mit sich. Dabei ist bei Lungenresektionen in der unmittelbaren postoperativen Phase mit einer stärkeren Störung zu rechnen, als es dem Ausfall des zu resezierenden Lungenabschnittes entspricht, auch wenn man im Endergebnis sogar mit einer Verbesserung der Gesamtfunktion gegenüber dem präoperativen Zustand rechnen kann. In diesen Fällen ist eine eingehende präoperative Testung der Lungenfunktion selbstverständlich. Erfahrungsgemäß sind aber auch umfangreichere Oberbaucheingriffe mit einem verhältnismäßig hohen Risiko verbunden. Schließlich ist das Risiko auch in der Alterschirurgie generell erhöht.

Das Spektrum vorbestehender Lungenerkrankungen ist außerordentlich breit. Die wichtigsten Strukturstörungen als Folge bestehender bzw. als Residuen abgelaufener Lungenerkrankungen wurden in ihrer unterschiedlichen funktionellen Bedeutung schon kurz dargestellt. Obduktionsbeobachtungen zeigen, daß - unter Nichtberücksichtigung der akuten präterminalen Prozesse - bei etwa 5 % aller Obduzierten funktionell schwerwiegende Lungenerkrankungen mit pulmonaler Hypertonie vorliegen (3); die Angaben schwanken im einzelnen zwischen 3 - 8 % je nach Art und Zusammensetzung des Obduktionsgutes. Bei etwa weiteren 20 % der Fälle liegen ebenfalls noch als funktionell bedeutsam zu beurteilende, wenn auch nicht so schwerwiegende Veränderungen vor, die teils an der Grenze der klinischen Erfaßbarkeit liegen, aber doch unmittelbar Anlaß zu Komplikationen geben können. Minimalbefunde, wie z. B. umschriebene Pleuraverwachsungen, Spitzennarbenemphysem, Pneumonieresiduen oder geringfügige Narbenprozesse, sind bei etwa weiteren 50 % aller Obduzierten zu finden.

Besondere Probleme bringen die Notfalleingriffe bei schwer traumatisierten Patienten mit sich, bei denen die Thoraxmechanik beeinträchtigt, der zentrale Atemantrieb gemindert oder die Lungenfunktion durch die Schocksymptomatik (Schocklunge) gestört ist.

Zu den durch Anästhesie und Operation hervorgerufenen Risiken sind die medikamentöse Atemdepression, die Hyperkrinie, die mangelhafte Hustenfunktion mit Mukostase, die Überinfusion, die Kreislaufdepression und schließlich die Beatmungsschäden der Lunge zu nennen. Sie gehen im allgemeinen mit einer verstärkten Atelektaseneigung der Lunge einher. Dabei kommt dem Ausfall der oberflächenspannungsvermindernden Substanz (Surfactant) eine besondere Bedeutung zu, der durch Zerstörung oder fehlenden Ersatz hervorgerufen wird. Die bei Fehlen des die Alveolen auskleidenden Surfactantfilmes hohe Oberflächenspannung führt zum Alveolenkollaps und zum Plasmaaustritt in die Lufträume bis hin zu fleckförmigen Lungenblutungen. Störungen der Mikrozirkulation durch intravasale Fibringerinnung können sowohl Ursache als auch Folge dieses Zustandes sein.

Die künstliche Beatmung, die mit hohen Drucken um 30 - 40 cm H_2O durchgeführt werden muß, bewirkt vielfach nur eine Überblähung der terminalen und respiratorischen Bronchiolen, deren Oberflächenspannung wegen der größeren Radien niedriger ist. Zugleich macht die schwere Gasaustauschstörung oft eine Erhöhung der Sauerstoffkonzentration in der Atemluft erforderlich, die wiederum zu einer weiteren Schädigung des Surfactant führt. So kann sich ein Circulus vitiosus herausbilden, der in Hypoxämie und Herzinsuffizienz endet. Die Wiederherstellung des Oberflächenfilmes, z. B. durch Surfactantinhalation, ist noch nicht gelungen. Andere Formen der Atelektase, wie Obstruktionsatelektasen durch Mukostase oder die mechanisch bei Zwerchfellhochstand auftretenden Plattenatelektasen, sind leichter zu beherrschen.

Die mangelhafte Belüftung der Lunge begünstigt weiterhin auch das Angehen von Infektionen. Von diesen pneumonischen Komplikationen sind besonders die Kranken mit chronischer obstruktiver Lungenerkrankung bedroht, bei denen es häufiger zu Atelektasen infolge Mukostase kommt und bei denen bereits eine Infektion in den tieferen Luftwegen besteht.

Literatur

1. COMROE, J. H., FORSTER, R. E., DUBOIS, A. B., BRISCOE, W. A., CARLSEN, G.: Die Lunge. Klinische Physiologie und Lungenfunktionsprüfungen. Stuttgart: Schattauer-Verlag 1964.

2. GIESE, W.: Die allgemeine Pathologie der äußeren Atmung. In: Handbuch der allgemeinen Pathologie, Bd. V/1. Berlin: Springer 1961[1].

3. HARTUNG, W.: Lungenemphysem. Morphologie, Pathogenese und funktionelle Bedeutung. Berlin: Springer 1964[1].

4. HARTUNG, W., DELFMANN, L.: Perfusionsversuche an Leichenlungen. Beitr. Klin. Tuberk. $\underline{123}$, 41 (1960).

5. HARTUNG, W., KAFARNIK, D.: Zur Statik des Thorax-Lungen-Systems an der Leiche, I. u. II. Med. thorac. (Respiration) $\underline{23}$, 1, 77 (1966).

6. HARTUNG, W., KISSLER, W., TEIGE, K., THOMA, H.: Pathologisch-anatomische Folgen chronischer Bronchitis und deren Beziehungen zur Lungenfunktion. In: Chronic Inflammation of the Bronchi. Progr. Resp. Res., vol. $\underline{6}$, 108. Basel: Karger 1971.

7. v. HAYEK, H.: Die menschliche Lunge. Berlin: Springer 1953[1].

8. KLUGE, A.: Oberflächenspannung in der Lunge. Erg. Lungen-Tuberk. Forsch. $\underline{16}$, 10 (1967)[1].

9. MACKLEM, P. T., MEAD, J.: Resistance of central and peripheral airways measured by a retrograde catheter. J. appl. Physiol. $\underline{22}$, 395 (1967).

10. OTTO, H.: Die Atmungsorgane. In: Handbuch der allgemeinen Pathologie, III/4. Berlin: Springer 1970[1].

11. ROHRER, F.: Physiologie der Atembewegung. In: Handbuch der Norm. und Path. Physiologie, II. Berlin: Springer 1925.

12. UEHLINGER, E.: Die pathologisch-anatomischen Grundlagen der kardiorespiratorischen Insuffizienz. Bibl. tuberc. (Basel) $\underline{11}$, 43 (1956).

13. ULMER, W. T.: Lungenresektion. Berlin: Springer 1972[1].

14. WEIBEL, E. F.: Morphometry of the Human Lung. Berlin: Springer 1963.

---

[1]Hier ausführliche weitere Literatur.

Lungenfunktionsdiagnostik zur Erfassung des Risikopatienten in der Anästhesiologie

Von H. Matthys und K. H. Rühle

Indikation:

Prinzipiell ist die Indikation zur Lungenfunktionsdiagnostik - oder besser Atemfunktionsdiagnostik - gegeben, wenn Symptome vorliegen, die eine Mitbeteiligung des Respirationssystems vermuten lassen, wie Husten, Auswurf, Atemnot, Brustschmerzen, Zyanose, Trommelschlegelfinger, abnormer Atemtyp und/oder abnorme Atemgeräusche. Weiter bei Zeichen der Rechts- und/oder Linksherzinsuffizienz sowie Erkrankungen unter Mitbeteiligung des Thorax-Lungen-Systems.

Damit meinen wir, daß die Anamnese und die klinische Untersuchung immer noch an erster Stelle stehen und die Lungenfunktionsdiagnostik keine in jedem Falle anzuwendende Routinemethode sein soll.

Die Bedeutung eines Tests hängt nicht nur von der Häufigkeit ab, mit der er zur Anwendung kommt, sondern auch von der klinischen, d. h. diagnostischen und therapeutischen, Relevanz seiner Meßwerte. Der diagnostische Wert eines jeden Tests liegt aber in seiner Fähigkeit, Kranke zu entdecken (Empfindlichkeit) und Gesunde auszuschließen (Zuverlässigkeit oder Spezifität). Weiter sollte nicht nur Abnormität festgestellt, sondern nach Möglichkeit auch krankheitsspezifische respektive differentialdiagnostische Aussagen gemacht werden können. Die Reproduzierbarkeit, die Wiederholbarkeit und Richtigkeit der Meßwerte ist eng an die Zumutbarkeit der Untersuchungsmethode gebunden. Schließlich sollte die Durchführbarkeit bezüglich Zeit und Personal für das gesteckte Ziel gegeben sein. Mit anderen Worten: Die Kosten-Ertrags-Relation muß für den Patienten, den Kostenträger und den Arzt zumutbar sein. Lassen wir die Katze aus dem Sack: Das Wunderding, das dies mit gewissen Einschränkungen leistet, ist die Spirometrie. Sie ist empfindlich auf alle Erkrankungen, welche die Atemwege und/oder den Alveolarraum betreffen (Abb. 1). Isolierte Obstruktionen der Lungenstrombahn, wie z. B. bei rezidivierenden Mikroembolien, können damit allerdings kaum erfaßt werden.

Wie und was soll spirometrisch gemessen werden? (Tabelle 1)

Untersuchungen an gesunden und kranken Personen haben immer wieder gezeigt, daß im statistischen Mittel die Vitalkapazität am größten ausfällt, wenn man sie inspiratorisch mißt. Ein weiterer Vorteil dieses Meßvorgehens ist, daß man gleich anschließend den forcierten Exspirationsstoß durchführen kann (Zeitersparnis!). Ist das Verhältnis von gemessener exspiratorischer Sekundenkapazität zur inspiratorischen Vitalkapazität normal oder erhöht, so liegt eine restriktive oder keine Ventilationsstörung respektive mangelnde Kooperation bei der Messung der Vitalkapazität vor. Das Ausmaß der Restriktion läßt sich durch Vergleich des Ist-Wertes mit dem Soll-Wert der Vitalkapazität beurteilen. Eine eingeschränkte Vitalkapazität allein genügt aber nicht für die funktionelle Diagnose Restriktion, da sie auch bei der Atemwegsobstruktion erniedrigt ist. Der Atemgrenzwert liefert nur eine zusätzliche Information, falls der Soll-Wert aus der gemessenen exspiratorischen Sekundenkapazität entsprechend der beim Patienten tatsächlich erhobenen Atemfrequenz errechnet wird. Erreicht ein Pa-

RESPIRATIONSTRAKT

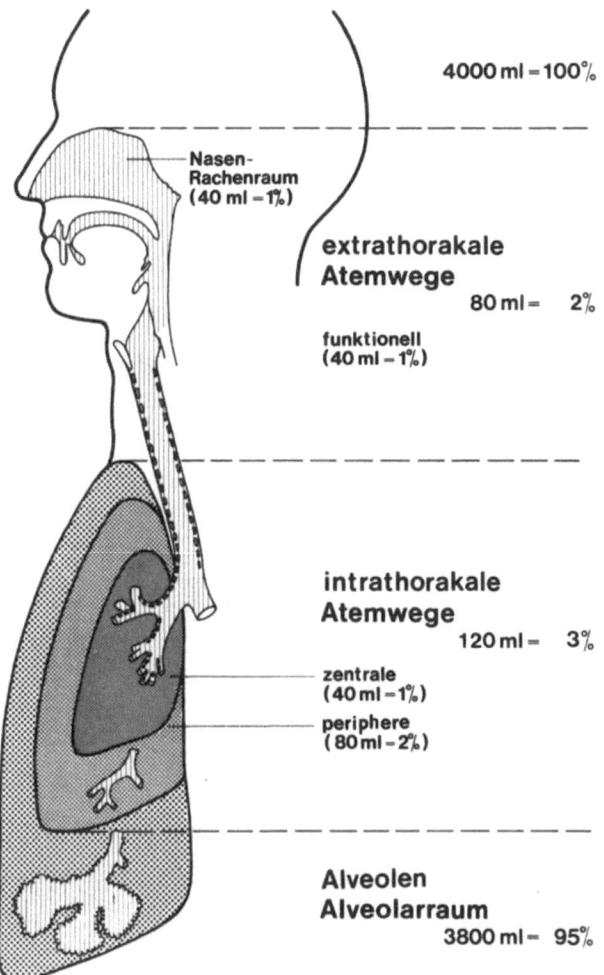

Abb. 1. Prozentuale Verteilung der Atemluft im Respirationstrakt in Atemmittellage

tient diesen so berechneten Referenzatemgrenzwert nicht, so kann dies durch drei Gründe bedingt sein:
1. Kooperationsmangel und/oder
2. efferente motorische thorakopulmonale Atemantriebsschwäche (z. B. im Rahmen einer Muskelerkrankung) und/oder
3. inspiratorische Atemwegsobstruktion (z. B. Stimmbandparesen oder Trachealeinengungen).

Tabelle 1

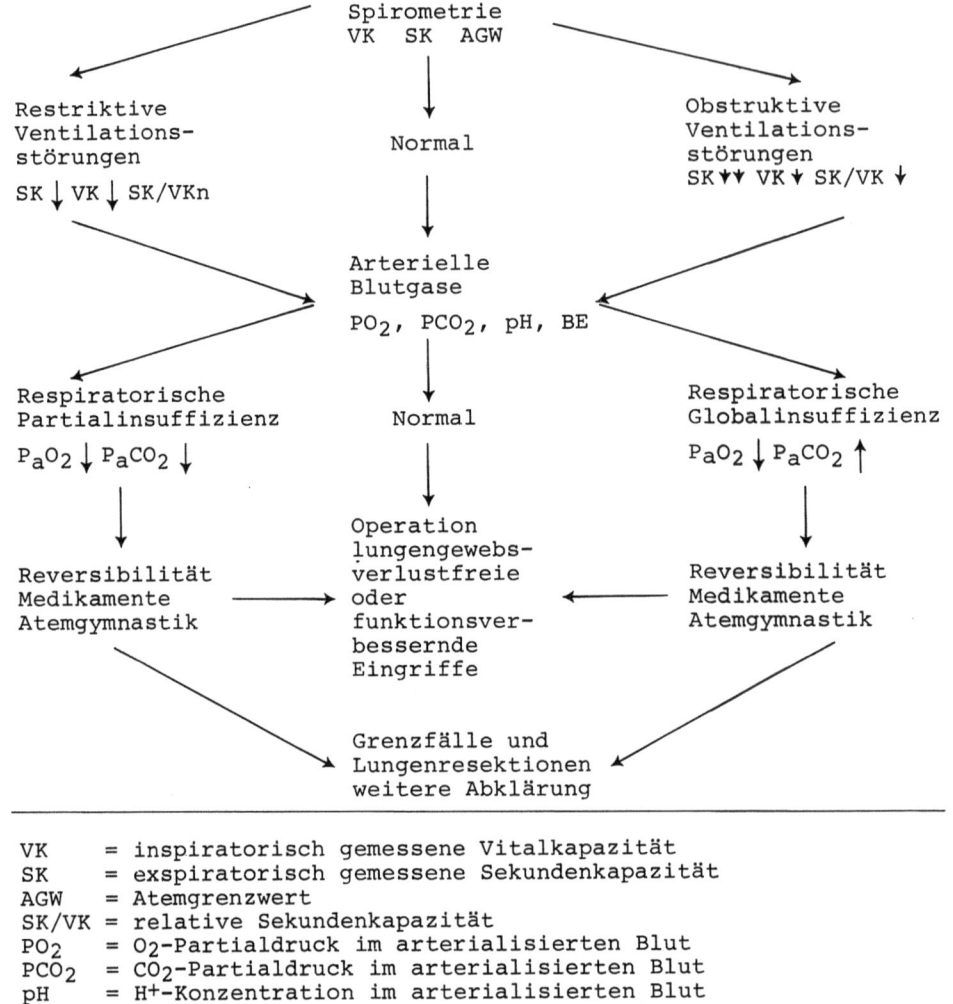

VK = inspiratorisch gemessene Vitalkapazität
SK = exspiratorisch gemessene Sekundenkapazität
AGW = Atemgrenzwert
SK/VK = relative Sekundenkapazität
PO_2 = O_2-Partialdruck im arterialisierten Blut
PCO_2 = CO_2-Partialdruck im arterialisierten Blut
pH = H^+-Konzentration im arterialisierten Blut
BE = Basenüberschuß im arterialisierten Blut
n = normal
↙ = gegenüber dem Sollwert vermindert
↙↙ = gegenüber dem Sollwert stark vermindert
↗ = gegenüber dem Sollwert erhöht

<u>Wie soll beurteilt werden?</u>

Entscheidend sind hierfür die mit der Meßanordnung übereinstimmenden Referenzwerte (Körperposition, gleiche Meßanordnung und Volumenmeßbedingungen). Der Vergleich der Meßwerte mit den Soll-Werten geschieht am besten nicht willkürlich, sondern nach streng definierten Kriterien, z. B. in Form eines Flußschemas (Tabelle 2). Wir verwenden die Basler Soll-Werte als Referenzkollektiv für die Beurteilung der Abnormität. Liegen die Lungenvolumina außerhalb der 95 %-Wahrscheinlich-

Tabelle 2. Flow-Diagramm Operabilität

```
OP ── ja ── Lungen-       ── ja ──────────────────────────────────────────┐
?           volumina                                                      │
            normal                                                        │
              │                                                           │
             nein                                                         │
              │                                                           │
            SK         ── nein ─────────────────────────────────────┐     │
            ↗                                                       │     │
              │                                                     │     │
             ja                                                     │     │
              │                                                     │     │
            AGW        ── nein ─────────────────────────────────┐   │     │
            > 40 l                                              │   │     │
              │                                                 │   │     │
             ja                                                 │   │     │
              │                                                 │   │     │
            Blutgase   ── nein ─────────────────────────────┐   │   │     │
            ?                                               │   │   │     │
              │                                             │   │   │     │
             ja                                             │   │   │     │
              │                                             ↑   ↑   ↑     │
            PaCO2      ── ja ── Gradient ── ja ──┐                         │
            > 45 mm Hg            erhöht         │                         │
              │                                  │                         │
             nein                               ┌┴──────────────┐          │
              │                                 │ Zentrale      │          │
            PaO2       ── nein ─────────────────┤ alveoläre     │          │
            > 55 mm Hg                          │ Hypoventilation│         │
              │                                 └───────┬───────┘          │
             ja                                         │                  │
              │                                 ┌───────┴───────┐          │
              │                                 │ Erhöhtes Risiko│         │
              └─────────────────────────────────┤ hinsichtlich   │         │
                                                │ post-          │         │
                                                │ operativer     │         │
                                                │ pulmonaler     │         │
                                                │ Komplikationen │         │
                                                └────────────────┘         │
                                                                           │
                                                ┌──────────────────────────┤
                                                │ Mit den erhal-           │
                                                │ tenen Lungen-            │
                                                │ parametern ist           │
                                                │ hinsichtlich             │
                                                │ der Operation            │
                                                │ keine Kontrain-          │
                                                │ dikation nach-           │
                                                │ gewiesen                 │
                                                └──────┬───────────────────┘
                                                       │
                                                     ┌─┴──┐
                                                     │Ende│
                                                     └────┘
```

keitsgrenze unseres Soll-Kollektivs, sprechen wir je nach Schweregrad von leichtgradig, mittelgradig oder schwergradig eingeschränkter Lungenfunktion (Obstruktion oder Restriktion). Dabei ist die reproduzierbare Datenerhebung, d. h. bei mindestens zweimaliger Messung Ergebnisse innerhalb der 5 %-Grenze, unerläßlich für eine sichere Aussage.

Wann ist ein erhöhtes postoperatives Risiko gegeben?

LEBRAM und BÜHLMANN (1) suchten bei 123 Patienten mit thoraxchirurgischen Eingriffen (Bronchiektasen, Lungentuberkulose, Lungentumore) diejenigen Lungenfunktionswerte, die die größte Aussagekraft hinsichtlich postoperativer Mortalität und Morbidität hatten. Am häufigsten waren respiratorische Störungen bei Patienten mit einer absoluten Sekundenkapazität unter einem Liter. 36 von 39 Patienten wurden dadurch bereits präoperativ als besonders gefährdet im Hinblick auf postoperative Komplikationen erfaßt. Eine Unterteilung der Patienten mit einer relativen Sekundenkapazität über und unter 55 % zeigte eine geringere Auslesequote. Da sich die erwähnten Untersuchungen auf thoraxchirurgische Eingriffe beziehen, erscheinen uns die Werte für einen Screening-Test für extrapulmonale Operationen besonders geeignet. Da damit die Risikoschwelle hoch angesetzt ist, werden allenfalls positive Fälle erfaßt, d. h. auch Patienten, die trotz schlechter Lungenfunktion einen normalen postoperativen Verlauf zeigen. Dadurch wird die Anzahl der falsch negativen Fälle, d. h. Patienten mit postoperativen pulmonalen Komplikationen trotz Parameter, die oberhalb der angesetzten Schwelle liegen, vermindert.

Aus dem Flußdiagramm geht hervor, daß wir außer den Lungenvolumina die Blutgase zur Beurteilung heranziehen. Nur wenn die Lungenvolumina im Normbereich liegen, wird auf die Messung der Blutgase verzichtet, sofern nicht eine spezielle Indikation besteht. Ist der CO_2-Partialdruck über 45 mm Hg erhöht oder der O_2-Partialdruck unter 55 mm Hg erniedrigt, nehmen wir entsprechend den Bühlmannschen Kriterien ein erhöhtes Risiko an (siehe Tabelle 2).

Soll der pathophysiologische Mechanismus, der mit Spirometrie und arterieller Blutgasanalyse nachgewiesene Funktionsausfall, weiter abgeklärt werden, müssen differenziertere und vor allem auch regionale Lungenfunktionsteste wie Bronchospirometrie und Radiospirometrie durchgeführt werden. Letztere sind vor allem bei allen thoraxchirurgischen Risikopatienten indiziert, da es präoperativ entscheidend ist zu wissen, ob mit der Wegnahme funktionstüchtigen oder -untüchtigen Lungengewebes zu rechnen ist. Je nachdem kann der operative Eingriff funktionsverschlechternd oder sogar -verbessernd wirken.

Zusammenfassend können wir sagen, daß wir bei großzügiger Indikation der präoperativen Lungenfunktionsdiagnostik mit der Spirometrie in ca. 20 % der Untersuchungen pathologische Werte erhalten. Dabei wird nur jeder zehnte Patient mit dem Prädikat Risikopatient nach den oben beschriebenen Kriterien versehen. Je nach Krankengut, z. B. geriatrische, orthopädische oder urologische Chirurgie respektive Kinderchirurgie, sind andere Prozentzahlen zu erwarten. Insbesondere gilt unser obiges Flußschema nur für Erwachsene; für Kinder gelten selbstverständlich andere Absolutwerte. Unseres Wissens liegen diesbezüglich keine entsprechenden Arbeiten vor.

Welche Spirometer sind geeignet?

Das klassische Glockenspirometer ist bei entsprechender Dimension der

Atemschläuche und der Registriervorrichtung wohl immer noch das sicherste, billigste und zuverlässigste Volumenmeßgerät. Balgspirometer haben ähnliche Eigenschaften, jedoch ist darauf zu achten, daß sowohl inspiratorisch als auch exspiratorisch gemessen werden kann. Geräte, die neben der inspiratorischen Vitalkapazität und exspiratorischen Sekundenkapazität sowie Atemgrenzwert weitere Meßgrößen digital anzeigen, wie Spitzenfluß (peak flow) und weitere Unterteilungen der forcierten exspiratorischen Vitalkapazität nach 0,5, 2, 3 und mehr Sekunden, bieten keine zusätzlichen Informationen.

Sogenannte "elektronische", durch Flow-Integration messende Spirometer sind den primär volumetrisch messenden Balg- und Glockenspirometern bezüglich Anzeigegenauigkeit keinesfalls, allenfalls bezüglich Handlichkeit und Transportierbarkeit überlegen.

Bei den Blutgasanalysegeräten ist nicht nur auf Bedienungsfreundlichkeit und einfache Eichmöglichkeit zu achten, sondern auch auf einwandfreie Analyse von Mikroproben. Die Entnahme von Blut aus dem hyperämisierten Ohrläppchen hat sich zumindest als Screening-Methode gegenüber der arteriellen Punktion allgemein durchgesetzt und als ebenbürtig erwiesen.

Zusammenfassend können wir sagen, daß in der überwiegenden Zahl aller Fälle der respiratorische Risikopatient präoperativ durch die einfache Spirometrie - eventuell ergänzt durch eine arterielle Blutgasanalyse - erfaßt wird und damit die notwendigen Maßnahmen rechtzeitig getroffen werden können.

Zusammenfassung:

Für die präoperative Lungenfunktionsdiagnostik ist die Spirometrie und arterielle Blutgasanalyse meist ausreichend. Als notwendige Meßwerte betrachten wir die inspiratorische Vitalkapazität, exspiratorische Sekundenkapazität und den Atemgrenzwert. Bei der Blutgasanalyse genügen meist der arterielle O_2- und CO_2-Partialdruck, auf Gehaltsbestimmungen kann in der Regel verzichtet werden. Ein Flußdiagramm, in welchem die Entscheidungskriterien für Abnormität und Risikopatient festgehalten werden, wird empfohlen.

Literatur

1. LEBRAM, C., BÜHLMANN, A. A.: Zur Letalität und Häufigkeit schwerer respiratorischer Störungen nach thoraxchirurgischen Eingriffen bei eingeschränkter Lungenfunktion. Schweiz. med. Wschr. 98, 444 (1967).

2. RÜHLE, K. H., MATTHYS, H.: Kritische Auswahl von Soll-Werten für ein Computerprogramm zur Routinelungenfunktionsdiagnostik. Pneumologie 153, 223 (1976).

Pathophysiologie von chronischen bronchopulmonalen Erkrankungen

Von K. Harnoncourt

Die pathophysiologischen Überlegungen, welche für eine den heutigen Vorstellungen entsprechende Beurteilung von chronischen bronchopulmonalen Erkrankungen angestellt werden sollten, betreffen zwei unterschiedliche Problemkreise. Der eine umschließt die Pathomechanismen, welche von den ätiologischen Faktoren unmittelbar in Gang gesetzt werden (pathogenetische Mechanismen), der zweite befaßt sich mit den Auswirkungen dieser Mechanismen auf die respiratorische Funktion der Lunge (Pathophysiologie der Lungenfunktion). Beide Gesichtspunkte sind auch bei den respiratorischen Risikopatienten des Anästhesisten und in der Intensivpflege von Bedeutung, denn die prophylaktischen und therapeutischen Maßnahmen müssen sich sowohl gegen den Krankheitsprozeß selbst als auch auf die Erhaltung oder Wiederherstellung einer normalen respiratorischen Funktion konzentrieren.

Pathogenetische Mechanismen bei chronischen bronchopulmonalen Erkrankungen

Wegen ihrer Häufigkeit spielen die chronisch obstruktiven Atemwegserkrankungen die wichtigste Rolle. Bei diesen führen die verschiedensten Ursachen über teils unspezifische, teils spezifische Reaktionen zu einem uniformen Krankheitsbild, welches Ursache und Pathomechanismus klinisch meist nicht mehr erkennen läßt. Dieser Umstand ist auch dafür verantwortlich, daß es schwerfällt, eine zutreffende Krankheitsbezeichnung zu finden. Da die "chronische Bronchitis" ohne Morphologie nicht diagnostiziert werden kann, spricht man von "bronchitischem Syndrom" oder noch vorsichtiger vom "chronisch unspezifischen respiratorischen Syndrom" (CURS). Für eine optimale Therapie sollte man dennoch versuchen, die spezifische Pathogenese jedes Falles aufzuklären. Die wichtigsten Mechanismen seien im folgenden daher kurz charakterisiert. In vielen Fällen sind mehrere pathogenetische Mechanismen wirksam, so daß eine optimale Therapie gezielt an verschiedenen Stellen gleichzeitig einsetzen muß.

Eine langfristige, mechanische und chemische Irritation durch inhalative Noxen führt je nach Dauer und Intensität sowie entsprechend der individuellen Reaktionsbereitschaft zu einer Reizantwort, die sich am Bronchialsystem in Form von Schleimhautschwellung, Hypersekretion und Störung der mukoziliaren Klärfunktion manifestiert. Das typische Beispiel ist die "Raucherbronchitis". Die wichtigsten klinischen Symptome sind Husten und Auswurf. Im Rahmen des oft jahrelangen Verlaufes resultieren aus der bronchialen Obstruktion die unten zu besprechenden Auswirkungen auf die Atemmechanik und den Gasaustausch in der Lunge.

Im Verlauf der chronisch unspezifischen Bronchialerkrankungen spielen Infekte fast immer eine wichtige Rolle. Dabei steht meist nicht die hohe Pathogenität der beteiligten Keime im Vordergrund, sondern die gestörte Infektabwehr der erkrankten Atemwege. Das normalerweise hochwirksame Abwehrsystem zur Abtötung und Elimination der ständig mit der Atmung eingebrachten Keime (Flimmerepithel, Sekretstrom, Immunsystem) ist mehr oder weniger beeinträchtigt (6, 11). Keime, die durch den intakten Clearingmechanismus beim Gesunden keine Pathogenität besitzen, können sich einnisten, vermehren und verursachen einen klinisch manifesten Infekt.

Als weiterer Pathomechanismus wird ein relativer Mangel an Proteaseinhibitoren im Bronchialsekret diskutiert (14, 15). Analog zum α_1-Antitrypsinmangel im Alveolarbereich (9) stellt man sich dabei eine Abwehrschwäche des Bronchialsystems gegenüber aggressiven Proteasen aus den Leukozyten und Makrophagen vor.

Die Hyperreaktivität des Bronchialsystems stellt im Gegensatz zu den eben besprochenen Abwehrdefekten einen pathogenetischen Faktor dar, der durch das Überschießen physiologischer Vorgänge gegeben ist (18). Von den vielen pathophysiologischen Komponenten, durch welche Reize, die bei Gesunden reaktionslos bleiben, bronchiale Reaktionen bis zum Status asthmaticus auslösen können, sind einige heute so weit aufgeklärt, daß sie uns ein gewisses Verständnis für probate therapeutische Maßnahmen vermitteln. Hierher gehört die Immunreaktion vom Typ I, welche für die exogen bedingten asthmatischen Obstruktionen verantwortlich ist (5). Neben der Allergenkarenz oder Desensibilisierung besteht hier auch die Möglichkeit, durch Blockierung der Mediatorstoffe mit Dinatrium chromoglicicum eine spezifische Unterbrechung des Pathomechanismus herbeizuführen (17). Hierher gehören die modernen Vorstellungen über die Reflexbronchokonstriktion (1), durch welche uns die therapeutische Wirksamkeit von Betasympathikomimetika, Xanthinderivaten und Parasympathikolytika, welche die Kalziumpumpe über das zyklische Adenosinmonophosphat (AMP) bzw. Guanosinmonophosphat (GMP) stimulieren (12, 16), verständlich wird. Es würde den Rahmen dieser Einführung sprengen, wollten wir auf diese Aspekte der chronischen Atemwegserkrankungen näher eingehen. Eine genauere Information ist anhand der angegebenen Literatur möglich.

Die viel selteneren chronischen Erkrankungen des Lungenparenchyms werden oft nicht als solche erkannt und daher den geläufigeren Bronchialerkrankungen zugeordnet. Dies liegt zum Teil daran, daß sie, wie zum Beispiel die Silikose, häufig durch eine bronchiale Beteiligung kompliziert sind, zum Teil aber an einer mangelnden Aufmerksamkeit des Arztes, der aus den chronischen Atembeschwerden gleich auf deren häufigste Ursache schließt und die "Bronchitis" diagnostiziert. Der Anästhesist muß diese Fälle aus seinen respiratorischen Risikofällen klar herausdifferenzieren, da sie in Anbetracht ihrer pathophysiologischen Eigenarten unterschiedliche Randbedingungen und Gefahrenmomente aufweisen.

Abgesehen von den inaktiven Tuberkulosefällen, die unbeachtet postoperativ exazerbieren können, spielen die pathogenetischen Mechanismen bei Erkrankungen des Lungenparenchyms meist eine untergeordnete Rolle, da sie während des Krankenhausaufenthaltes kaum wirksam sind. Dies gilt für Pneumokoniosen, primäre Lungenfibrosen, das substantielle Lungenemphysem und die Sarkoidosen; meist gilt es auch für die allergischen Alveolitiden vom Reaktionstyp III (13) nach Pilzbefall oder Inhalation organischer Stäube (Vogelhalterlunge usw.). Die letzteren sollten aber im Auge behalten werden, damit einem etwaigen akuten Schub sofort gezielt begegnet werden kann. Ein weiterer pulmonaler Pathomechanismus, der vor allem bei posttraumatischen Patienten einen respiratorischen Risikofaktor darstellen kann, ist die gestörte alveoläre Mikromechanik durch Funktionsbehinderung des Antiatelektasefaktors. In Anbetracht seiner Beeinflußbarkeit durch verschiedene Narkosemittel (8) darf es hier nicht unerwähnt bleiben. Der Vollständigkeit halber muß auch die Stauungslunge bei chronischem Linksherzversagen zu den respiratorischen Risikofällen gezählt werden, obwohl ihre Ursache, die Druckerhöhung im linken Vorhof, extrapulmonal gelegen ist.

Bei den pulmonalen Risikopatienten ist im Gegensatz zu den obstruktiven Bronchialerkrankungen eine Beeinflussung des Krankheitsprozesses selbst kaum möglich. Das Hauptaugenmerk ist daher auf die beeinträchtigte Funktion zu richten. Im Vordergrund stehen dabei die Diffusionsstörung und die Auswirkung der eingeschränkten Dehnbarkeit der Lunge auf die Atemmechanik. Je nach dem Ausmaß der Beeinträchtigung der Lungenstrombahn ist darüber hinaus mit einer mehr oder weniger ausgeprägten pulmonalen Hypertension und einem behandlungsbedürftigen Cor pulmonale zu rechnen. Damit kommen wir bereits zur Thematik des zweiten Problemkreises, nämlich zur Besprechung der Funktionsstörungen bei bronchopulmonalen Risikopatienten.

Pathophysiologie der Lungenfunktion bei chronischen bronchopulmonalen Erkrankungen

Der funktionelle Ablauf des normalen Gasaustausches, bestehend aus Ventilation, Diffusion und Perfusion, ist einfach und physiologisch klar definiert (2, 3). Auch die Charakteristika der typischen Funktionsstörungen dieser drei Grundvorgänge sind leicht anzugeben. Freilich sind diese klassischen Vorstellungen für das Verständnis der klinisch zu beachtenden pathophysiologischen Vorgänge bei weitem nicht ausreichend. Es kommen nämlich zwei Kriterien hinzu, welche dafür verantwortlich sind, daß einwandfrei gemessene und nach den obigen Gesetzmäßigkeiten errechnete Funktionsparameter nicht übereinstimmen. Es sind dies funktionelle Shunts, über welche ein individuell unterschiedlicher Anteil des gemischt-venösen Blutes dem arterialisierten Blut beigemengt wird, und Verteilungsstörungen, welche die Ventilation und die Perfusion bzw. deren Relation zueinander betreffen. Diese Pathomechanismen sind am Zustandekommen der meisten bronchopulmonalen Funktionsstörungen wesentlich mitbeteiligt. Da ihre Abgrenzung auch für die therapeutischen Konsequenzen wichtig ist, muß ihnen bei den pathophysiologischen Überlegungen ein besonderes Augenmerk zugewendet werden.

Shunts
Das Ausmaß der physiologischen Shunts schwankt individuell und kann bis zu 5 % des Herzzeitvolumens betragen. Sie sind für die hohe Streubreite der normalen arteriellen PO_2-Werte verantwortlich. Pathologische Shunts (vaskuläre Kurzschlüsse, Pneumonien, perfundierte, aber nicht ventilierte Lungenbezirke) können einen großen Anteil der Lungenperfusion ausmachen. Je nach Ausmaß und der Wirksamkeit einer kompensatorischen Hyperventilation finden sich noch normale Blutgaswerte, Partialinsuffizienzen oder Globalinsuffizienzen im arteriellen Blut. Eine Abgrenzung von anderen Hypoxämieformen ist durch den Sauerstofftest möglich (Abb. 1). Bei Sauerstoffatmung kommt es zu einem raschen Anstieg der arteriellen O_2-Sättigung. Der Endwert bleibt aber niedrig und kann für die Berechnung des Shuntvolumens herangezogen werden.

Störungen der Ventilation
Die normale Ventilation hat die Aufgabe, den PO_2 und den PCO_2 in der Alveolarluft konstant zu halten. Über zentrale Regelmechanismen paßt sie sich dem jeweiligen Stoffwechsel an. Bei obstruktiven Atemwegserkrankungen müssen dabei erhöhte Strömungswiderstände überwunden werden. Bei homogenen Atemwegsobstruktionen kann die Störung durch eine entsprechende Steigerung der Atemarbeit voll kompensiert werden und der Gasaustausch bleibt ungestört. Diese für den akuten Bronchospasmus typische Situation ist durch die Dyspnoe und durch die hohe Resistance bei normalen arteriellen Blutgasen charakterisiert. Eine Gefährdung ist durch die Erschöpfung der Atemmuskulatur oder durch atemdepressorische Nebenwirkungen von Medikamenten gegeben. In beiden

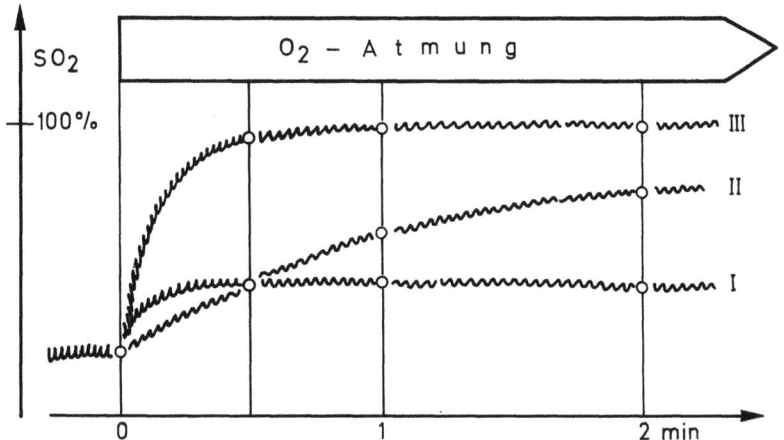

Abb. 1. Die typischen Anstiegskurven der arteriellen Sauerstoffsättigung nach Sauerstoffatmung bei verschiedenen Hypoxämieformen. I Shunt, II Verteilungsstörung, III Diffusionsstörung

Fällen kommt es zur alveolären Hypoventilation und zur Ausbildung einer Globalinsuffizienz der arteriellen Blutgase.

Ventilatorische Verteilungsstörungen
Bei den chronischen Atemwegsobstruktionen sind die Strömungswiderstände im Gegensatz dazu meist regional sehr unterschiedlich. Daraus resultiert eine ungleichmäßige Belüftung verschiedener Lungenareale. Bei normaler Perfusion führt dies in den schlecht ventilierten Bereichen zu einem insuffizienten Gasaustausch. Da nicht die Höhe der Gesamtresistance, sondern das Ausmaß der atemmechanischen Inhomogenität für die Verteilungsstörung ausschlaggebend ist, finden sich nicht selten Fälle, bei welchen nur eine gering erhöhte Resistance vorliegt, die aber hochpathologische Blutgase mit einer ausgeprägten Zyanose aufweisen. Wie bei den Shunts können auch bei den Fällen mit gestörtem Ventilations-Perfusions-Verhältnis keine typischen Blutgaswerte erhoben werden. Auch hier finden sich je nach Schweregrad und kompensatorischer Hyperventilation normale Werte, Partial- oder Globalinsuffizienzen. Eine Unterscheidung von den anderen respiratorischen Funktionsstörungen ist aber durch den verzögerten Anstieg der O_2-Sättigung im Sauerstofftest möglich (Abb. 1). Er ist dadurch bedingt, daß der Sauerstoff in die schlecht ventilierten, aber gut perfundierten Alveolarluftgebiete erst verspätet eindringt.

Viele ventilatorische Verteilungsstörungen, bei welchen nach der eben geschilderten Pathophysiologie hochpathologische Blutgase zu erwarten wären, weisen in der Praxis normale oder nur leicht veränderte Blutgaswerte auf. Die Ursache dafür liegt im alveolo-vaskulären Reflex nach EULER/LILJESTRAND (2), durch welchen die Perfusion schlecht ventilierter Areale gedrosselt wird. Nach READ und LINDSAY (10) ist dieser kompensatorische Schutzreflex bei zwei Drittel der Patienten wirksam. Diese werden von den Autoren als "responders" der kleineren zyanotischen Gruppe, den sogenannten "non responders" gegenübergestellt. Es liegt nahe, eine Beziehung zwischen diesen beiden pathophysiologisch definierten Verlaufsformen und den klinisch geläufigen Begriffen "pink puffer" und "blue bloater", die von DORNHORST 1955 geprägt wurden (4), herzustellen. Während der responder durch die reduzierte

Lungenperfusion eher zur pulmonalen Hypertension tendiert, entwickelt der zyanotische non responder früher eine Polyglobulie sowie eine hypoxämische Myokardiopathie. Solche Einteilungen haben freilich mehr didaktischen als praktischen Wert, da sie Extremfälle beschreiben, während die häufigen Fälle Mischformen darstellen. Für praktisch nützlich halten wir aber eine Klassifizierung der chronisch obstruktiven Funktionsstörungen nach dem Ausmaß der durch sie bedingten respiratorischen Insuffizienz. Diese ermöglicht aufgrund meßbarer Größen eine grobe Abschätzung der noch vorhandenen Reserven (7). Es lassen sich vier typische Stadien herausgreifen:

Stadium I : PO_2 normal, PCO_2 niedrig, Atemminutenvolumen (AMV) erhöht. (Die Störung ist ventilatorisch kompensiert.)

Stadium II : PO_2 herabgesetzt, PCO_2 niedrig oder normal, AMV erhöht. (Die Störung ist ventilatorisch teilkompensiert, der Säure-Basen-Haushalt noch nicht eingeschaltet.)

Stadium III: PO_2 herabgesetzt, PCO_2 erhöht, Basenabweichung erhöht, pH-Wert normal. (Die Störung ist ventilatorisch dekompensiert, jedoch metabolisch noch kompensiert.)

Stadium IV : PO_2 herabgesetzt, PCO_2 erhöht, pH-Wert herabgesetzt. (Die Kompensationsmöglichkeiten sind erschöpft, der Zustand ist vital bedrohlich und bedarf sofortiger therapeutischer Maßnahmen.)

Störungen der Diffusion
Im Gegensatz zu den Verteilungsstörungen sind die seltenen reinen Diffusionsstörungen verschiedenster Ursachen (verlängerte Diffusionsstrecke, verkleinerte Diffusionsfläche, rarefiziertes Kapillarbett) funktionell gut definierbar. Da das CO_2 leichter diffundiert als der Sauerstoff, stellt sich in den arteriellen Blutgasen durch die kompensatorische Hyperventilation die charakteristische Partialinsuffizienz ein. Neben dem steilen Anstieg im Sauerstofftest (Abb. 1) ist der Abfall des arteriellen PO_2 auf pathologische Werte im Belastungsversuch bei gleichzeitig weiterem Abfall des PCO_2 ein zuverlässiges differentialdiagnostisches Kriterium. Eine Sauerstoffanreicherung der Atemluft hebt den Sauerstoffpartialdruck in der Alveolarluft an und verbessert somit durch die Erhöhung der alveolo-kapillären Sauerstoffdifferenz die gestörte Diffusion.

Störungen der Lungenperfusion
Perfusionsstörungen finden sich als Folge vieler bronchopulmonaler Erkrankungen. Die reflektorischen Drosselungen der Perfusion, welche zur Kompensation eines gestörten Ventilations-Perfusions-Verhältnisses eingesetzt werden, wurden oben bereits beschrieben. Dazu kommen direkte Beeinträchtigungen der Lungenstrombahn durch pathologische Veränderungen im Lungenparenchym. Schließlich sind hier noch die primären Störungen der Lungenperfusion anzuführen, bei diesen vor allem die rezidivierenden Embolien. Selbst die rein vaskulären Lungenerkrankungen wirken sich nicht nur auf das rechte Herz im Sinne einer Druckbelastung aus, sondern auch auf die Ventilation. In den ventilierten, aber nicht perfundierten Lungenbezirken kann kein Gasaustausch stattfinden. Sie erhöhen daher die Totraumventilation. Das Atemminutenvolumen muß gesteigert werden, um eine normale alveoläre Ventilation zu gewährleisten. Sind die Gefäßausfälle sehr ausgedehnt, dann kann die für den Gasaustausch zur Verfügung stehende Oberfläche unter Umständen so klein werden, daß funktionell schließlich noch eine vaskulär bedingte Diffusionsstörung hinzukommt. Erst in diesem fortgeschrittenen Stadium wirken sich primäre Perfusionsstörungen auf den Gasaustausch in der Lunge schädigend aus.

Tabelle 1. Das Verhalten der wichtigsten atemphysiologischen Parameter bei typischen bronchopulmonalen Funktionsstörungen. R_t = Resistance, AMV = Atemminutenvolumen

Funktionsstörung		R_t	AMV	PO_2	PCO_2
Shunts		n	↑	↓	↓n↑
homogene Obstruktion	kompensiert	↑↑	n	n	n
	dekompensiert	↑↑	↓	↓	↑
inhomogene Obstruktion	responder	↑	n	n	n
	non responder	↑	↑	↓	↓n↑
Diffusionsstörung		n	↑	↓	↓
Perfusionsstörung		n	↑	n	n

Zur Erleichterung der Übersicht haben wir die für die einzelnen besprochenen Funktionsstörungen typischen atemphysiologischen Parameter in der Tabelle 1 zusammengestellt. In der Praxis ist allerdings damit zu rechnen, daß bei einem Patienten mehrere Funktionsstörungen gleichzeitig vorliegen, woraus neue Befundkombinationen resultieren. Häufig ergeben sich dadurch für die diagnostische Interpretation verschiedene Möglichkeiten, welche erst durch weitere Untersuchungen abgeklärt werden können. Die Differentialdiagnose wird dann gezielt erfolgen, wenn der Untersucher mit den pathophysiologischen Alternativen entsprechend vertraut ist.

Literatur

1. ANDERSSON, R. G. G.: Cyclic AMP and calcium ions in mechanical and metabolic responses of smooth muscles; influence of some hormones and drugs. Acta physiol. scand., Suppl. 382, 1 (1972).

2. BÜHLMANN, A. A., ROSSIER, P. H.: Klinische Pathophysiologie der Atmung. Berlin: Springer 1970.

3. COMROE, J. H., FORSTER, R. E., DUBOIS, A. B., BRISCOE, W. A., CARLSEN, E.: Die Lunge. Stuttgart: Schattauer 1964.

4. DORNHORST, A. C.: Respiratory insufficiency. Lancet I, 1185 (1955).

5. GONSOR, E., MEIER-SYDOW, J.: Immunologische Reaktionen bei Lungenkrankheiten. Atemwegs- und Lungenkrankh. 1, 63 (1975).

6. GREEN, C. M.: Alveolar bronchiolar transport mechanisms. Arch. intern. Med. 131, 109 (1973).

7. HARNONCOURT, K.: Respiratorische Insuffizienz, Definition und Pathophysiologie. Therapiewoche 24, 5872 (1974).

8. LANDAUER, B.: Physiologie des Antiatelektasefaktors und seine Bedeutung im Rahmen des posttraumatischen Geschehens. Atemwegs- und Lungenkrankh. 2, 7 (1976).

9. LIEBERMANN, J.: Heterozygous and homozygous α_1-antitrypsindeficiency in patients with pulmonary emphysem. New Engl. J. Med. 281, 279 (1969).

10. LINDSAY, D. A., READ, J.: Pulmonary vascular responses in the prognosis of chronic obstructive lung disease. Amer. Rev. resp. Dis. 105, 242 (1972).

11. MÜLLER, M., KONIETZKO, N., ADAM, W. E., MATTHYS, H.: Das mukociliare Klärsystem der Lunge, untersucht mit radioaktiv markiertem Schwefelkolloid. Klin. Wschr. 53, 815 (1975).

12. NOLTE, D.: Physiologische und therapeutische Aspekte der Reflexbronchokonstriktion. Wien. med. Wschr., Suppl. 21, 22 (1974).

13. PEPYS, J.: Hypersensitivity Diseases of the Lung due to Fungi and Organic dusts. Monographs in Allergy 4. Basel: Karger 1969.

14. RASCHE, B., BAVING, G., ULMER, W. T.: Möglichkeiten zur Beurteilung chronisch obstruktiver Atemwegserkrankungen mit Hilfe von Analysen im Bronchialschleim. Pneumonologie 148, 141 (1973).

15. REICHERT, R., HOCHSTRASSER, K., CONRADI, G.: Untersuchungen zur Proteasehemmkapazität des menschlichen Bronchialsekretes. Pneumonologie 147, 13 (1972).

16. SCHULZ, G., HARDMANN, J. G., SITHERLAND, E. W.: Cyclic nukleotides and smooth muscle function. International Symposium on Asthma (eds. K. F. AUSTEN, L. M. LICHTENSTEIN). Oxford: Blackwell Sci. Publication 1974.

17. ULMER, W. T.: Dinatrium cromoglicicum im Rahmen der Therapie der Atemwegsobstruktion. Med. Klin. 67, 444 (1972).

18. ULMER, W. T., ISLAM, M. S., BKRAN, I.: Untersuchungen zur Ursache der Atemwegsobstruktion bei überempfindlichem Bronchialsystem. Dtsch. med. Wschr. 96, 1759 (1971).

Die Langzeittherapie der chronisch-obstruktiven Atemwegssyndrome
Von O. P. Schmidt

Zur Begriffsbestimmung und Pathogenese

Unter Anästhesisten ist zunächst eine kurze Erklärung darüber notwendig, was unter dem Begriff Atemwegssyndrome verstanden werden soll. Bekanntlich sind die Schwierigkeiten der Definition von Krankheiten der Atemwege, wie "Asthma", "Bronchitis" und "Emphysem" nach wie vor nicht überwunden. Hinzu kommen unsere noch lückenhaften Kenntnisse der Ätiologie und aufgrund der eintönigen unspezifischen klinischen Symptomatik die Schwierigkeiten, die verschiedenen Asthmaformen abzugrenzen. Die Terminologie orientiert sich teils an funktionspathologischen Zuständen, teils an morphologischen Veränderungen und wird von den jeweils vorhandenen diagnostischen Möglichkeiten ebenso beeinflußt wie von den anamnestischen Angaben der Patienten und den speziellen Kenntnissen des Arztes. Schließlich ist die pathogenetische Endstrecke bei den verschiedenen Krankheitsformen meist die gleiche, nämlich die chronische obstruktive Lungeninsuffizienz.

Es bedarf daher mitunter geradezu einer kriminalistischen Begabung (39), um die Diagnose zu sichern. Inzwischen ist aber unser Wissen über diese Krankheiten weiter vorangekommen. So spricht man von Asthma bronchiale häufig nur bei nachgewiesener allergischer Ätiologie, sonst setzt man sich für die Bezeichnung asthmatisches Syndrom (Syndrom = Zusammentreten einzelner, für sich genommen uncharakteristischer Krankheitszeichen (Symptome) zu kennzeichnenden Gruppen) oder Asthma bronchiale ohne exogenen Allergienachweis (9) ein. Auch beim Begriff des Emphysems hat man die mangelhafte Korrelation zwischen pathologisch-anatomischem Befund und klinischem Erscheinungsbild erkannt. Vorhandensein und Ausmaß eines Lungenemphysems können klinisch auch für den Erfahrenen nur im Sinne einer Verdachtsdiagnose festgestellt werden. Es wird daher als vorläufiger notwendiger terminologischer Kompromiß heute häufig von emphysematischem Syndrom gesprochen.

Um auch bei der "Bronchitis" der multifaktoriellen Ätiologie und Pathogenese und der Vielfalt funktionspathologischer Zustände umfassenderen Ausdruck zu geben und um die Tatsache zu berücksichtigen, daß krankhafte Reaktionen der Bronchialschleimhäute entweder als Folge eines anderen Grundleidens, als Begleitkrankheit einer anderen Erkrankung - häufig sogar mit größerem Krankheitswert - oder auch als selbständige Erkrankungen auftreten können, distanziert sich der moderne Sprachgebrauch von der alten Terminologie zugunsten u. a. der Bezeichnung bronchitisches Syndrom.

Um diesem diagnostischem Dilemma etwas zu entgehen, bemühen sich zahlreiche Autoren um einen gemeinsamen übergeordneten Sammelbegriff, wie chronisches unspezifisches respiratorisches Syndrom, chronische obstruktive Lungenkrankheit, sinu-bronchopulmonales Syndrom, chronische obstruktive bronchopulmonale Krankheit, chronische nicht-spezifische Lungenkrankheit (26). Im deutschen Sprachraum hat sich am meisten der auch für diesen Beitrag gewählte Begriff der chronischen obstruktiven Atemwegssyndrome eingeführt.

Atemwegskrankheiten gehören zu den häufigsten Krankheiten überhaupt (2, 33). Außerdem lassen unsere heutigen Kenntnisse keinen Zweifel

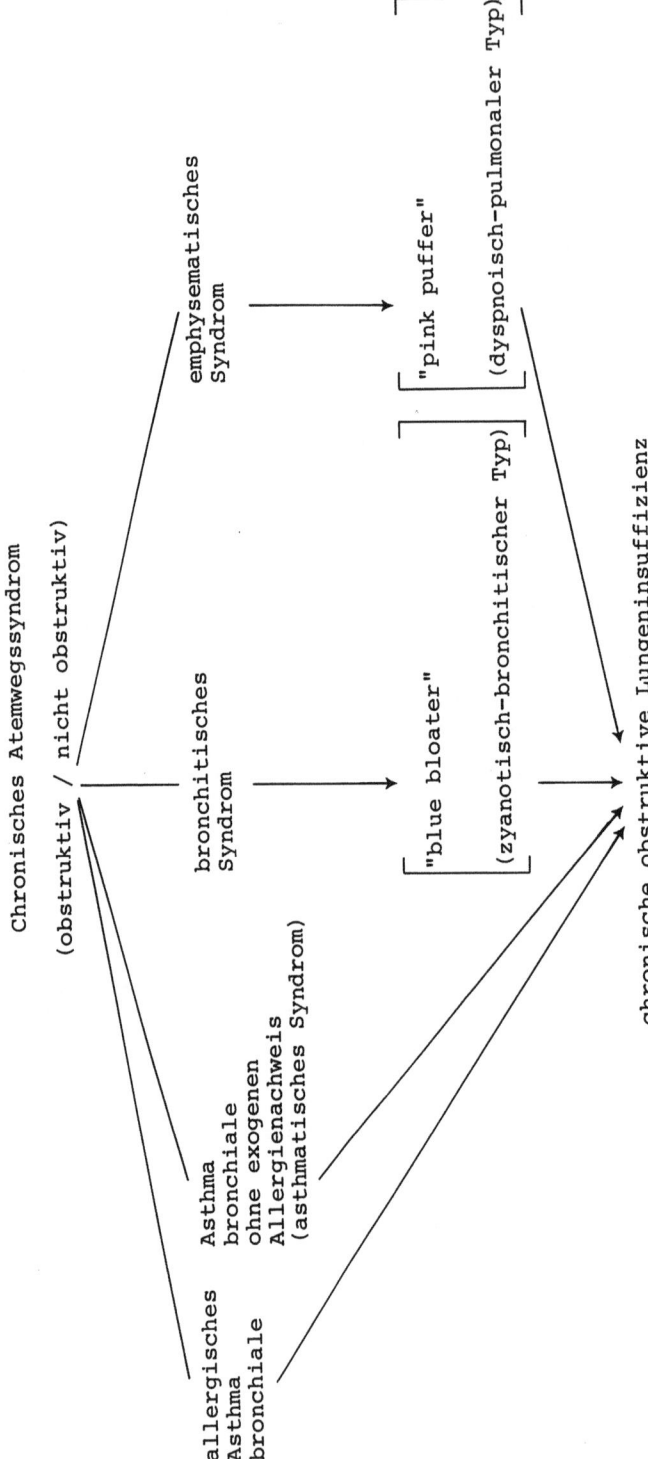

Abb. 1. Systematik der Atemwegssyndrome

daran, daß sie mit ihrer scheinbar banalen und dazu unspezifischen
Symptomatik, wie Husten, Auswurf und Atemnot, fast gesetzmäßig zu
progredientem Verlauf und chronischem Siechtum mit oft vorzeitiger
Berufs- und Erwerbsunfähigkeit neigen. Im Spätstadium können sie sogar - dann meist aller Therapie trotzend - über eine Reihe von Zwischenstadien zur pulmonalen Insuffizienz und - über ein Cor pulmonale - zum Ableben führen.

Durch Kumulation vorwiegend exogener Schäden, insbesondere durch
chronische Tabakrauchinhalation (4), oft über Jahre ablaufend, verschlimmert durch virale oder bakterielle Infekte der Luftwege, kommt
es zum chronischen Atemwegssyndrom mit Bronchiallumeneinengung (exspiratorisch obstruktive Ventilationsstörung) und überempfindlichem
Bronchialsystem, d. h. Behinderung der Ventilation durch Einengung
der Bronchiallumina infolge hyperergisch entzündlicher Schleimhautschwellung, Hyper- und Dyskrinie mit Mukostase und Spasmen der glatten Bronchialmuskulatur, auch Mukoziliarinsuffizienz genannt.

Ein weiterer Faktor, die Instabilität der Bronchialwand mit exspiratorischer Ventilstenose als Folge degenerativer Strukturzerstörung,
ist unmittelbar medikamentös nicht beeinflußbar. Bei stärkerer Ausprägung ist die Bronchialobstruktion klinisch durch eine erschwerte
und verlangsamte Ausatmung, Giemen und Pfeifen über allen Lungenabschnitten bei meist nur mäßig vermindertem Fassungsvermögen der Lungen zu erkennen. Für den Patienten bedeutet dies Atemnot, mitunter
erst bei körperlicher Belastung.

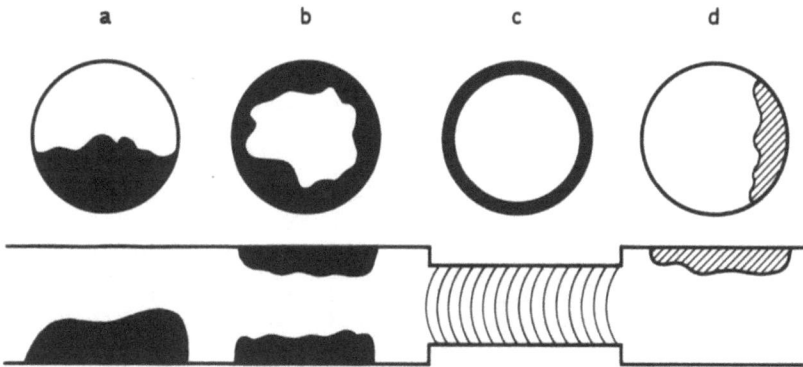

Abb. 2. Schematische Darstellung der Mechanismen, die zur Einengung
des Bronchiallumens führen:
a) Hyper- und Dyskrinie mit Mukostase,
b) entzündlich hyperergische Schleimhautschwellung,
c) Spasmus der glatten Bronchialmuskulatur,
d) Strukturzerstörungen in der Bronchialwand mit der Folge einer erhöhten Kompressibilität bei forcierter Exspiration

Die Bronchiallumeneinengung kann - je nach dem zugrundeliegenden
pathologisch anatomischen Substrat - reversibel (akute Bronchialstenose) oder irreversibel (chronische Bronchialobstruktion) sein mit
allen Zwischenstadien sowohl nach der einen als auch nach der anderen Seite hin. Dies bedingt eine ungleichmäßige Verteilung der Einatmungsluft (obstruktive ventilatorische Verteilungsstörung), ferner

Gasaustauschstörungen, die wiederum zur Veränderung der arteriellen Blutgase, d. h. Abnahme der arteriellen Sauerstoffspannung (Partialinsuffizienz) und in schweren Fällen auch zur Zunahme der arteriellen Kohlendioxydspannung (Globalinsuffizienz), führen können. Als Folge lang bestehender obstruktiver Ventilationsstörungen kommt es hierdurch meist zum schon erwähnten substantiellen obstruktiven Lungenemphysem und über die alveoläre Hypoventilation und die Einengung des pulmonalen Gefäßbettes zur Widerstandserhöhung im kleinen Kreislauf und damit nach kürzerer oder längerer Zeit zum chronischen Cor pulmonale (20).

Nach diesen Vorbetrachtungen zur Begriffsbestimmung und Pathogenese des zu besprechenden Krankheitsbildes ist noch eine kurze Stellungnahme des im Titel dieser Studie erwähnten Begriffes "Langzeitbehandlung" notwendig.

Hiermit soll betont werden, daß eine kausale Therapie - abgesehen von Einzelfällen - nicht bekannt ist. So kann es z. B. ein chronisches Atemwegssyndrom nach Fremdkörperaspiration geben. Ferner kann bei nachweisbaren Allergien oder Überempfindlichkeit gegenüber physikalischen oder chemischen Reizen am Arbeitsplatz oder sonst im täglichen Leben der Kontakt mit dem Reiz vermieden werden (z. B. Allergenkarenz) oder der Organismus kann durch eine Hyposensibilisierungsbehandlung dagegen unempfindlich gemacht werden. Hierdurch sind Besserungen bis zur Ausheilung möglich. Manche "Raucherbronchitis" kann nach dem Einstellen des Rauchens abheilen, sofern es sich nicht schon um ein fortgeschrittenes Krankheitsbild handelt. Auch eine kardial bedingte Stauungsbronchitis, die klinisch wie ein Atemwegssyndrom imponieren kann, ermöglicht durch eine entsprechende Herz-Kreislauf-Behandlung oft eine vollständige Ausheilung.

Diese geschilderten Beispiele ließen sich noch ergänzen. Leider sind aber derartige ursächlich behandelbare Atemwegssyndrome selten. Die überwiegende Mehrzahl der Kranken leidet entweder an einer idiopathischen, d. h. kausal genetisch nicht zu klärenden Krankheit, oder befindet sich bereits in einem fortgeschrittenen Krankheitsstadium, in dem eine Restitutio ad integrum nicht mehr möglich ist. Die Prognose bzw. die Lebenserwartung, aber auch der Krankheitsverlauf, hängen dabei einmal entscheidend davon ab, ob die Therapie in Form einer optimalen konsequenten Langzeittherapie durchgeführt wird, zum anderen, ob es möglich ist, diese Behandlungsform zu einem Termin zu beginnen, an dem noch keine fortgeschrittenen, irreversiblen Organdefekte bestehen. Von denjenigen Kranken, die wir selbst seit 20 Jahren betreuen, würde ohne eine derartige Therapie mindestens die Hälfte nicht mehr leben. Das kann man mit Sicherheit sagen. Kranke, die sorgfältig eingestellt ambulant unter einer Dauerbehandlung mit Pharmaka mit verschiedensten Angriffspunkten stehen, einschließlich des Einsatzes physikalischer Maßnahmen, würden in kürzester Zeit wieder in Krankheitszustände, wie z. B. in einen Status asthmaticus bzw. in eine respiratorische Insuffizienz mit respiratorischer Azidose, zurückfallen, die effektiv im allgemeinen nur durch klinische Intensivbetreuung zu bessern sind. Ambulant lassen sie sich erfolgreich nur weiter behandeln, wenn bei ihnen eine kontrollierte Langzeitbehandlung beibehalten wird.

Zur Diagnostik

Es muß noch einmal betont werden, daß die obstruktiven Atemwegskrankheiten über Verteilungsstörungen den Gasaustausch und den Kreislauf gefährden, und daß die dabei zu beobachtenden erhöhten bronchialen

Strömungswiderstände unweigerlich zu einer alveolären Hypoventilation und zu einer Lungenüberblähung führen.

Nun wissen wir heute, daß selbst nach Erhebung einer genauen Anamnese und nach gründlicher körperlicher Untersuchung, einschließlich einer Thoraxaufnahme, auch bei großer klinischer Erfahrung keine zuverlässige Aussage über das Vorliegen und/oder das Ausmaß einer Bronchialobstruktion zu erzielen ist. Mit Ausnahme der Messung einfacher Lungenfunktionsparameter haben alle sonstigen Untersuchungsmöglichkeiten den großen Nachteil, daß dadurch das für die weitere Unterhaltung oder Verschlimmerung von Atemwegskrankheiten zentrale pathophysiologische Geschehen der Bronchiallumeneinengung übersehen wird und dadurch auch die funktionellen Auswirkungen unterschätzt werden. Es ist daher nicht erstaunlich, daß nach unseren Erfahrungen bei ca. 30 % der Kranken, die schon länger als fünf Jahre Husten oder Auswurf haben, eine schwere obstruktive Ventilationsstörung festzustellen ist. Durch zahlreiche Funktionsuntersuchungen wissen wir sogar, daß bei der "gesunden" Allgemeinbevölkerung in ca. 3 % eine obstruktive Ventilationsstörung schon dann vorliegt, wenn noch alle sonstigen subjektiven und klinischen Symptome fehlen. Die Orientierung einer broncholytischen Therapie jeweils nur nach dem subjektiven Beschwerdebild wäre somit mangelhaft, da sich der Kranke "beschwerdefrei" fühlen kann und dennoch eine schwere Obstruktion bestehen kann.

Aber auch noch aus folgenden weiteren Gründen wäre eine Behandlung - geschweige denn die zu fordernde effiziente Therapie - ohne den Nachweis einer Bronchiallumeneinengung insuffizient:

a) Die Verordnung von z. B. Broncholytika ohne Nachweis einer Obstruktion wäre eine überflüssige Therapie,

b) die Verordnung von Broncholytika ohne individuell dosierte Medikation wäre keine optimale Therapie,

c) eine nur intermittierende broncholytische Therapie würde zu einem Auf und Ab der Obstruktion führen und wäre daher nur eine vorgetäuschte Therapie,

d) eine broncholytische Therapie ohne fortlaufende Funktionskontrolle wäre ebenfalls nicht optimal.

Diagnostik und Therapie von bronchopulmonalen Krankheiten ohne Messung wenigstens einfacher Lungenfunktionsparameter ist daher ungenügend, eine Frühdiagnostik unmöglich (10, 30, 40).

Da vor allem obstruktive (z. B. asthmatische Krankheitsbilder) und restriktive (z. B. Lungenfibrosen) Störungen zu unterscheiden sind, und diese Abgrenzung zweier verschiedener Erkrankungsgruppen auch klinisch bedeutsam ist, verbleiben für die Praxis vor allem die Messung der Vitalkapazität[1] und der Einsekundenkapazität[2] als ausschlaggebende Parameter, sie werden durch die Spirographie erfaßt. Sie erlaubt folgende Aussagen:

---

[1] Vitalkapazität = $V_{T_{max}}$ = maximales Atemvolumen

[2] Einsekundenkapazität = FEV_1 = forced expiratory volume = Luftvolumen, das nach maximaler Inspiration innerhalb der ersten Sekunde ausgeatmet werden kann.

1. Liegt eine Ventilationsstörung vor; wenn ja, handelt es sich um eine obstruktive, restriktive oder kombinierte Ventilationsstörung?

2. Ist die vorliegende Ventilationsstörung schwer, mittelschwer oder leicht?

3. Welcher Anteil der Ventilationsstörung ist reversibel (Broncholysetest)?

4. Ist das Bronchialsystem überempfindlich (Reflexbronchokonstriktion), z. B. positiver Azetylcholintest?

5. Kann die Ventilationsstörung durch Behandlung, z. B. Sekretolytika, Antibiotika, Steroide, physikalische Maßnahmen, gebessert werden?

Da heute einfach zu handhabende, preisgünstige Geräte (VICATEST - Firma Hellige, Postfach, 7800 Freiburg im Brsg., VITALOGRAPH - Firma Medical Instrumentation, Ostfalenweg 14, 2000 Hamburg 61) zur Verfügung stehen, bei denen auf dokumentationsgerechten, reproduzierbaren Kurven Art, Ausmaß und Beeinflußbarkeit einer derartigen Ventilationsstörung festzustellen sind, und da außerdem Zeit- und Kostenaufwand in vernünftigem Verhältnis zum funktionsanalytischen Aussagewert stehen ohne Belästigung des Kranken, muß eine derartige spirographische Untersuchung als obligates Standardprogramm angesehen werden, welches heute mit der Selbstverständlichkeit einer Blutdruckmessung zu erfolgen hat (42).

Selbstverständlich darf man das erzielte Funktionsergebnis nicht kritiklos für die pulmonale Leistungsfähigkeit schlechthin auffassen. Sie kann nur in das gesamte Untersuchungsergebnis und klinische Krankheitsbild eingebaut werden. Dies schränkt jedoch die Notwendigkeit zur Durchführung der Spirometrie keineswegs ein, in 80 bis 90 % der pulmonalen Krankheiten bestimmt nämlich der Funktionszustand der Bronchien das klinische Krankheitsbild des bronchopulmonalen Systems. Hiervon bilden nur diejenigen Lungenkrankheiten eine Ausnahme, bei denen Schäden am Lungenparenchym und Gefäßsystem des Lungenkreislaufes im Vordergrund stehen. Hierzu gehören einige Emphysemformen, bei denen das Bronchialsystem nicht primär geschädigt ist, ferner Lungenfibrosen, Gefäßerkrankungen der Lunge sowie lungenparenchymopfernde Operationen.

Zur Therapie

Die bisherigen Ausführungen sind bei aller gebotenen Kürze unerläßliche Voraussetzungen für eine effektive Therapie. Sie mögen vielleicht für den einen oder anderen Erfahrenen nur die Wiederholung bereits bekannter und wiederholt publizierter Erkenntnisse sein. Die ambulante und klinische Realität zwingt jedoch vorläufig, immer wieder darauf hinzuweisen.

Nur eine individuell abgestimmte, wegen der multikonditionellen Ätiologie und multifaktoriellen Pathogenese gezielt polypragmatische Langzeittherapie kann die Progredienz der Atemwegskrankheiten zum Finalstadium des bronchostenotischen Lungenemphysems mit chronischem Cor pulmonale verhindern oder doch verzögern, ja im Einzelfall eine Heilung, zumindest per defectum, herbeiführen. Sie ist um so notwendiger, je mehr ältere Patienten größeren operativen Eingriffen unterzogen werden. Das intraoperative Risiko für lungenkranke Patienten ist dank der modernen Anästhesie relativ niedrig geworden, doch kann eine gerade noch kompensierte Lungenfunktion postoperativ leicht zusammenbrechen. Zum Operationsstreß treten noch folgende weitere Risikofaktoren hinzu:

1. Schmerzen im Brust-Bauch-Bereich verhindern eine ausreichende Belüftung der Lungen, die Atmung ist flach,

2. die Beweglichkeit des Zwerchfells wird durch Schmerz, Volumenzunahme im Abdomen oder feste Verbände eingeschränkt,

3. der Hustenstoß ist abgeschwächt; das postnarkotisch vermehrte Sekret wird nicht ausreichend abgehustet,

4. postoperative Immobilisation verhindert tiefes Durchatmen.

Alle diese Faktoren, besonders abgeschwächte Ventilation und Sekretstau, fördern darüber hinaus das Entstehen von Infekten und Pneumonien.

Bevor nun auf einzelne Therapiemaßnahmen eingegangen wird, ist noch zu betonen, daß es nicht Aufgabe dieses Beitrages sein kann, die fast unübersehbare Anzahl von Medikamenten - nach der Roten Liste mehr als 500 -, die einen kurativen Effekt bei obstruktiven Atemwegskrankheiten beanspruchen, zu diskutieren oder das Für und Wider abzuwägen. Vielmehr sollen die therapeutischen Schwerpunkte, die im letzten Jahrzehnt gesetzt wurden, unter besonderer Berücksichtigung eigener Erfahrungen, der Zielsetzung dieses Buches und spezieller Wünsche (z. B. Behandlung von akuten Bronchialinfekten) besprochen werden.

Expektorantia:
Die Grundlage der tracheobronchialen Reinigung ist die muköziliäre Funktion. Eine Hyper- und Dyskrinie mit Mukostase ist daher nicht nur Ausdruck einer Muköziliarinsuffizienz, sondern dies fördert vor allem das Angehen sekundärer Bronchialinfekte. Seit jeher besteht daher der Wunsch, diese Insuffizienz zu bessern. Durch Sekreto- bzw. Mukolytika können nicht nur die Menge des Bronchialsekrets gesteigert (sekretomotorische Wirkung), sondern auch ihre Zusammensetzung beeinflußt und damit die Viskosität gesenkt werden (mukolytische Wirkung). Auf diese Weise wird das Abhusten erleichtert.

Die traditionelle hypertone Quellsole gehört hierbei auch heute noch zum festen Bestandteil der Inhalationstherapie am Kurort. Ihr Effekt wurde bisher meist nur klinischen Eindrücken oder pathophysiologischen Analogieschlüssen entnommen. Immerhin belegen einige Arbeiten die Wirkung mit Lungenfunktionsmessungen (23).

Seit langem ist auch die sekretomotorische Wirkung verschiedener Mineralsalze, wie Ammoniumchlorid und Ammoniumkarbonat, Acetat und Jodide bekannt. Zubereitungen aus Radix Ipecacuanhae haben sich als Sekretomotorika empirisch ebenso bewährt wie auch Glycerolguajacolat. Das altbewährte Jodkali ist nach wie vor ein ausgezeichnetes Sekretomotorikum. Der hohe Jodgehalt begrenzt allerdings seine Verwendung, weil man heute viele andere diagnostische und therapeutische Jodindikationen kennt. Da Jodkali außerdem die Produktion von Bronchialsekret zu stark anregen kann, gleicht sich unter Umständen der therapeutische Gewinn der Verflüssigung durch Volumenzunahme wieder aus.

Über neuere Expektorantia liegen recht solide Untersuchungen vor.

Mit Brombenzonium (Bisolvon^R), terpenischen Ölen (Ozothin^R), neuerdings auch mit Rhinathiol (Transbronchin^R) sind experimentell günstige Effekte beschrieben worden (28).

Mucilagilosa, wie N-Acetylcystein (Mukolytikum Lappe^R, Fluimucetin^R) bzw. Rhinathiol (Transbronchin^R), welche z. B. durch Spaltung der Disulfidbrücken an den Mukopolysacchariden zur Verminderung der Viskosität führen, sollen einen direkten mukolytischen Effekt auf hochvisköses Bronchialsekret haben und es damit gewissermaßen normalisieren. Bisolvon^R sollte in einer Dosis von täglich mindestens 8,0 mg per os, 2mal 2 ml per inhalationem oder 2mal täglich 1 bis 2 Amp. i.v. verabreicht werden. Die Dosierung von Ozothin^R sollte 3mal 1 Eßlöffel per os oder 2- bis 4mal 1/2 Amp. per inhalationem bzw. 2- bis 4mal 1 bis 2 Amp. i.v. betragen, von Transbronchin^R 3mal 1 Eßlöffel oral.

Die mukolytische Behandlung muß wirkungsvoll durch <u>physikalische Maßnahmen</u> ergänzt werden, wie z. B. Klopf- und Vibrationsmassagen, Lagerungs- und Atemübungen. Zusätzliche Gaben von Sympathikomimetika können nicht nur die Flimmerepitheltätigkeit stimulieren, sondern auch eine gesteigerte <u>mukoziliare Clearance</u> bewirken.

<u>Betasympathikomimetika</u> (Betaadrenergika):
Sie stimulieren über spezifische Rezeptoren das Enzym Adenylzyklase, welches die Bildung von zyklischem AMP aus ATP katalysiert. Hierdurch kommt es zu einer Hemmung der Bronchokonstriktion und therapeutisch zu einer Bronchospasmolyse sowie wahrscheinlich auch zu einer Sekretolyse.

Neben ihren broncholytischen Eigenschaften führen diese Pharmaka auch zu unerwünschten, subjektiv mehr oder weniger stark empfundenen Nebenwirkungen an Herz und Kreislauf, wie erhöhte Schlagfrequenz und Kontraktionskraft des Herzens, was sich beim Kranken in Form von Unruhe, Herzklopfen und Zittern äußert (tremorogener Effekt). Die in den letzten Jahren entwickelten neuen Katecholamine, z. B. Salbutamol (Ventolin^R, Sultanol^R), Terbutalin (Bricanyl^R), Hexoprenalin (Vibradol^R) und Fenoterenol (Berotec^R), zeigen auch bei eigenen experimentellen Untersuchungen eine größere therapeutische Breite, wirken im allgemeinen länger als andere Katecholamine und haben zudem die schon erwähnte anregende Wirkung auf die Aktivität des Flimmerepithels. Auch auf diese Weise kann der Kranke besser abhusten.

Die <u>längere Wirkungsdauer</u> ist für die Kranken deshalb wichtig, weil sie wegen des wechselnden Rhythmus der Bronchialwegsobstruktion mit den höchsten Werten in den Morgenstunden um diese Zeit oft auch die stärksten Beschwerden haben. So reicht auf diese Weise die letzte abendliche Dosis häufig besser aus, um den morgendlichen Gipfel der Atemwegswiderstände nicht zu hoch ansteigen zu lassen. Man kann für die Nacht auch die abendliche Einnahme von Kombinationspharmaka, z. B. Taumasthman-Kapseln^R, Perphyllon^R, - am besten in Form von Suppositorien etc. - empfehlen (<u>29</u>). Sofern man darüber hinaus morgens zeitig schon beim ersten Aufwachen - jedenfalls mindestens 1/2 h vor dem Aufstehen - einen derartigen Wirkstoff mit bronchodilatatorischer Wirkung verwendet, so geht es dem Kranken meist den ganzen Tag über besser. Alle 3 bis 6 h sollten 1 bis 2 Hub inhaliert werden. Mit jedem dieser Wirkstoffe ist eine Bronchodilatation zu erzielen, sofern eine <u>reversible Bronchiallumeneinengung</u> vorliegt.

Es gibt allerdings Krankheitsphasen, in denen die Bronchialwegsobstruktion so stark ist (irreversible Bronchiallumeneinengung), daß Bronchodilatatoren nicht oder nicht ausreichend wirken, und der Patient dann glaubt, sich an diesen Wirkstoff gewöhnt zu haben und diese Therapie absetzt, oder wegen mangelnder Wirkung annimmt, von diesen Wirkstoffen mehr inhalieren zu müssen. Hierdurch verschiebt sich die Relation der optimalen Bronchodilatation zu den geschilderten Nebenwirkungen. Wenn sich in einer derartigen Krankheitssituation der

Atemwegswiderstand mitunter nicht erniedrigen läßt, auch wenn die
optimale Dosis verabreicht wird, muß man den Kranken mit dem ganzen
Spektrum wirksamer Therapiemaßnahmen, wie Antibiotika, Sekretolytika,
Glukokortikoiden, physikalischen Maßnahmen etc., vorbehandeln. Auf
diese Weise wird dann oft aus der zunächst irreversiblen wieder eine
reversible Bronchiallumeneinengung, und das Bronchialsystem spricht
dann wieder besser auf Bronchodilatatoren an (37).

Der Vorteil von Dosieraerosolen liegt vor allem darin, daß mit geringerer Dosis ein ausreichender Soforteffekt erzielt wird und durch Applikation kleinerer Wirkstoffmengen (1 bis 2 Hub) eine individuellere
Dosierung möglich ist.

Je gleichmäßiger die Wirkstoffmenge über den Tag verteilt wird, um so
weniger wird davon zur Erzielung des gleichen Effektes benötigt. So
ist es z. B. bei Tabletteneinnahme besser, anstelle einer ganzen Tablette 2mal 1/2 bzw. 4mal 1/4 Tablette in kürzeren Zeitabständen einzunehmen.

Erwähnt werden muß, daß Betasympathikomimetika einen durch eine arterielle Hypoxie erhöhten pulmonal-arteriellen Widerstand senken, ohne daß es gleichzeitig zu einer adäquaten Bronchialerweiterung kommt.
Auf diese Weise nimmt die Störung des Belüftungs-Durchblutungs-Verhältnisses zu und die arterielle Sauerstoffspannung nimmt ab. Dieser
Effekt kann um so ausgeprägter sein, je stärker die Hypoxie ist. Einige Autoren nehmen für diese sogenannte paradoxe Blutgasreaktion
auch eine Zunahme der Belüftungsinhomogenität an. Man muß diese Reaktion kennen und eventuell gleichzeitig Sauerstoff applizieren. Auf
alle Fälle ist bei Vorliegen einer respiratorischen Insuffizienz eine sorgfältige Überwachung der Blutgaswerte erforderlich.

Außerdem ist noch zu beachten, daß Sympathikomimetika in der respiratorischen Azidose einen Wirkungsverlust zeigen. Dies gilt vor allem
für Patienten mit einem chronischen bronchitischen Syndrom und Hyperkapnie.

Wegen der individuell verschiedenen Ansprechbarkeit und des unterschiedlichen Grades der Bronchialobstruktion sind Dosierungsangaben
schwierig. Im allgemeinen genügen 4- bis 10mal 1 bis 2 Hübe aus den
erwähnten Dosieraerosolen, bei Zuständen schwerer Bronchialobstruktion geben wir bis zu 10 bis 20 mg z. B. Orciprenalin (Alupent^R) pro
24 h in Form einer Infusion.

Xanthin-Körper, z. B. Theophyllin, können deshalb eine Reflexbronchokonstriktion verhindern, weil das Enzym Phosphodiesterase das zyklische AMP zu inaktivem 5-AMP abbaut. Dieses Prinzip führt zu einer Zunahme des zyklischen AMP-Gehaltes im Sarkoplasma. Theophyllin wirkt
außerdem atemanaleptisch und vasodilatatorisch im kleinen Kreislauf.
So wird der mittlere Pulmonaldruck gesenkt. Diese erwünschte Entlastung des rechten Ventrikels bei Kranken mit chronischem Cor pulmonale und pulmonaler Hypertonie ist von zahlreichen Autoren bestätigt
worden (42 u. a.). Eine paradoxe Veränderung des arteriellen Sauerstoffdruckes ist trotz gesteigerter alveolärer Ventilation auf eine
Zunahme der Verteilungsstörung durch Gefäßerweiterung in hypoventilierten Regionen bedingt (44).

Besonders schwere Zustände bronchialer Obstruktion, die gegenüber
Sympathikomimetika resistent sind, lassen sich durch i.v. Gaben von
Aminophyllin (0,24 g pro Injektion, bis zu 1 g pro Infusion über den
Tag verteilt) oft günstig beeinflussen.

Die Resorption des Xanthin-Derivates Aminophyllin, welches aus 2 Theophyllin-Molekülen in Verbindung mit dem Lösungsvermittler Aethylein-Diamin besteht, ist bei oraler und rektaler Applikation unzuverlässig.

Atropin:
Dieser Wirkstoff ist das älteste als Broncholytikum verwendete Aerosol. Früher behandelte man Bronchialobstruktionen in Form des Einatmens von Stramonium- oder Hyocyamus-Rauch, im weiteren Verlauf durch Inhalation in den sogenannten "Asthmazigaretten". Es ist ein Vagolytikum und kann bei Kranken mit obstruktiven Atemwegskrankheiten die durch den Neurotransmitter Azetylcholin über den Vagus vermittelten Atemnotanfälle therapeutisch beeinflussen. Die Zellen der cholinergisch gesteuerten Erfolgsorgane werden für Azetylcholin unempfindlicher, allerdings von Patient zu Patient in individuell verschiedener Weise.

Neuere Untersuchungen zeigen, daß der Vagus für die Pathogenese der Atemwegsobstruktion eine weit größere Bedeutung hat, als bisher angenommen wurde. Nicht allein an der bekannten Reflexbronchokonstriktion durch zahlreiche unspezifische exogene Reize, sondern auch an der pharmakodynamischen und der antigeninduzierten Bronchokonstriktion ist der Vagusnerv beteiligt. Die klinische Therapie der Bronchialobstruktion mit einer vagolytisch wirkenden Substanz steht daher auf einer festen pathophysiologischen Grundlage (19).

Bisher scheiterte eine ausgedehntere Atropintherapie an der Intensität der damit verbundenen Nebenwirkungen, wie Tachykardie, Trockenheit der Mundschleimhäute, Mydriasis, Akkomodationsstörungen, Meteorismus, Obstipation, erschwerte Expektoration. Neuerdings wurde nun ein Atropinester (Atrovent^R) entwickelt, der inhalativ in sehr geringen Konzentrationen bronchodilatatorisch wirkt, ohne daß sonstige Atropinnebenwirkungen meßbar werden.

Diese Selektivität ist für die Behandlung der obstruktiven Atemwegserkrankung ein großer Fortschritt, da sie eine größere therapeutische Breite erlaubt und damit eine erhöhte Sicherheit darstellt. So ist die kombinierte Anwendung von Katecholaminen und Anticholinergika, wie Atrovent^R, bei vielen Patienten heute die Therapie der Wahl, weil hierbei die unerwünschten Katecholaminnebenwirkungen bei optimaler Bronchodilatation erheblich reduziert werden können. Die Anwendung des Atropinesters ist daher bei solchen Kranken indiziert, bei denen eine Broncholyse erwünscht, eine sympathikomimetische Wirkung jedoch unerwünscht ist, wie z. B. bei Überempfindlichkeit gegenüber Sympathikomimetika, bei chronischem Cor pulmonale mit Rarefizierung des pulmonalen Gefäßbettes und bei tachykarden Rhythmusstörungen des Herzens.

Wegen der verschiedenen pharmakodynamischen Beeinflussung der Bronchialmuskelzellen wird es nach diesen Ausführungen durchaus verständlich, daß Mischungen von Betasympathikomimetika mit Xanthinderivaten und Atropinestern die pharmakologische Wirksamkeit verstärken und auch verlängern können.

Dinatrium cromoglicicum (Intal^R):
Dieser Wirkstoff stellt ein ganz anderes Behandlungsprinzip dar. Er blockiert die Ausschüttung sogenannter Spasmogene (Histamin, Bradykinin, Serotonin) aus den Mastzellen der Bronchialschleimhaut und verhindert somit die bronchiale Antigen-Antikörper-Reaktion. Bei einer nachfolgenden Antigenexposition (z. B. Einatmen von Pollen) kann es dann auch beim dagegen sensibilisierten Menschen - dem allergischen Asthmatiker - nicht oder weniger zur Freisetzung der für einen Asthmaanfall in erster Linie verantwortlichen Substanzen kommen, und der Atemnotanfall kann unterbleiben. Intal^R wirkt also weder bronchodi-

latierend noch antiphlogistisch und ist auch kein Antagonist z. B.
von Histamin und anderen Substanzen. Es ist somit nicht geeignet, einen bereits ausgebrochenen Atemnotfall zu koupieren, sondern ihm vorzubeugen. Es muß vom Asthmatiker konsequent zur Prophylaxe, z. B.
beim Pollenasthma vor Beginn der Blütezeit, bei nächtlichen Atemnotanfällen vor dem Schlafengehen etc., angewendet werden. Eine Intal^R-Pulverinhalation schützt vor dem Anfall während ca. 6 h, ein durchgehender Schutz ist bei 4maliger Inhalation pro Tag zu erwarten. Bei
Jugendlichen ist nicht selten allein mit Intal^R ein ausreichender
Effekt zu erzielen. Oft hilft die Einnahme dieses Pharmakons, zusammen mit Broncholytika, Glukokortikoide einzusparen (39, 41). Bei älteren Patienten mit chronisch obstruktiver Lungeninsuffizienz ist
allein schon wegen des progredienten Krankheitsbildes kaum ein Effekt zu erwarten. Wegen der Nebenwirkungsfreiheit und der Atoxizität
dieser Substanz sollte jedoch in Anbetracht der regelhaft chronisch
progredienten Krankheitsverläufe zumindest ein Therapieversuch durchgeführt werden (35).

Glukokortikoide:
Sie bringen wiederholt erst die entscheidende therapeutische Wende
zum Besseren. Ein Erfolg dieser Behandlungsform ist allerdings nur
dann zu erwarten, wenn ein rückbildungsfähiges Schleimhautödem pathogenetisch im Vordergrund steht und die gezielte Behandlung eines möglicherweise auslösenden bakteriellen Infektes eingeleitet wurde. Sofern es sich um irreversible Strukturschäden der Bronchialwand mit
dadurch bedingter Obstruktion oder um ein hochgradiges Lungenemphysem
ohne Komplikationen handelt, ist die Glukokortikoidtherapie nutzlos. Da
klinisch derartige Zustände nicht immer abgrenzbar sind, hat sich bewährt, für ca. 3 bis 5 Tage täglich morgens ca. 50 mg Prednisolon-Äquivalent i.m. zu injizieren und vor Beginn dieser Therapie und am
Ende Lungenfunktionsparameter zu kontrollieren. Wenn sich hierbei keine signifikante Verbesserung ergibt, wird die Glukokortikoidtherapie
sofort wieder völlig abgesetzt. In dieser kurzen Behandlungszeit kommt
es zu keiner nennenswerten Beeinflussung der Nebennierenrindenfunktion. Wegen des mangelhaften therapeutischen Gewinns würde man den
Patienten bei weiterer Kortikoidtherapie nur unnötigen Risiken aussetzen.

Glukokortikoide sind immer dann indiziert, wenn mit allen übrigen
therapeutischen Maßnahmen klinisch und funktionell kein ausreichender Erfolg zu erzielen ist, ferner beim lebensbedrohlichen Status asthmaticus. Akute Exazerbationen der Krankheit erfordern eine kurzfristige, eventuell hochdosierte, möglichst intravenöse Therapie (bis
zu 500 mg Prednisolon-Äquivalent) als Dauertropf, eventuell nach 4 h
nochmals 250 bis 500 mg, selbstverständlich immer zusammen mit den
erwähnten sonstigen broncholytisch wirkenden Pharmaka (25).

Für jeden Patienten muß im weiteren Verlauf die therapeutisch wirksame Dosis individuell ausgelotet und im Verlaufe der Behandlung je
nach Stadium und Aktivität der Krankheit variiert werden. Im allgemeinen hat sich eine Anfangsdosis von ca. 50 mg Prednisolon-Äquivalent in abfallender Dosierung alle 3 bis 5 Tage um 25 % der zuletzt
gegebenen Dosis bewährt. Sofern bereits längere Zeit Glukokortikoide
verabfolgt wurden, sollte diese Ausschleichzeit zumindest bei Dosen
um oder unter 10 mg Prednisolon-Äquivalent noch wesentlich langsamer
gewählt werden. Die rhythmischen Schwankungen der ACTH- und sekundär
der Kortisolsekretion im Verlauf von 24 h sind in neuerer Zeit als
wichtiges Regulationsprinzip erkannt worden. Gesteigerte Empfindlichkeit gegenüber der suprimierenden Wirkung exogener Glukokortikoide
fällt in die Zeit zwischen 20.00 Uhr abends und 4.00 Uhr morgens und
liegt damit einige Stunden vor der Phase der sechsten bis achten

Schlaf- und zweiten Wachstunde, in der normalerweise innerhalb von 4 h ca. 50 % der gesamten Kortisoltagesproduktion ins Blut abgegeben wird. Die Zeit der relativen Unempfindlichkeit gegenüber exogenen Kortikoiden fällt in den Vormittag. Die therapeutischen Konsequenzen hieraus sind die <u>einmalige Applikation der Glukokortikoide am frühen Vormittag</u> (zirkadiane Therapie) oder - noch günstiger - <u>die doppelte Dosis nur jeden zweiten Tag morgens</u> (alternierende Therapie). Es gilt als erwiesen, daß ein solches Therapieschema weniger oft oder geringfügiger eine steroidinduzierte Nebennierenrindenunterfunktion verursacht.

Die Gefahren der Glukokortikoidtherapie werden meist überschätzt. Wenn der Patient sich gewissenhaft an seine Dosen hält, er außerdem weiß, daß dies keine "üblichen Bronchitismittel" sind und vom Arzt weniger sogenannte "Stoßtherapien" bzw. intramuskulär Depotpräparate verabfolgt werden, sondern dafür eine niedrig dosierte Langzeittherapie empfohlen wird (5 mg Prednisolon-Äquivalent möglichst nicht überschreiten), sind die Risiken im Verhältnis zum therapeutischen Nutzen gering (25).

Neuerdings ist ein inhalierbares Kortikoid-Dosieraerosol entwickelt worden (Beclometasondipropionat - Viarox^R, Sanasthmyl^R), welches in therapeutischen Dosen (erste Woche 4mal 3 Hübe, im weiteren Verlauf ca. 4mal 2 Hübe) nur eine lokale Wirkung, jedoch <u>keine systemische Wirkung</u> verursacht. Diese Therapieform hat ihre eigenen therapeutischen Richtlinien, kann die sonst notwendige orale bzw. parenterale Kortikoiddosis ersetzen oder vermindern helfen und ist daher zu einer wichtigen Zusatztherapie geworden (31, 32).

Antibiotika:
<u>Infektionen des Respirationstraktes</u> besitzen sowohl in der Klinik als auch in der Praxis zahlenmäßig mit Abstand die größte Bedeutung. Sie stellen den Arzt immer wieder vor die Frage, ob und wann eine antibiotische Therapie einzuleiten oder zu beenden ist.

Grundsätzlich sollte man sich bei jeder antibiotischen Behandlung den Leitgedanken zu eigen machen, sie dann als kontraindiziert zu betrachten, wenn symptomatische Maßnahmen zum gleichen Erfolg führen. Sie ist ferner nicht angebracht, wenn als einziges klinisches Symptom Fieber besteht. Antibiotika sind keine <u>Antipyretika</u>. Je gezielter die Antibiotikabehandlung begonnen wird, um so geringer ist das Risiko der Nebenwirkungen.

Infekte des oberen Respirationstraktes werden bei rund 90 % der Erkrankten durch Viren ausgelöst. Die klinische <u>Symptomatik</u> reicht vom banalen Schnupfen über mehr oder weniger heftige Pharyngitiden, Tonsillitiden und Laryngitiden bis zu schweren obstruktiven Bronchitiden. Diese Infekte sind einer antibiotischen Behandlung nicht zugänglich. Eine Influenzaschutzimpfung hilft nur gegen die echte Grippe. Die Virusinfekte führen häufig zu bakteriellen Superinfektionen, vor allem wenn schon eine Vorschädigung der Bronchialschleimhaut besteht. Deshalb sollte man immer dann, wenn es im Krankheitsverlauf nach Abfieberung zu erneuten Temperaturen mit Verschlechterung des Befindens kommt, an eine eitrige Angina, einen bakteriellen Nebenhöhlen- oder Bronchialinfekt oder eine Pneumonie denken und entsprechend mit Antibiotika behandeln.

Häufigste <u>Erreger</u> der eitrigen Angina sind betahämolysierende Streptokokken der Gruppe A; Staphylokokken und Pneumokokken spielen eine untergeordnete Rolle. Da nach einer Streptokokkenangina ohne antibiotische Therapie in etwa 3 % der Patienten typische Zweiterkrankungen,

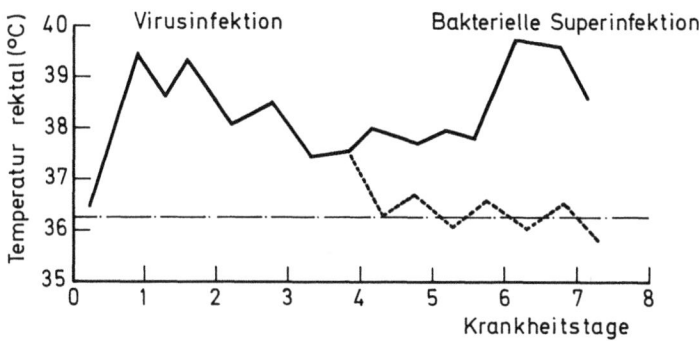

Abb. 3. Typische Verlaufskurve eines virusbedingten, fieberhaften grippalen Infekts mit lytischer Entfieberung bzw. nachfolgender bakterieller Superinfektion mit erneutem Fieberschub

wie rheumatisches Fieber mit Polyarthritis und Endomyokarditis sowie eine Glomerulonephritis auftreten können, die ihrerseits wiederum in 90 bis 95 % durch eine rechtzeitige Penicillintherapie zu verhindern sind, empfiehlt sich auch bei relativ gutartigem Verlauf eine antibiotische Behandlung mit dem atoxischem Penicillin G i.v. (7 bis 10 Tage, täglich 1 bis 2 Millionen Einheiten) oder Penicillin V oral (säurestabil).

Infektionen des mittleren und unteren Respirationstraktes werden zu ca. 80 % durch Bakterien verursacht, der Rest durch Mykoplasmen und Viren.

Im Respirationstrakt bestehen hochwirksame Keimeliminationsmechanismen (angeborene, unspezifische und aktiv oder passiv erworbene, spezifische, zelluläre, humorale und physikalische Abwehrleistungen). Nur wenn diese natürliche Infektabwehr gestört ist, kann es durch Besiedlung der normalerweise sterilen tieferen Bronchialwege durch fakultativ pathogene Keime zu einer Infektion kommen. Bakteriell bedingte Bronchialinfekte pfropfen sich somit lediglich als Epiphänomen auf den basalen inflammatorischen Infekt auf. Ein Bronchialinfekt ist daher meist nicht die Ursache des chronischen obstruktiven Atemwegssyndroms, aber einer der entscheidenden pathogenetischen Faktoren. Die Bakterien sind dabei im Wachstum nicht an den Schleim oder an die Schleimhautoberfläche gebunden, sondern können sich auch im peribronchialen Gewebe vermehren. Infolge Rückbildung der Blutkapillaren innerhalb der vernarbenden Bronchialwand sind sie dem Zugriff des Abwehrsystems (Leukozyten, mobile Makrophagen, Antibiotika, humorale Abwehrstoffe etc.) nur noch in beschränktem Maße ausgesetzt. Das mögliche Weiterleben der Erreger in der Bronchialwand, die zusätzliche Superinfektion mit anderen Keimen, ein weiteres Einwirken exogener Noxen und darniederliegende Abwehrkräfte des Organismus sind auch für die überaus häufigen bakteriellen Rezidive verantwortlich.

Jeder neue Infekt setzt zusätzliche Atemwegsläsionen und ist somit
der größte Risikofaktor bei der Verschlimmerung des Krankheitsbildes.
Er kann besonders im Alter den letalen Ausgang einleiten.

Die Diagnose eines bakteriellen Bronchialinfekts ist nicht einfach,
weil es sich um einen lokalen entzündlich destruktiven Prozeß der
Bronchialmukosa handelt. Es fehlen daher oft meßbare Allgemeinsymptome, wie Fieber, Beschleunigung der Blutsenkungsreaktion und eine Leukozytose im Blutbild. Bei wissenschaftlichen Fragestellungen sind daher aufwendigere bakteriologische, zytologische, biochemische und immunologische Sputumuntersuchungen im Speziallabor angezeigt (15).

Für die tägliche Praxis genügt jedoch die makroskopische Inspektion
des Sputums. Die bakterielle Bronchialinfektion geht regelmäßig mit
einer Eiterung einher. Gelegentlich kann Sputum mit eitrigem Aussehen
bei allergisch bedingtem Asthma bronchiale auftreten. Dies läßt sich
durch massenhaft eosinophile Zellen im Auswurf leicht nachweisen. In
seltenen Fällen kann es sich z. B. auch einmal um eine Tumoreinschmelzung handeln oder um eine reaktivierende Tuberkulose.

Bei nicht oder mäßig produktivem Reizhusten, aber auch bei der hyperkrinen Bronchitis mit manchmal großen Mengen eines weißschleimigen
Sputums - oft bedingt durch eine chronische Tabakrauchinhalation -
ist daher eine antibiotische Behandlung nicht erforderlich (38). Hier
gelingt es meist mit physikalischen Maßnahmen oder mit Kortikosteroiden die Hyperkrinie wesentlich zu reduzieren. Liegt eine Bronchiallumeneinengung vor, so sind zusätzlich Broncholytika indiziert. Sofern allerdings eine bakterielle Exazerbation mit eitrigem Sputum auftritt, sind in jedem Fall Antibiotika angezeigt.

Bevor man mit einer Chemotherapie bakterieller Infektionen beginnt,
wird man sich die Frage vorlegen, mit welchen Keimen man es zu tun
hat. Aus dieser Frage ergibt sich sofort das Problem des Erregernachweises und seines Antibiogrammes.

Dem stehen jedoch oft Schwierigkeiten entgegen: Das Laboratorium ist
meist weit entfernt, die Zeit drängt, man kann das Ergebnis der Untersuchung nicht abwarten, der Erregernachweis gelingt nicht, weil
kein infiziertes Material der Untersuchung zugänglich ist.

Die vorherige bakteriologische Untersuchung des Sputums zur Durchführung einer gezielten antibiotischen Behandlung ist bei akuten unkomplizierten Bronchialinfekten meist nicht notwendig. Wenn Bronchialsekrete daher nicht in dem Umfang, wie z. B. Blut- und Urinbefunde,
für die bakteriologische Diagnostik herangezogen werden, so hängt das
mit verschiedenen Faktoren zusammen:

1. Es ist schwierig, geeignetes Untersuchungsmaterial aus den Bronchien zu gewinnen. Sputum ist stets eine Mischung aus dem Bronchialsekret und dem Sekret des Nasen-Rachen-Raumes. Auch beim Gesunden können bedingt pathogene Keime im Nasen-Rachen-Raum vorkommen, während das Bronchialsekret steril ist. Es kommt also darauf
   an, das Bronchialsekret möglichst rein abzutrennen und für sich
   zu untersuchen (1).

2. Es werden unzulässige und fehlerhafte Methoden angewandt.

3. Das Material muß sofort aufbereitet werden, da es zu einer raschen
   Eliminierung empfindlicher Bronchitiserreger kommt und zu einer
   Überwucherung durch resistente apathogene Keime oder Pilze.

4. Die Untersuchungsbefunde unterliegen einer falschen Interpretation. So sind aussagekräftige Monokulturen selten, ein positives Kulturergebnis kann eine Mischflora zeigen mit fraglicher Dignität. Welche Keime sind davon für den Infekt verantwortlich, sind sie überhaupt verantwortlich, sind nicht möglicherweise Viren oder Anaerobier durch Routinekulturen nicht erfaßt worden, sind bei negativen Kulturergebnissen die Keime möglicherweise nicht gezüchtet worden? Auch Resistenzprüfungen mit einem derart unsicheren Keimgemisch führen zu fragwürdigen Aussagen. Immer wieder erlebt man, daß auf Hemmhöfen resistente Keime nachgewiesen werden, und durch die sogenannten resistenten Antibiotika dennoch ein klinischer Effekt zu erzielen ist.

Zumindest bei unkomplizierten akuten Bronchialinfekten ist daher der Beginn einer antibiotischen Behandlung ohne vorherige bakteriologische Analyse durchaus gerechtfertigt, zumal nach wie vor überwiegend genügend empfindliche Influenzabakterien und Pneumokokken die Ursache von akuten Bronchialinfekten sind.

Außerdem ist bekannt, daß diese Flora auch bei wiederholter Gabe von Antibiotika über Jahre selten wechselt oder bisher - je nach Einsatz des Antibiotikums - resistent wird. Sogenannte "Problemkeime" werden meist nur bei sogenannten "Problempatienten" (chronisch destruktive Lungenveränderungen, langjährige Steroidvorbehandlung, immunsuppressive Therapie etc., also bei endogener Infektabwehrschwäche) beobachtet.

Bei Vorliegen von gravierenden Zweiterkrankungen, bei Verdacht auf Problemkeime oder bei ungenügendem Erfolg der antibiotischen Behandlung (mangelnder Rückgang der Sputummenge, fehlende Änderung des Sputumcharakters) sollte eine gezielte mikrobiologische Analyse mit möglichst bronchoskopisch entnommenem Bronchialsekret angestrebt werden.

Wegen der geschilderten Ursachen häufiger bakterieller Rezidive führen bakterizid wirkende Antibiotika zu einer rascheren Infektbeseitigung und infolge nebenwirkungsfreier Dosiserhöhung über höhere Blutkonzentrationen zur Verlängerung des infektfreien Intervalles. Halbsynthetische Aminopenicilline (Ampicilline) sind deshalb Mittel erster Wahl zur Therapie bakterieller Bronchialinfekte.

Da diese Antibiotika den grampositiven (Pneumokokken) und gramnegativen (Haemophilus influenzae) Bereich erfassen müssen, haben sie sich seit Jahren besonders bewährt.

Bei oraler Applikation sind jedoch die Wirkstoffspiegel infolge der nur ca. 30%igen enteralen Resorption relativ niedrig. Eine schnellere und deutlich bessere Resorption läßt sich dagegen nach oraler Verabreichung des Ampicillinderivates Pivampicillin beobachten, was zu höheren initialen Blutspiegeln führt. Entscheidend sind jedoch nicht die hohen Anfangsblutspiegel, sondern die Gewebsspiegel. 4 h nach Applikation bestehen jedoch auch im Blut kaum noch Unterschiede von Pivampicillin gegenüber Ampicillin. "..... Um so bedenklicher erscheint es daher, daß die Vorteile der besseren Resorption vom Hersteller bzw. von den Lizenznehmern nicht als höhere Spiegel, und damit höhere Wirksamkeit, an den Patienten weitergegeben, sondern in eine Dosisreduzierung umgemünzt werden ....." (18). Ein dem Ampicillin wenigstens äquivalenter antibakterieller Effekt ist nur zu erreichen, wenn Pivampicillin in Tagesdosierungen von 1,5 bis 2 g (entsprechend einer Ampicillinmenge von 3 bis 4 g) verabreicht wird.

Ein neues Ampicillinderivat - Epicillin - soll eine niedrigere Allergisierungsrate als Ampicillin aufweisen. Die Ansichten sind jedoch geteilt. Eindeutige Vorteile des Epicillins sind bisher nicht feststellbar (18). Wie für Ampicillin muß auch für Epicillin die orale Dosierung nicht unter 3 bis 4 g pro die liegen.

Ein weiteres Ampicillinpräparat mit verbesserter enteraler Resorption ist Amoxycillin. Bei identischer antibakterieller Aktivität besteht eine verbesserte enterale Resorption, ein Vorteil, der sich für den Kranken allerdings nur realisieren läßt, wenn dieser Wirkstoff in gleicher Dosierung wie Ampicillin empfohlen oder verabreicht wird.

Tabelle 1. Mittel erster Wahl zur Therapie bakterieller Bronchialinfekte. Auswahl halbsynthetischer Aminopenicilline zur Therapie bakterieller bronchopulmonaler Infekte

Generic name	Handelsname	Dosierung (Firmenangabe) orale Medikation/Tag	Klinikangabe
Ampicilline	Amblosin^R Binotal^R Deripen^R Penbrock^R	3 - 4 x 1 g	3 - 4 x 1 g
(Amoxycillin)	Clamoxyl^R	2 x 750 mg	3 x 750 mg - 3 x 1,5 g
(Epicillin)	Spectacillin^R	3 - 4 x 500 mg	3 - 4 x 1 g
(Pivampicilline)	Berocillin^R Maxifen^R	3 - 4 x 700 mg	4 x 700 mg

Tabelle 2. Mittel erster Wahl zur Therapie bakterieller Bronchialinfekte. Auswahl von Tetracyclinabkömmlingen zur Therapie bakterieller bronchopulmonaler Infekte

Generic name	Handelsname	Dosierung orale Medikation/Tag
Tetracycline	Hostacyclin^R Ledermycin^R Macocyn^R Reverin^R Rondomycin^R Tetracyn^R	4 x 500 mg
Doxycyclin	Vibramycin^R	2 x 100 mg
Minocyclin	Klinomycin^R	2 x 100 mg

Die klassischen bakteriostatisch wirkenden Breitbandantibiotika der Tetracyclinreihe sind nach wie vor gut wirksam - abgesehen von beschriebener erhöhter Tetracyclinresistenz bei Pneumokokken (5).

Tabelle 3. Mittel <u>erster Wahl</u> zur Therapie bakterieller Bronchialinfekte. Kombinationspräparat von Sulfamethoxazol-Trimethoprim zur Therapie bakterieller bronchopulmonaler Infekte

Generic name	Handelsname	Dosierung orale Medikation/Tag
Co-Trimoxazol	Bactrim^R Eusaprim^R	2 x 1 Tablette

Durch Verlängerung der Halbwertszeit im Serum und Verbesserung der intestinalen Resorption können die neueren Derivate des Tetracyclin, wie Doxycyclin und Minocyclin, mit täglichen Gaben von 0,2 g niedriger dosiert werden. Allerdings werden die Nebenwirkungen in letzter Zeit ungefähr gleich hoch angegeben wie bei den klassischen Tetracyclinen.

Das Kombinationspräparat aus einer Pyrimidinverbindung und einem Sulfonamid (Co-Trimoxazol) hat sich bei unkomplizierten Bronchialinfekten und in der Dauerbehandlung bewährt. Allerdings ist in England eine Resistenz von Haemophilus influenzae gegenüber Trimethoprim bekannt geworden.

Die alleinige Anwendung der früheren Depotsulfonamide hat die in sie gesetzten Erwartungen leider nicht erfüllen können.

Die Gabe von Chloramphenicol ist wegen der zwar seltenen, jedoch möglichen irreversiblen Schädigung des hämatopoetischen Systems nicht mehr gerechtfertigt, zumal beim Bronchialinfekt Alternativen bestehen.

Eine Ampicillinbehandlung kann wegen penicillasebildender Keime versagen oder aber es kann zu Exanthemen kommen, meist nach dem achten bis zehnten Behandlungstag. Es wird zwar angegeben, daß sie nach zwei bis drei Tagen auch bei Weiterbehandlung wieder abklingen. Dennoch wäre hier die <u>Alternative</u> zur Indikation für den Einsatz einer weiteren Gruppe von Antibiotika - der Cephalosporine (Cephalotin, Cephaloridin, Cephalexin) gegeben. Sie umspannen einen Wirkungsbereich, der einer Kombination halbsynthetischer Penicilline wie Ampicillin mit Oxacillin gleichkommt: Zusätzlich werden im gramnegativen Bereich Klebsiella-Stämme gehemmt. Der bakterizide Wirkungstyp, die Penicillasefestigkeit, das breite Wirkungsspektrum, die geringe Toxizität, die relativ niedrige Serumproteinbindung räumen den Cephalosporinen einen guten Platz unter den Antibiotika ein.

Ihre Anwendung wird durch die umständliche parenterale Applikation eingeschränkt. Nur Cephalexine (Oracef^R, Ceporexin^R) sind säurestabil, deshalb oral einnehmbar, durchschnittlich 2 g täglich. Die Dosierung beim Cephalotin ist bis 20 g täglich möglich, beim Cephaloridin sollte eine Tagesdosis von 6 g wegen der Möglichkeit einer nephrotoxischen Wirkung nicht überschritten werden (<u>3</u>, <u>16</u>, <u>17</u>, <u>24</u>).

Weitere wichtige antibiotische Therapiereserven bei Infektionen mit hochresistenten Problemkeimen, wie Pyoceanus und Proteus, stellen die halbsynthetischen Carbenicilline (Microcillin^R, Anabactyl^R) dar sowie das Reserveantibiotikum Gentamycin (Refobacin^R, Sulmycin^R).

Bei schweren bronchopulmonalen Infektionen (Zystenlungen, Bronchiektasen u. ä.) kann die orale bzw. parenterale antibiotische Therapie wirksam durch eine zusätzliche antibiotische Inhalationstherapie unterstützt werden.

Tabelle 4. Mittel zweiter Wahl zur Therapie bakterieller Bronchialinfekte. Auswahl an Alternativ-Antibiotika zur Behandlung bakterieller bronchopulmonaler Infekte

Generic name	Handelsname	Dosierung orale Medikation/Tag
Cephalexine	Ceporexin^R Oracef^R	4 x 500 mg
Erythromycine	Erycinum^R Neo-Erycinum^R Erythrocin^R	4 x 500 mg
Lincomycine	Albiotic^R Cillimycin^R	4 x 500 mg
Clindamycin	Sobelin^R	4 x 150 mg

Da eine resistenzgerechte antibiotische Therapie die Sputumviskosität erhöht, ist die gleichzeitige Verabreichung wirksamer Sekretolytika (Bisolvon^R, Ozothin^R, Transbronchin^R etc.) zweckmäßig.

Die bisher geschilderten medikamentösen Maßnahmen sind bei ungenügendem Behandlungseffekt eventuell zu kombinieren, unter Umständen muß man auch die Diagnose noch einmal überprüfen (Reaktivierung einer Tuberkulose).

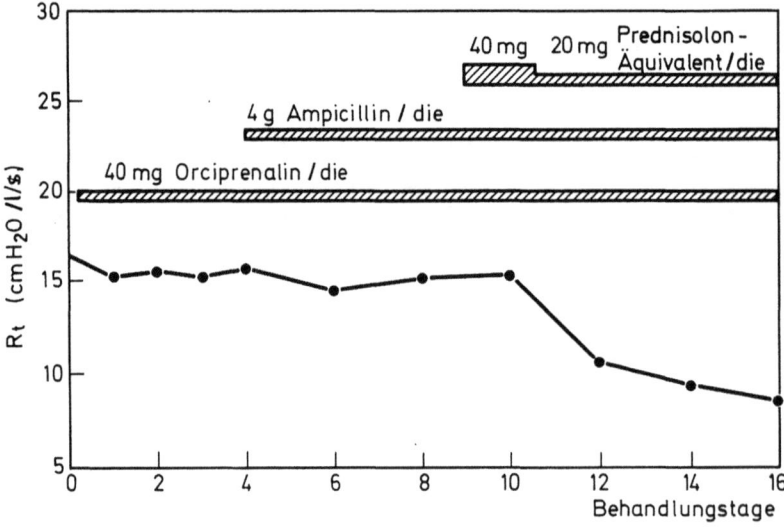

Abb. 4. Absinken des Strömungswiderstandes in den Atemwegen erst nach zusätzlicher Kortikosteroidtherapie

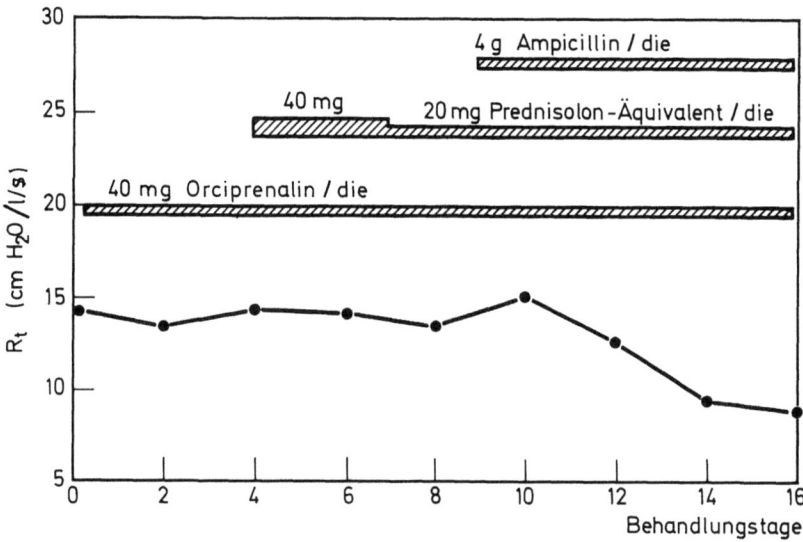

Abb. 5. Absinken des Strömungswiderstandes in den Atemwegen erst nach zusätzlicher Ampicillinbehandlung

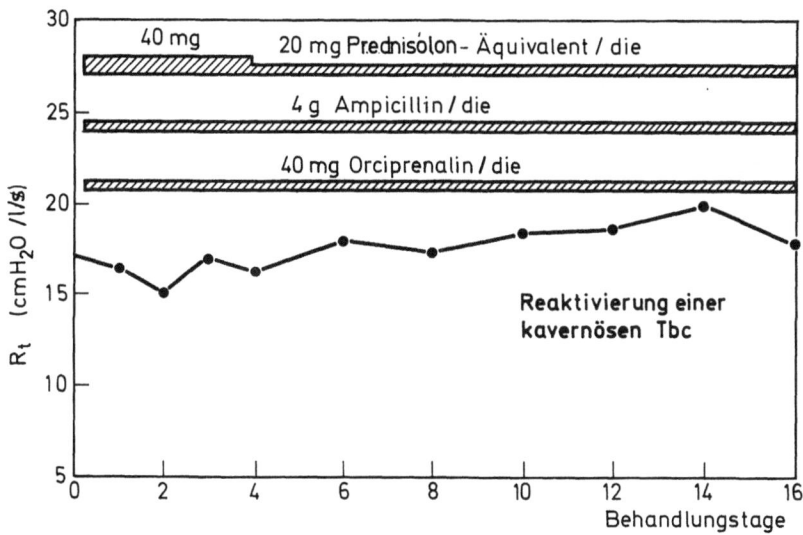

Abb. 6. Gleichbleibende Strömungswiderstände in den Atemwegen trotz Behandlung mit Orciprenalin, Ampicillin und Glukokortikoiden infolge Reaktivierung einer kavernösen Lungentuberkulose

Physikalische Therapie:

Die vielfältigen Ursachen und der chronische Krankheitsverlauf verlangen sowohl für die Behandlung als auch für die Vorbeugung ein breites Spektrum an therapeutischen Maßnahmen. Hierbei hat die physikalische Therapie ihren festen Platz. Außerdem erweist sich die medikamentöse Therapie über einen gewissen Schwellenwert hinaus nicht frei von unerwünschten Wirkungen. Daher sollten physikalische Maßnahmen frühzeitig, oft noch vor Verabfolgung von Pharmaka eingesetzt werden, z. B. Bindegewebsmassage, Inhalationen (6, 11, 28), Atemgymnastik (13, 34), Kurzwellendurchflutungen des Thorax, Vibrationsmassagen, eventuell auch Überdruckbeatmung, um nur einige Anwendungen zu nennen. Hierdurch wird die Atmung vertieft, die Atemarbeit erleichtert, die Bronchialtoilette gefördert. Oft läßt sich dadurch die Lungenfunktion deutlich verbessern.

Eine intermittierende Überdruckbeatmung (IPPV) wird immer dann indiziert sein, wenn die pathologisch anatomischen Veränderungen bereits weiter fortgeschritten sind und die verabreichten Medikamente teils infolge gestörter lokaler Durchblutung (orale und parenterale Medikation), teils infolge der obstruktiven Ventilationsstörung (bei üblicher inhalativer Düsenverstäubung) nicht oder nicht ausreichend an den Ort der gewünschten Wirkung gelangen (8). Sie ermöglicht durch den relativ hohen positiven Inspirationsdruck eine mechanische Dilatation der Bronchialkaliber sowie eine Verbesserung der alveolären Ventilation, die ihrerseits neben dem verbesserten Gasaustausch eine Verbesserung der pulmonalen Durchblutung hervorruft. Sie kann zu einem suffizienteren Luftwegskaliber sowie durch zusätzliche alveoläre Hyperoxie zu einer kräftigen Senkung des Pulmonalisdruckes führen und eine medikamentöse Lokaltherapie erleichtern.

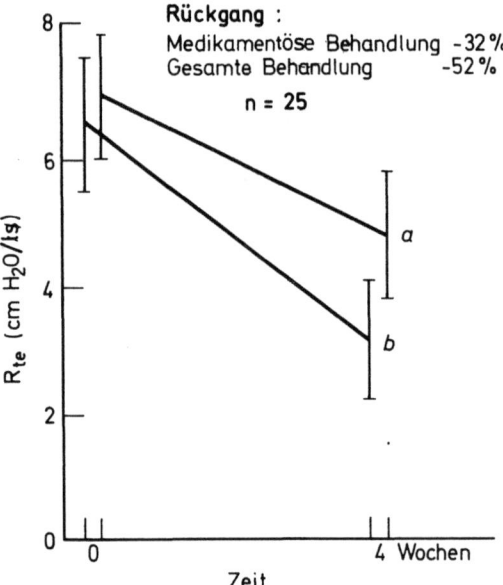

Abb. 7. Abnahme des Strömungswiderstandes in den Atemwegen
a) nach alleiniger medikamentöser Behandlung,
b) nach zusätzlicher physikalischer, diätetischer, psychologischer Behandlung mit Ausschaltung von Risikofaktoren
bei 25 Patienten mit reversiblen chronisch obstruktiven Atemwegssyndromen

Um die Vielzahl therapeutischer Maßnahmen zu integrieren, eignet sich
besonders gut eine Behandlung am Kurort, weil bei moderner, sachge-
mäßer Durchführung und Differentialdiagnostik viele günstige Faktoren
einbezogen werden können, z. B. die speziellen ärztlichen Erfahrungen,
die Vollständigkeit physikalischer Behandlungsmöglichkeiten, das den
Kurort umgebende staub-, allergen- und reizgasarme Klima, die von Bal-
lungsräumen entfernte Lage des Kurortes und nicht zuletzt auch die
Distanzierung von gerade in der heutigen Zeit oft vielfältigen psy-
chischen Belastungen (23, 27).

Es ist sicher, daß ein chronisches Atemwegssyndrom eine Indikation
für eine klinisch stationäre oder ambulante Behandlung in einem Kurort darstellen kann. Oft kann ein derartiges zur Chronizität neigen-
des Leiden in einem Akutkrankenhaus nicht in gleicher Weise betreut
werden. Die diätetische, physikalische und psychologische Führung ist
am Kurort vielfach besser möglich oder sollte es zumindest sein. Die
vom Standpunkt des Klinikers zu Recht verlangten objektiven Besse-
rungsnachweise, soweit sie eine Veränderung der persönlichen Lebens-
weise verlangen, sind auch im Akutkrankenhaus schwer zu liefern und
in größeren prospektiven Studien noch nicht belegt. Jedenfalls sind
keine Beispiele bekannt, in denen die notwendige umfassende Behandlung und auch eine therapeutisch edukative Partnerschaft dort besser
erreicht werden als in Rehabilitationszentren. Besonders im Bereich
der chronischen Atemwegskrankheiten gibt es objektive Unterlagen, die
eine Besserung der Gesamtsituation durch derartige "Heilverfahren" -
besser ambulante bzw. klinische Spezialbehandlung - nachweisen.

Eine intensive weitere Forschung zur Überprüfung der Effektivität einer derartigen Kurmedizin ist dringend notwendig. Es ist aber heute
schon sicher, daß der Rehabilitationsaufwand das Leben chronischer
Bronchitiker nicht nur verlängert, sondern durch die intensive Lang-
zeitbetreuung es auch lebenswerter gestaltet. Hierbei dürfte einer
konsequenten menschlichen Zuwendung, vor allem bei der Bekämpfung der
Risikofaktoren, überhaupt die entscheidende Bedeutung zukommen.

Intensivtherapie:

Erfahrungsgemäß können chronische Atemwegsobstruktionen, insbesondere durch bakterielle Infekte, akut ein lebensbedrohendes Stadium erreichen. In folgenden Situationen verlagert sich die Behandlung von
der ambulanten Praxis in die Klinik:

1. Bei rapider Zunahme einer Ruhedyspnoe.

2. Bei raschem Auftreten der Zeichen einer Rechtsherzinsuffizienz.

3. Bei drohendem respiratorischem Koma mit Bewußtseinsstörungen.

4. Bei hochfieberhaften, therapieresistenten bronchopulmonalen Infekten, wodurch eine gerade noch kompensierte Lungenfunktion rasch
   zusammenbrechen kann.

Da man inzwischen erkannt hat, daß vielfach reversible Begleiterkran-
kungen für eine rasch progrediente respiratorische und kardiale Insuffizienz verantwortlich sind, welche mit modernen Mitteln der Intensivbetreuung erfolgreich behandelt werden können, gelingt durch
Maßnahmen, wie Intubation, Tracheotomie, assistierte bzw. volumengesteuerte Beatmung mit Überwachung des Säure-Basen-Haushaltes etc.,
häufig nicht nur die Beseitigung vital bedrohlicher Funktionsstörungen, sondern manchmal sogar eine weitgehende Rehabilitation der Kranken selbst (7, 12, 14, 22).

Tabelle 5. Behandlungsschemata bei Patienten mit chronisch obstruktiven Atemwegssyndromen und akuter bzw. subakuter respiratorischer Insuffizienz

---

Akute respiratorische Insuffizienz (Bronchialobstruktion)

Euphyllin[R]	2 bis 3 Ampullen (à 0,24 g in 15 bis 20 min i.v.)
dazu Bisolvon[R] oder Ozothin[R]	4 bis 5 Ampullen
Sedierung:	z. B. mit Calcibronat[R], eventuell Valium[R] i.v., Chloralhydrat[R] (Rectiole), Tacitin[R] i.v.

15 min warten, falls keine Besserung:

Kortisonderivate, z. B.:

6-Methyl-Prednisolon (Urbason[R])	1 bis 2 Ampullen (40 bis 80 mg) i.v.
Betamethason (Celestan[R])	1 bis 2 Ampullen (4 bis 8 mg) i.v.

20 min warten, falls keine Besserung:

Dauertropf:	NaCl 0,9%ig 350 ml + 10 Ampullen Natriumbikarbonat 8,4 % + Soludecortin H[R] 250 mg
	oder Urbason[R] 200 mg oder Celestan[R] 24 mg (6 Ampullen) + 3 bis 4 Ampullen Alupent[R] (0,5 mg)
	und/oder 3 bis 4 Ampullen Euphyllin[R] (à 0,24 g)

Ausreichende Flüssigkeitszufuhr (bis zu 3 l),
Herzglykoside
Antibiotika
IPPV (zumindest Feuchtinhalation)
O_2-Zufuhr unter Blutgaskontrolle (2 - 4 l/min über eine Nasensonde)

Subakute respiratorische Insuffizienz

Dekompensiertes Cor pulmonale

IPPV	(Ozothin[R] + Euphyllin[R]) zwischenzeitlich nur Befeuchtung
Euphyllin[R] 0,24	1 bis 2 Ampullen i.v.
Bisolvon[R] oder Ozothin[R]	4 bis 5 Ampullen i.v.
Herzglykoside	falls noch nicht gegeben
Aldactone[R]	2 bis 3 Ampullen i.v.
Furosemid (Lasix[R])	40 bis 80 mg

Sauerstoffinhalation unter Blutgaskontrolle
(2 - 4 l/min über eine Nasensonde)

Verabreichung zentraler Stimulantien grundsätzlich abzulehnen!!

Herztherapie:
Die beste Behandlung ist die optimale Behandlung der Atemwegsobstruktion, da hierdurch der Gasaustausch verbessert wird, die Atemarbeit abnimmt und gleichzeitig die starken atemsynchronen Füllungs- und Auswurfschwankungen des Herzens zurückgehen.

Das Cor pulmonale steht am Ende eines langen Weges einer Krankheit mit ständiger klinischer Verschlechterung. Ein kompensiertes Rechtsherz hat eine 50%ige Überlebensrate in fünf Jahren, ein dekompensiertes Rechtsherz eine 5%ige Überlebensrate in fünf Jahren, d. h. bei Dekompensation besteht für das Herz eine Prognose wie bei malignen Tumoren (21). Zur Vermeidung einer zu starken Kaliumverarmung und einer wegen der häufigen Hypoxämie und respiratorischen Azidose verminderten Verträglichkeit von Digitalispräparaten bevorzugen wir selbst Digitoxin, welches auch bei manifesten Dekompensationszeichen noch gut resorbiert wird. Die Tagesdosis beträgt etwa 1/10 mg, bei akuter Dekompensation empfiehlt sich die zusätzliche Gabe von 0,25 mg Digitoxin und Diuretika, wobei Spironolactone (Aldactone^R) zu bevorzugen sind, weil sie zu keiner nennenswerten Verminderung des Kaliumhaushaltes führen. Die Dosis sollte anfangs 400 mg pro Tag, später mindestens 100 mg pro Tag betragen.

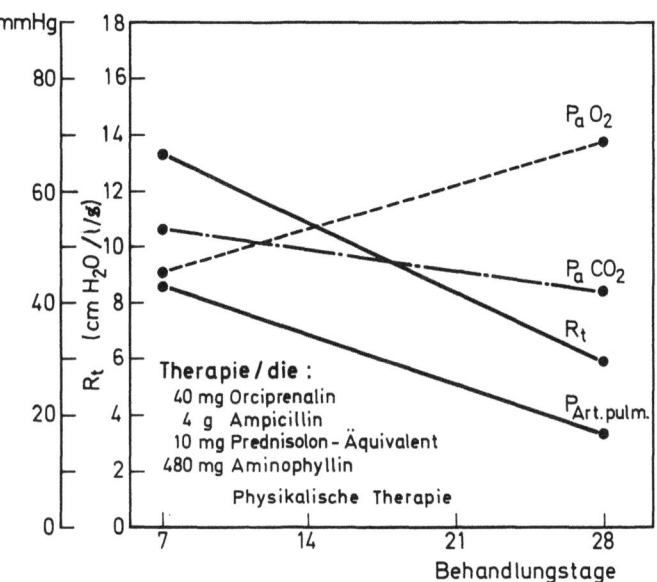

Abb. 8. Abnahme des Strömungswiderstandes in den Atemwegen, Anstieg der arteriellen Sauerstoffspannung, Abnahme der arteriellen Kohlendioxydspannung sowie Abnahme des Pulmonalisdruckes vier Wochen nach intensiver Behandlung durch verschiedene Wirkungsprinzipien bei einem Patienten mit chronisch obstruktivem Atemwegssyndrom

Eine infolge chronischer Hypoxämie auftretende Polyglobulie führt zu einer Steigerung des Hämatokrits, bei mehr als 50 bis 60 % auch zu einer Zunahme der Blutviskosität, welche ihrerseits eine Erhöhung des Blutwiderstandes bedingt (36). Eine Senkung des Hämatokrits durch einen Aderlaß bzw. Blutaustausch (wöchentlich 300 bis 400 ml) mit nachfolgender Infusion einer volumenidentischen Menge eines Plasmaexpanders (z. B. Rheomacrodex^R) ist daher sinnvoll, zumal vor allem der Mitteldruck der Arteria pulmonalis reduziert werden kann. Dazu hat sich eine Antikoagulantienbehandlung bis zur Normalisierung des Hämatokrits bewährt. Ohne Zeichen von Rechtsherzinsuffizienz hat Digitalis keine Wirkung, Sauerstoffinhalationen unterstützen eindeutig die Digitalistherapie (36).

Die Integration aller geschilderten therapeutischen Maßnahmen kann im Einzelfall zu erstaunlichen Effekten führen. Dies soll Abb. 8 an einem besonders repräsentativen Beispiel zeigen.

Insgesamt ist die Behandlung recht flexibel zu gestalten und muß an die jeweilige individuelle Krankheitssituation angepaßt werden, wie dies Abb. 9 veranschaulichen soll.

Zusammenfassend ist entschieden der Ansicht entgegenzutreten, daß die Effektivität der Behandlung chronischer obstruktiver Atemwegskrankheiten nicht etwa von einer individuell optimalen Langzeittherapie unter Einbeziehung aller beim einzelnen Kranken notwendigen Wirkprinzipien abhängig sei. Allerdings erfordert die ärztliche Aufgabe oft mehr Wissen, Erfahrung und psychotherapeutisches Geschick im Umgang mit dem Kranken, als die meist nicht leichte richtige Akutbehandlung. Die Gründe hierfür sind von seiten des Kranken die meist nicht ernst genommenen banalen Krankheitssymptome, schwebende Rentenverfahren mit negativen Gesundungswillen, Angst vor Medikamentenschäden, verwirrende Informationen in der Laienpresse, ja sogar auf Packungsprospekten, Probleme in der Bekämpfung der so wichtigen Risikofaktoren (z. B. Nikotinabstinenz) etc.. Von seiten des Arztes sind verantwortlich eine zeitraubende therapeutisch edukative Partnerschaft, Kooperationsmängel mit vor- und nachbehandelnden Ärzten nach Klinikaufenthalten, die schwierige Überwachung hinsichtlich Folgsamkeit und Erfolg, die notwendige therapeutische Flexibilität bei den so oft eintretenden veränderten Krankheitssituationen etc.. Darin liegen auch die Gründe, daß die geschilderte und heute durchaus mögliche optimale Therapie noch manche Wünsche offen läßt. Nicht verschwiegen werden kann hierbei allerdings, daß bei bester Zuwendung des Arztes, trotz guter Information des Kranken durch dessen Schwäche in der Persönlichkeitsstruktur alle Bemühungen scheitern können. Dennoch sollte man sich nicht entmutigen lassen. Denn: Je früher ein Patient eine Langzeitbehandlung beginnt, je erfahrener der Arzt ist und je konsequenter der Kranke die empfohlenen Maßnahmen durchführt, um so besser sind die Ergebnisse. Nur durch eine derartige Betreuung ist eine ausreichend gute Funktion der Atmung für längere Zeit zu erhalten und lassen sich Krankheitsfolgen vermeiden oder zumindest hinausschieben. Ja, das Leben der Kranken kann sogar in einem durchaus lebenswerten Zustand um viele Jahre verlängert werden.

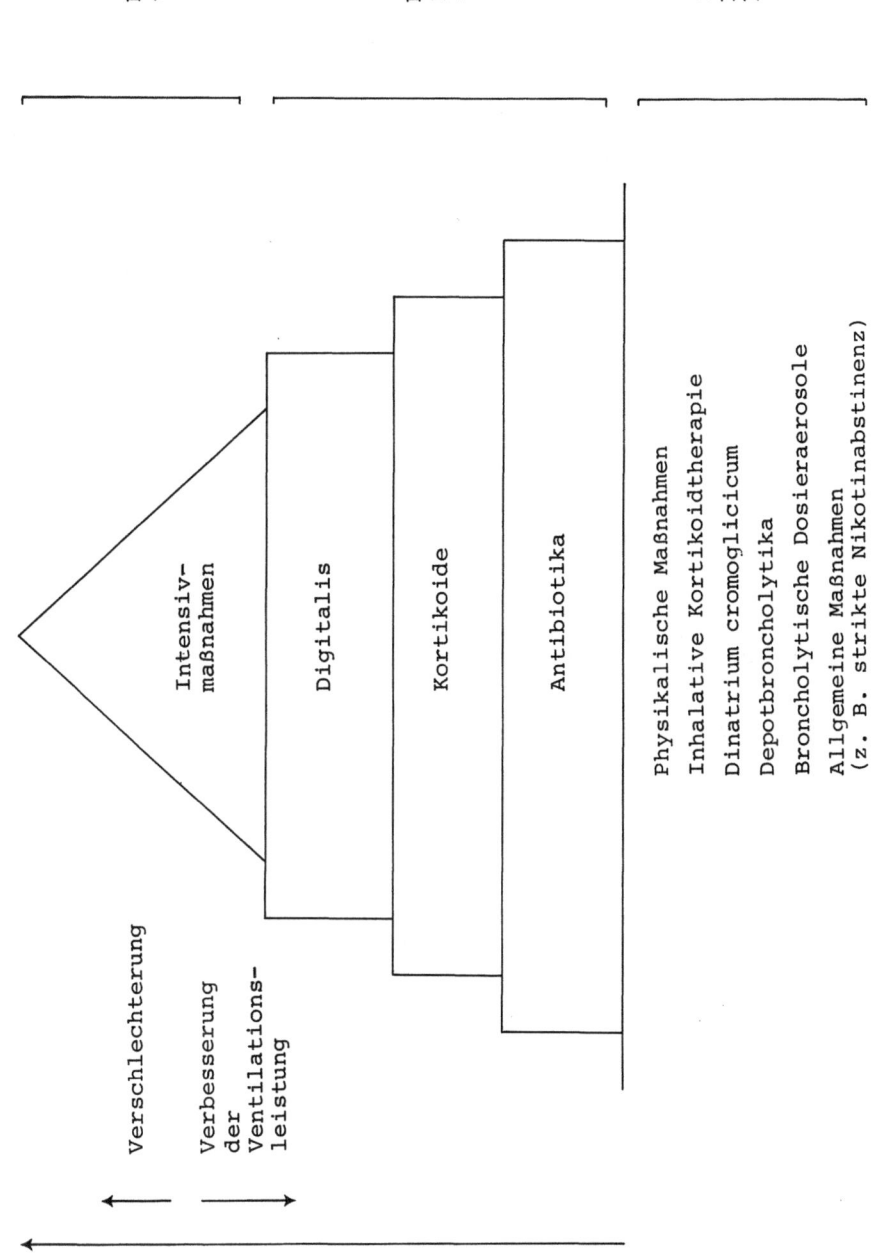

Abb. 9. Differentialtherapie obstruktiver Atemwegskrankheiten

Literatur

1. BARTMANN, K.: Mikrobiologische und pharmakokinetische Grundlagen der antimikrobiellen Chemotherapie von nicht-tuberkulösen Infektionen des Atemtrakts. Atemwegs- und Lungenkrankh. $\underline{1}$, 191 (1975).

2. BOPP, K. Ph., HERTLE, F. H.: Chronische Bronchitis. Stuttgart: Schattauer 1968.

3. FERLINZ, R., PETERSEN, K. F., SCHMIDT, O.-P., SCHÖNFELD, H.: Infektionen der Atmungsorgane. Grenzach/Baden: Hoffman-La Roche AG 1974.

4. FLETCHER, C. M.: The contribution of epidemiology to the study of the aetiology and natural history of bronchitis and emphysema. In: Chronisch obstruktive Lungenerkrankungen und Cor pulmonale (Symposion in Berlin, Oktober 1974). Stuttgart-New York: Schattauer 1975.

5. FODOR, T., SZABO, I., LÖW, B. B.: Indikation der bakteriologischen Untersuchungen bei chronischen Bronchialinfekten - Bedeutung der Tetracyclin-Resistenz von Pneumokokken. Pneumologie $\underline{151}$, 201 (1975).

6. FOITZIK, H.: Aerosol- und Physiotherapie während der Beatmung. In: Moderne Therapie bronchopulmonaler Krankheiten (6. Kolloquium der Bad Reichenhaller Forschungsanstalt, Juni 1973). Veröffentlichung der Bad Reichenhaller Forschungsanstalt, Bad Reichenhall 1974.

7. GEISLER, L. S.: Therapie des Status asthmaticus. Therapiewoche $\underline{36}$, 4766 (1975).

8. GÜNTHNER, W., GREINER, L., SCHMIDT, O.-P.: Zur Therapie des chronisch obstruktiven Atemwegssyndroms: Die intermittierend positive Druckbeatmung. Fortschr. Med. $\underline{92}$, 857 (1974).

9. GRONEMEYER, W., FUCHS, E.: Allergosen. Veröffentlichung der Dr. Karl Thomae GmbH, Biberach 1974.

10. HARNONCOURT, J.: Die Spirometrie als Beurteilungskriterium der Rehabilitation. Phys. Med. Rehab. $\underline{12}$, 114 (1971).

11. HERZOG, H., KELLER, R.: Indikation und Technik der Aerosoltherapie in der Langzeitbehandlung der chronischen Bronchitis. Med. Klin. $\underline{68}$, 1610 (1973).

12. KELLER, R.: Die Behandlung des dekompensierten chronischen Cor pulmonale. Therapiewoche $\underline{24}$, 173 (1974).

13. KELLER, R., PERRUCHOUD, A., ANDERHUB, H. P., HERZOG, H.: Die Atemphysiotherapie bei chronischer Bronchitis. In: Chronisch obstruktive Lungenerkrankungen und Cor pulmonale (Symposion in Berlin, Oktober 1974). Stuttgart-New York: Schattauer 1975.

14. KESSLER, G.-F.: Was ist gesichert in der Therapie des Asthma bronchiale? Internist $\underline{16}$, 594 (1975).

15. LANYI, M.: Über den Begriff des bakteriellen Bronchialinfektes. Dtsch. med. Wschr. $\underline{49}$, 2390 (1968).

16. MEDICI, T. C.: Die antibiotische Therapie der chronischen unspezifischen Atemwegserkrankungen. Atemwegs- und Lungenkrankh. 1, 227 (1975).

17. MEIER-SYDOW, J., STILLE, W.: Chemotherapie akuter bronchopulmonaler Infektionen. In: Moderne Therapie bronchopulmonaler Krankheiten (6. Kolloquium der Bad Reichenhaller Forschungsanstalt, Juni 1973). Veröffentlichung der Bad Reichenhaller Forschungsanstalt, Bad Reichenhall 1974.

18. NAUMANN, P.: Neue Entwicklungen auf dem Gebiet der Antibiotica-Therapie. Internist 16, 407 (1975).

19. NOLTE, D.: Physiologische und therapeutische Aspekte der Reflexbronchokonstriktion. Wien. med. Wschr., Supp. 21/5, 22 (1974).

20. NOLTE, D.: Pathophysiologie der akuten Atemstörungen. Prax. Pneumol. 30, 18 (1976).

21. OUREDNIK, A., SUSA, S.: Prognostische Hinweise bei chronisch obstruktiver Lungenkrankheit und Cor pulmonale. In: Chronisch obstruktive Lungenerkrankungen und Cor pulmonale (Symposion in Berlin, Oktober 1974). Stuttgart-New York: Schattauer 1975.

22. PRIMER, G.: Behandlungsrichtlinien beim Status asthmaticus. Prax. Pneumol. 28, 675 (1974).

23. SCHMIDT, O.-P.: Rehabilitationsmaßnahmen bei Atemwegskrankheiten am Kurort. Therapiewoche (in Druck).

24. SCHMIDT, O.-P.: Derzeitige Antibiotikatherapie bronchopulmonaler Infektionen. Prakt. Arzt (Österr. Mschr. f. Allgemeinmed.) 28, 355 (1974).

25. SCHMIDT, O.-P.: Praktische Durchführung der Corticoidbehandlung bei Atemwegskrankheiten. Med. Klin. 68, 1622 (1973).

26. SCHMIDT, O.-P.: Systematik der "Bronchitis". Prax. Pneumol. 27, 281 (1973).

27. SCHMIDT, O.-P.: Indikationen und Kontraindikationen der Bewegungstherapie bei bronchopulmonalen Krankheiten. Z. angew. Bäder- u. Klimaheilk. 21, 225 (1974).

28. SCHMIDT, O.-P.: Zur Inhalationstherapie und -diagnostik bei Atemwegskrankheiten. Atemwegs- und Lungenkrankh. 2, 105 (1975).

29. SCHMIDT, O.-P.: Aktuelle Therapie obstruktiver Atemwegskrankheiten. Prakt. Arzt (Österr. Mschr. f. Allgemeinmed.) 27, 546 (1973).

30. SCHMIDT, O.-P.: Wichtiger pulmonaler Funktionstest: Spirographie. Dtsch. Ärztebl. 71, 3082 (1974).

31. SCHMIDT, O.-P.: Zur Inhalationsbehandlung bei obstruktiven Atemwegskrankheiten mit dem Kortikoid Beclometasondipropionat. Z. Physiother. 27, 153 (1975).

32. SCHMIDT, O.-P.: Inhalierbare Kortikosteroide. In: Atemwegs- und Lungenkrankheiten, 1. Beiheft, 1 (1975).

33. SCHMIDT, O.-P., GÜNTHNER, W., BOTTKE, H.: Das bronchitische Syndrom, 2. Aufl.. München: Lehmanns-Verlag 1967.

34. SCHMIDT, O.-P., PRIMER, G.: Physikalische Atemtherapie. Z. angew. Bäder- u. Klimaheilk. 22, 233 (1975).

35. SCHMIDT, O.-P., PRIMER, G., ANOLICK, G. P.: Klinische Aspekte der Behandlung obstruktiver Atemwegserkrankungen mit Dinatrium cromoglicicum. Med. Klin. 70, 1297 (1975).

36. SCHÜREN, K. P., HÜTTEMANN, U.: Kardiale Therapie der chronischen Bronchitis. Med. Klin. 69, 26 (1974).

37. ULMER, W. T.: Was ist gesichert in der Behandlung der obstruktiven Atemwegserkrankungen? Internist 13, 507 (1972).

38. ULMER, W. T.: Antibiotika in der Behandlung der chronischen Bronchitis. Med. Klin. 68, 1617 (1973).

39. ULMER, W. T.: Die Stellung des allergischen Asthma bronchiale im Rahmen obstruktiver Lungen- und Bronchialkrankheiten. Prax. Pneumol. 28, 85 (1974).

40. ULMER, W. T., REICHEL, G., NOLTE, D.: Die Lungenfunktion, 2. Aufl.. Stuttgart: Thieme 1976.

41. WERNER, M.: Diagnostik und Therapie allergischer Faktoren bei Bronchialerkrankungen. Med. Klin. 68, 1630 (1973).

42. WETTENGEL, R.: Kriterien zur Beurteilung der Wirkungen therapeutischer Maßnahmen bei bronchopulmonalen Erkrankungen. Z. phys. Med. 5, 191 (1975).

43. WETTENGEL, R., FABEL, H.: Wirkung von Aminophyllin auf respiratorische Funktion und Lungenkreislauf. In: Chronisch obstruktive Lungenerkrankungen und Cor pulmonale (Symposion in Berlin, Oktober 1974). Stuttgart-New York: Schattauer 1975.

44. v. WICHERT, P., MORR, H., LUCKMANN, E.: Die Behandlung der akuten obstruktiven Ventilationsstörung, dargestellt am allergischen Asthma bronchiale (Status asthmaticus). Med. Klin. 69, 17 (1974).

Die Bedeutung der Opsonisierung in der antimikrobiellen Abwehr und ihre therapeutischen Konsequenzen

Von A. W. Mondorf, A. Schaffstein und M. Fischer

Die Entwicklung intravenös applizierbarer Immunglobulinpräparate, die ein intaktes Molekül darstellen, hat eine neue Dimension in der Behandlung von Patienten mit Insuffizienzen des Immunsystems eröffnet (6, 10).

Die bisher schon guten Erfolge, die mit desaggregierten Immunglobulinen erreicht wurden, d. h. Immunglobulinen, bei denen das Fc-Teil enzymatisch abgetrennt wurde, ließen hoffen, daß die Applikation hoher Dosen intakter Immunglobuline mit einer langen Halbwertszeit und aus einem genügend großen Spenderpool diese Wirkungen optimieren würden (1, 7, 9).

Der klinische Einsatz von Immunglobulinen muß nach dieser Änderung neu überdacht werden.

Lassen Sie mich mit den immunologischen Grundlagen beginnen. Das zelluläre und humorale Immunsystem, zusammen mit den unspezifischen Abwehrsystemen, Komplementsystem und Phagozyten wirken synergistisch (Tabelle 1). Eine Keimfreiheit im Organismus kann nur durch das phagozytierende System erreicht werden. Allein im Blutstrom zirkulieren 20 bis 30 Milliarden polymorphkerniger Leukozyten. Ein Vielfaches dieser Zahl existiert im Knochenmark, wo auch die Bildungsstätte ist.

Tabelle 1

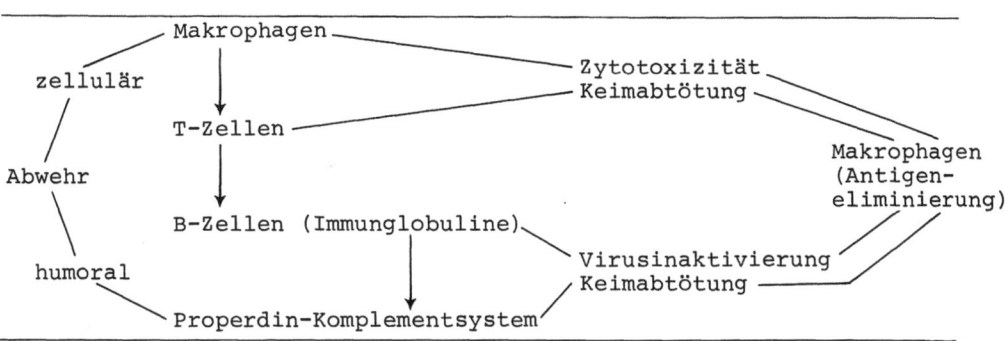

Man könnte den gesamten Immunapparat mit humoraler und zellulärer Abwehr als Zubringer für das phagozytierende System ansehen. Der Organismus hat den Mikro- und Makrophagen spezifische und unspezifische Abwehrmechanismen vorgeschaltet, die in den einzelnen Phasen der Abwehrreaktion synergistisch wirken (11).

Antikörper wirken dabei als spezifisches Erkennungssystem und Initialzündung für alle unspezifischen Folgemechanismen, zu denen vor allem die Aktivierung des Komplementsystems gehört. Um dieses System rasch und mit hoher Effektivität und vollständig reagieren zu lassen, bedarf es eines Antigen-Antikörper-Komplexes mit aktiviertem Fc-Teil. Dieser Komplex leitet die klassische Komplementaktivierung ein, bei der es über verschiedene Stufen zur Aktivierung und Bildung von C3a und C3b kommt (8).

Die Makrophagen besitzen sowohl Rezeptoren für C3b als auch für den Fc-Teil der Immunglobuline. Befinden sich intakte Immunglobuline oder C3b auf der Oberfläche von Bakterien, so ist die Freßlust der Makrophagen ins Unermeßliche gesteigert und damit die Grundlage für die Keimabtötung gelegt (3).

Diese Präparation der Antigenoberfläche mit Immunglobulinen und C3b-Bruchstücken nennt man Opsonisierung. Heute wissen wir, daß von den Immunglobulinen nur die Unterklassen G1 und G3 diese Fähigkeit besitzen.

Das intakte Immunglobulin trägt also in zweifacher Hinsicht zur Opsonisierung bei. Einmal durch die spezifische Bindung an das Antigen, wobei der freie Fc-Teil mit den entsprechenden Rezeptoren der Makrophagen eine Bindung eingeht, zum anderen durch die Aktivierung des Komplementsystems, die zur Bildung von C3b führt, das sich ebenfalls an der Oberfläche des Antigens (Bakterien, Viren, Toxine) binden kann und jetzt von den Makrophagen über C3b-Rezeptoren gebunden und dann phagozytiert wird (Tabelle 2).

Tabelle 2. Vom "klassischen" Mechanismus ausgelöste Aktivitäten zur Antigenbeseitigung

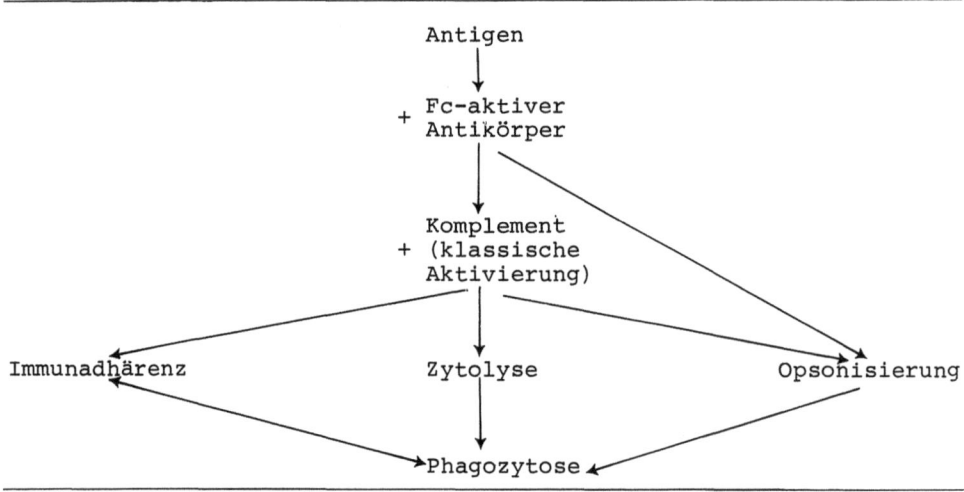

Die Opsonisierung hat in der Infektabwehr eine zentrale Bedeutung: Vitale Bakterien werden rascher phagozytiert und eliminiert und toxische Bruchstücke, die durch Komplementlysis und bakterizide Antibiotikawirkung entstanden sind, aus der Zirkulation entfernt.

Daneben existiert der archaische Weg der Komplementaktivierung, der sogenannte "bypass" oder "alternate passway". Existieren im Organismus keine oder nicht genügend spezifisch gerichtete Antikörper, so springt in dieser Notsituation das Properdinsystem ein, welches unter anderem durch die Endotoxine zerfallender Bakterien aktiviert wird.

Mit Hilfe spezifisch gerichteter Antikörper können B-Zellen und Makrophagen zu "killer-cells" werden. Bei den T-Zellen ist diese Killerfunktion Eigenschaft der Zelle selbst. Die Aktivierung der Makrophagen und B-Zellen erfolgt wiederum über den Fc-Teil des am Antigen spezifisch haftenden Antikörpers. Auch an diesem Beispiel wird die zentrale Bedeutung der Immunglobuline in der körpereigenen Abwehr deutlich (3).

Bei der Abwehr und Beherrschung von Virusinfektionen spielen die Immunglobuline eine wichtige Rolle, indem sie die Phagozytose der Viren ermöglichen. Werden die Viren aus den befallenen Zellen frei, so bilden die Antikörper mit den Viren Immunkomplexe, die phagozytiert werden können.

Nach dem bisher Gesagten erscheint der Einsatz von Immunglobulinen bei der Therapie bakterieller und viraler Infektionen sinnvoll.

Die wesentlichen Indikationen ergeben sich aus der heutigen Situation an den Kliniken. Hier stehen wir vor der Tatsache, daß 6 % aller Patienten während des stationären Klinikaufenthaltes an überwiegend resistenten Problemkeimen erkranken und 8 % der Todesfälle im Krankenhaus auf eine dort erworbene Infektion zurückgehen. Diese wenig erfreuliche Situation wird vor allem der ungezielten Antibiotikaprophylaxe angelastet, die zur Vermehrung und Ausbreitung antibiotikaresistenter und fakultativ pathogener Keime geführt hat (2).

Die Intensivpflegestationen werden als "Mekka der Bakterien" bezeichnet (2). Ultraschallvernebler, Beatmungsgeräte, Narkoseapparate, Sauerstoffanfeuchtungssysteme, Absauggeräte u. a. sind Einrichtungen, über die die Verbreitung resistenter Keime läuft. Das gesamte dort tätige Personal kann Träger herausselektionierter, resistenter Keimpopulationen werden.

Der durch den hohen Antibiotikaverbrauch bedingte Erregerwechsel schränkt die Therapiemöglichkeiten entscheidend ein. Vor Einführung des Penicillins waren 95 % der subakuten Endokarditiden von vergrünenden Streptokokken (viridans) hervorgerufen, heute sind es nur noch 50 %. Zunehmend werden E. coli, Proteus, Serratia, Klebsiellen, Salmonellen, Listerien, Bakteroides, anaerobe Streptokokken sowie Pseudomonas gefunden. Infektionen mit Pilzen und L-Formen von Bakterien haben ebenfalls deutlich zugenommen. Als Ursachen werden die Behandlung mit Zytostatika, Immunsuppressiva und Antibiotika angesehen. Das Erregerspektrum hat sich in den Krankenhäusern eindeutig in Richtung gramnegativer Erreger verschoben. Die Sepsis findet sich vergleichsweise zu den Jahren 1935 bis 1965 in den letzten Jahren dreimal häufiger; Pilzinfektionen, die früher als selten galten, waren als sekundäre Mykosen bei prädisponierenden Grundleiden wie Diabetes, malignen Tumoren, Leukämien, aber auch während der Gravidität und unter Östrogentherapie eindeutig häufiger zu diagnostizieren (5).

Mit steigender Anwendung von Breitbandantibiotika, Kortikosteroiden, Zytostatika und Immunsuppressiva ist eine Zunahme der Organmykosen und generalisierter Candida-Mykosen zu verzeichnen.

Diese opportunistischen Keime kommen voll zur Entfaltung dort, wo Lücken in der körpereigenen Abwehr auftreten.

Der Ruf nach der körpereigenen Abwehr wird um so deutlicher, je mehr wir an die Grenzen antibiotischer Behandlung gelangen.

Für die Klinik ergeben sich daraus die folgenden Hauptindikationen für eine Immunglobulintherapie (Tabelle 3).

Tabelle 3. Indikationen zur intravenösen Immunglobulintherapie

1. Antikörpermangelsyndrom (AMS)
2. Myeloische Insuffizienz
3. Septische Erkrankungen auf Stationen mit hohem Antibiotikaverbrauch (Intensivstationen)
4. Generalisierte Mykosen
5. Virusinfektionen bei Tumorpatienten unter Bestrahlung oder zytostatischer Therapie

Zur Behandlung von Insuffizienzen des humoralen Immunsystems steht dem Kliniker heute die sogenannte 3. Generation von Immunglobulinen zur Verfügung, die als intakte Immunglobuline intravenös applizierbar sind. Die 1. Generation stellten die i.m. verabreichbaren Immunglobuline dar, deren applizierbare Menge limitiert war und offensichtlich in einem nicht sehr hohen Prozentsatz biologisch verfügbar war. Als 2. Generation sind die desaggregierten Immunglobuline anzusprechen, mit denen es möglich war, auch größere Dosen i.v. zu verabfolgen, deren Nachteil jedoch in der raschen Elimination aus dem zirkulierenden Blut bestand und zum anderen durch den fehlenden Fc-Teil nicht opsonisierend wirken konnten.

Eigene Erfahrungen mit hochdosierter Gabe von intravenösem Immunglobulin[1] konnten wir bei der Behandlung von Herpes zoster, schwerem Herpes simplex, bei Pyodermien und eitrigen Bronchitiden gewinnen, die bei Patienten unter zytostatischer Therapie auftraten. Bei diesen zytostatisch behandelten Patienten verschwanden Pyodermien schon nach einmaliger Gabe von 2,5 g. Alle vorausgehenden antibiotischen Behandlungen (äußerlich und innerlich) waren erfolglos geblieben. Auffallend gute Ergebnisse konnten wir außerdem bei rezidivierenden eitrigen Bronchitiden erreichen (Tabelle 4).

Am eindrucksvollsten war jedoch die Behandlung bei Herpes zoster, bei dem sich auffallenderweise die Zosterneuralgie überwiegend am zweiten Tag entscheidend besserte. Gleiche Erfahrungen hatte man schon mit intramuskulär injiziertem Gammaglobulin gemacht (4). Drohende Generalisationen, d. h. eine weitere Ausbreitung des Herpes zoster über den ursprünglich befallenen Segmentbereich hinaus, konnten vermieden werden. Nur noch in Ausnahmefällen war eine stationäre Behandlung notwendig, in leichteren Fällen führten wir die zytostatische Therapie fort. Superinfektionen mit Eitererregern konnten nach der wäßrigblasigen Phase vermieden werden, es kam direkt zum Verschorfen der Effloreszenzen und damit zum raschen Abheilen. In schweren Fällen konnte der stationäre Aufenthalt auf weniger als die Hälfte der üblichen Zeit reduziert werden.

Nach unseren Erfahrungen sind die in der Tabelle 5 zusammengefaßten Dosierungen bei den verschiedenen Erkrankungen indiziert (Tabelle 5).

Dazu möchten wir noch einen Fall schildern, der die auch für uns überraschende Wirkung des intravenösen Immunglobulins bei Herpes zoster einer 20jährigen Patientin demonstriert. Sie wurde wegen einer Lymphogranulomatose zytostatisch behandelt. Im Verlauf dieser Behandlung wurde die linke Thoraxseite und der Schulter-Arm-Bereich von einem

---

[1] (Intraglobin^R der Firma Biotest, Frankfurt (Main))

Tabelle 4. Therapie mit intravenösem Gammaglobulin (IG)[2]

Indikationen	n	Therapie 5 g IG i.v.	zusätzliche Therapie	Therapie der Grundkrankheit	Nebenwirkungen der IG Therapie	Erfolg
Herpes zoster	14	3 - 4	-	Zytostatika		+++
Herpes simplex	5	1 - 2	-	Zytostatika		+++
Bronchitis, eitrige	6	2	Antibiotika	Zytostatika		++
Bronchopneumonie	4	2	Antibiotika	Zytostatika		++
Myeloische Insuffizienz	5	3	Antibiotika	Zytostatika	keine	+++
Abszesse, Fisteln	3	2	Antibiotika	Zytostatika		+
Pyodermien	3	1	-	Zytostatika		+++
Hypogammaglobulinämien (hereditär, Nephrose)	8	1 - 2	-	-		++
Sinusitis, eitrige	3	1	Antibiotika	-		+
Morbus Behcet	1	3	-	-		∅

[2] IntraglobinR (Biotest)

∅ = erfolglos
+ = geringer Erfolg
++ = guter Erfolg
+++ = sehr guter Erfolg

Tabelle 5. Therapie mit intravenösem Gammaglobulin[3]

Indikationen	Dosierung beim Erwachsenen
Virusinfektionen 　Herpes zoster 　Herpes simplex, ausgedehnt 　u. a.	– initial: 4 x 2,5 g 　Bei Tendenz zur Generalisation: 　bis zu 8 x 2,5 g
Bakterielle Infektionen[4] 　Eitrige Bronchitiden und 　Bronchopneumonien 　Pyodermien 　u. a.	– leichte Erkrankung: 2 x 2,5 g – schwere Erkrankung: 4 x 2,5 g
Mykosen[4] 　Organmykosen 　Mykosen der Schleimhaut	– bis zu 8 x 2,5 g

[3] Intraglobin[R] (Biotest)
[4] In Ergänzung zur Antibiotikabehandlung

ausgedehnten Herpes zoster befallen mit Anzeichen einer drohenden Generalisation. Bei dieser Patientin konnte die schwere Zosterneuralgie bis zum dritten Tag nahezu beseitigt werden und die ausgedehnten Effloreszenzen waren am Ende der dritten Woche weitestgehend abgeheilt.

Der hier geschilderte therapeutische Einsatz von intravenösem Immunglobulin war ursprünglich als Verträglichkeitsprüfung gedacht. Bis zu diesem Zeitpunkt war es unklar, ob derart hohe Immunglobulingaben vom Patienten ohne weiteres vertragen werden. Wir verabreichten Immunglobulin überwiegend als intravenöse Kurzinfusion und infundierten dabei 100 ml, d. h. 5 g Immunglobuline in ca. 20 bis 30 min.

Auch die wiederholte Gabe gleicher Dosen im Verlauf mehrerer Wochen bis zu einem Jahr führten zu keinerlei Nebenreaktion, wie die Tabelle 6 zeigt.

Tabelle 6. Intravenöse Immunglobulindosen, die ohne Nebenreaktionen gut vertragen wurden

14 Patienten erhielten innerhalb von zwei Wochen 20,0 g
3 Patienten erhielten am 1., 2., 4. und 6. Monat je 5,0 g
1 Patient erhielt am 1., 10. und 14. Monat je 5,0 g

Zusammenfassend stellt der Einsatz hoher Dosen von Immunglobulinen intravenös bei Tumorpatienten unter zytostatischer Therapie mit lebensbedrohlichen bakteriellen und viralen Infektionen eine entscheidende Bereicherung therapeutischer Möglichkeiten dar.

Literatur

1. BLÄKER, F., HELLWEGE, H. H., MAI, K.: Plasma-Elimination intravenös verträglicher menschlicher Immunglobuline bei Patienten mit humoralen Immundefekten. Dtsch. med. Wschr. 97, 1151 (1972).

2. DASCHNER, F.: Nosokomiale Infektionen - der sogenannte infektiöse Hospitalismus. Med. Klin. 70, 1065 (1975).

3. GREAVES, M. F., OWEN, J. J. T., RAFF, G. M.: T and B lymphocytes: Origins Properties and Roles in Immune Responses. New York: American Elsevier Publishing Co. Inc. 1973.

4. GROS, H.: Die Behandlung des Herpes zoster mit Humanglobulin. Dtsch. med. Wschr. 77, 1074 (1958).

5. KINDLER, U.: Epidemiologie wichtiger infektionsbedingter Krankheiten. Dtsch. med. Wschr. 100, 2401 (1975).

6. KORNHUBER, B.: Intravenöse Gammaglobulintherapie: Erfahrungen mit einer neuartigen Präparation. Mschr. Kinderheilk. 119, 528 (1971).

7. NOESBERGER, B.: Immunglobulintherapie bei gramnegativer Sepsis nach Verbrennungen. Die gelben Hefte XIV, 3, 97 (1974).

8. ROTHER, K., HADDING, U., TILL, G.: Komplement-Biochemie und Pathologie. Darmstadt: Dr. Dietrich Steinkopff-Verlag 1974.

9. SCHADE, G.: Einsatz von Gamma-Venin bei Bronchopneumonien. Die gelben Hefte XV, 2, 79 (1975).

10. STEPHAN, W.: Beseitigung der Komplementfixierung von Gammaglobulin durch chemische Modifizierung mit Beta-Propiolacton. Z. klin. chem. und klin. Biochem. 7, 282 (1969).

11. STOSSEL, Th. P.: Phagocytosis. New Engl. J. Med. 290, 717 (1974).

Zusammenfassung der Diskussion zum Thema:
„Pathologische und pathophysiologische Grundlagen respiratorischer Störungen"

FRAGE:
Wie häufig muß mit bronchopulmonalen Vorschädigungen in einem operativen Krankengut gerechnet werden?
Wie häufig findet der Pathologe bei Sektionen Veränderungen des bronchopulmonalen Systems?

ANTWORT:
Chronisch bronchopulmonale Erkrankungen, die zu klinisch relevanten Störungen geführt haben, findet der Pathologe in etwa 5 % seines Obduktionsgutes. Krankhafte Veränderungen ohne eindeutigen klinischen Befund lassen sich besonders bei älteren Menschen wesentlich häufiger finden, etwa bis zu 60 - 70 % des Obduktionsgutes. Speziell für den Anästhesisten können auch derartig geringfügige Vorschädigungen der Lunge als Kofaktoren im Sinne der Verschlechterung, z. B. im postoperativen Verlauf, Bedeutung gewinnen. Jede Strukturstörung in der Lunge führt zu einer Einschränkung der pulmonalen Reserven, die insgesamt allerdings sehr groß sind. Zu beachten ist jedoch, daß sie mit zunehmendem Alter schon allein durch die Altersveränderungen eingeschränkt sein werden. Unterteilt man ein Gesamtkollektiv von Patienten mit chronischen bronchopulmonalen Erkrankungen, so entfallen auf das Alter unter 30 Jahren etwa 10 %, auf die Gruppe zwischen 30 und 50 Jahren etwa 25 %, der Rest auf die Patientengruppe über 50 Jahre. Präoperative diagnostische Maßnahmen müssen deshalb besonders in der Gruppe der älteren Patienten durchgeführt werden.

FRAGE:
Welche diagnostischen Maßnahmen empfehlen sich aus der Sicht des Pulmonologen?
Gibt es einfache klinische Methoden, die eine Vorauswahl treffen lassen, um die häufig limitierten Möglichkeiten der genaueren Lungenfunktionsdiagnostik nicht zu überschreiten?

ANTWORT:
Selbstverständlich muß die Lungenfunktionsdiagnostik stufenweise erfolgen. Aus der Sicht des Pulmonologen empfiehlt sich dabei als Routinemaßnahme die sogenannte kleine Spirometrie. Sie umfaßt die Bestimmung der Vitalkapazität (inspiratorisch gemessen), die Einsekundenkapazität und den Atemgrenzwert. Einen zweiten Schritt stellt die Bestimmung der Blutgase dar. Eine dritte Stufe umfaßt schließlich die speziellen Möglichkeiten eines pulmonologischen Speziallabors.

Bei etwa 5 % aller präoperativ spirometrisch untersuchten Patienten wird die Diagnose "erhöhtes operatives Risiko" gestellt. In den anderen Fällen handelt es sich um leichtere Fälle einer Obstruktion oder eine leichte Restriktion, deren klinische Relevanz bei normalem operativem Verlauf nicht vordergründig wird. Pathologische Spirometriewerte sollten dennoch Veranlassung geben, in der präoperativen Phase eine weitere Abklärung der Lungenfunktion mit Hilfe der Blutgasanalyse zu betreiben. In etwa 30 % der spirometrisch untersuchten Patienten ergeben sich pathologische Resultate, die eine weitere Abklärung indiziert erscheinen lassen. (Diese Zahl stammt von einem Patientengut, das klinische Symptome aufwies, die zu einer Spirometrie Veranlassung gaben.) Einfache klinische Methoden, wie Ausblasen eines Streichholzes oder Messen des Brustumfanges in maximaler In- und Exspirationsstellung, werden von den anwesenden Pulmonologen abgelehnt. Beide Methoden erlauben einerseits keine Quantifizierung selbst einfacher pulmonaler Funktionseinschränkungen. Andererseits kann man heute mit einfach zu bedienenden, preiswerten Funktionsgeräten bei minimalem Zeitaufwand die wichtigsten Ventilationsparameter auf dokumentationsgerechten Kurven exakt bestimmen. Die Messung des Brustumfanges mag zwar eine statistische Aussage ergeben, sie ist jedoch nicht klinisch relevant für den Einzelfall. Auch genaue anamnestische Befragungen sowie andere klinische Untersuchungen, z. B. Röntgenaufnahme des Thorax, Auskultation und ähnliches, erlauben keine Aussage über Vorhandensein und Ausmaß einer Obstruktion. Selbst das Symptom "Raucherhusten" wird von dem jeweils Betroffenen nicht als Krankheit betrachtet, solange es nicht zu einer gleichzeitigen Atemnot kommt. Die Spirometrie als einfachste diagnostische Maßnahme ist daher nicht nur bei entsprechendem klinischem Befund, sondern in jedem Falle durchzuführen (siehe hierzu auch Beitrag SCHMIDT).

Die Kliniker weisen in der weiteren Diskussion darauf hin, daß es sich hierbei um optimale Vorstellungen handelt, die erstrebenswert sind, aus strukturellen, organisatorischen, insbesondere finanziellen Gründen jedoch über einen längeren Zeitraum nicht realisierbar sein werden.

FRAGE:
Welche Größen können durch die sogenannte "kleine Spirometrie" erfaßt werden und welche Geräte können empfohlen werden?

ANTWORT:
Mit der "kleinen Spirometrie" werden drei Meßgrößen gewonnen: die Vitalkapazität, die Einsekundenkapazität (FEV_1, das in einer Sekunde nach maximaler Inspiration maximal ausatembare Volumen) und der Atemgrenzwert. Neben der präoperativen Beurteilung der Lungenfunktion kommt diesen Werten noch insofern besondere Bedeutung zu, als eine erneute Bestimmung im postoperativen Verlauf einen Vergleich mit den präoperativen Soll-Werten erlaubt.

Es ist anzustreben, Geräte mit einer graphischen Registrierung zu verwenden. Aus dem Kurvenverlauf läßt sich die einwandfreie Mitarbeit des Probanden erkennen. Die Ergebnisse können jederzeit nachgeprüft werden und der Vergleich bei Verlaufsbeobachtungen ist vereinfacht. Sehr verläßlich und preisgünstig sind einfache Glockenspirometer. Der entscheidende Nachteil dieser Geräte liegt in der eingeschränkten Transportierbarkeit. Diese Voraussetzung muß jedoch gegeben sein, um eine bettseitige Messung jederzeit durchführen zu können. Hier haben sich der Vitalograph[1] und der Vicatest[2] sehr bewährt. Elektronisch messende Geräte erscheinen noch nicht genügend ausgereift, ihre Meßgenauigkeit läßt häufig zu wünschen übrig. Trotz der nicht zu übersehenden organisatorischen Schwierigkeiten sollte doch angestrebt werden, auch bei allen extrathorakalen Eingriffen präoperativ zumindest eine "kleine Spirometrie" durchzuführen. Entscheidend dabei erscheint, daß dieser diagnostischen Maßnahme immer eine sorgfältige Anamnese vorausgehen muß.

---

[1] Vitalograph (Medical Instrumentation, Ostfalenweg 14, 2000 Hamburg 61)
[2] Vicatest (Fa. Hellige, Postfach, 7800 Freiburg i. Breisgau)

Die Bestimmung des Atemgrenzwertes kann wegfallen, wenn auch nicht
übersehen werden darf, daß dann einige Störungen nicht erfaßt werden,
z. B. inspiratorische Stenosen, eine mangelnde dynamische Kooperation
des Patienten und Störungen der thorakopulmonalen Antriebsmechanik
(z. B. Myasthenia gravis).

Es empfiehlt sich, die Vital- und Sekundenkapazität mindestens zweimal zu messen und eine Reproduzierbarkeit innerhalb der 5 %-Grenze zu
fordern.

Neben einer ausreichenden Meßgenauigkeit ist von den Screening-Geräten in der Klinik zu fordern, daß sie dezentral eingesetzt werden können, tragbar sind und eine graphische Dokumentation der Ergebnisse
möglich ist. Um die Verläßlichkeit der Messung zu dokumentieren, sollte nach jeder Messung ein definiertes Volumen appliziert werden, um
auf dem Registrierpapier jeweils eine Eichzacke aufgezeichnet zu haben. Bei der Eichung ist zu beachten, daß die Applikationsgeschwindigkeit so groß ist wie der maximale Exspirationsstoß. Im Hinblick auf
die personellen Engpässe und auf die meist sehr kurze Zeit zwischen
Klinikaufnahme und Operationstermin empfiehlt sich eine Untersuchung
aller gehfähigen Patienten an einer zentralen Stelle, an der alle
präoperativ notwendigen diagnostischen Maßnahmen, zu denen dann auch
die kleine Spirometrie gehört, durchgeführt werden können. In diesen
anästhesiologischen Ambulanzen wird gleichzeitig die bei pathologischen Befunden indizierte Atemgymnastik und -therapie durchgeführt.

FRAGE:
Lassen sich Soll-Werte und Grenzwerte angeben, bei deren Unter- bzw.
Überschreiten eine Vorbehandlung notwendig bzw. eine Operabilität aufgrund dieser Werte nicht mehr gegeben ist?

ANTWORT:
Diese Werte sind von so vielen Faktoren abhängig, daß eine einfache
Angabe von Größen nicht möglich erscheint. MATTHYS spricht dann von
einem aus pulmonalen Gründen eindeutig erhöhten Risiko, wenn der Einsekundenwert Erwachsener bei 1 l oder weniger liegt und/oder die Vitalkapazität unter 1,5 l.

Handelt es sich um einen Wahleingriff, wird der Patient gezielt atemtherapeutisch vorbereitet. Die genannten Größen sind selbstverständlich in ihrer Abhängigkeit z. B. vom Alter, von der Größe und vom Geschlecht zu beurteilen. Insgesamt wird es von den Pulmonologen als
sehr schwierig angesehen, verbindliche Norm- und Grenzwerte anzugeben. Die Schwierigkeit liegt darin begründet, daß die Normwerte bei
Gesunden bereits um ± 20 % um einen Mittelwert schwanken. Dazu kommt,
daß die respiratorischen Reserven so groß sind, daß auch relativ große
Einschränkungen noch gut toleriert werden.

Die Gefahr, daß ein pulmonaler Risikopatient übersehen wird, kann dann
als relativ gering angesehen werden, wenn anamnestisch keine Symptome
vorliegen und ein normales Spirogramm gewonnen wurde. In Österreich
werden die von COURNAND angegebenen Normwerte für Erwachsene, die etwa 20 % unter den üblicherweise gemessenen Normwerten liegen, als
Grenzwerte für den Normbereich angegeben. Patienten mit höheren Werten brauchen nicht weiter untersucht zu werden, Patienten mit niedrigeren Werten (ungefähr 6 % aller Untersuchten) müssen weiter abgeklärt
werden (z. B. durch eine Blutgasanalyse). Erst nach diesen unspezifischen Untersuchungen wird entschieden, ob sich die Indikation für eine weitere fachärztliche Untersuchung im pulmonologischen Labor ergibt.

Dieser Vorschlag wurde allgemein als Idealzustand angesehen, die Realisierbarkeit jedoch aus personellen und zeitlichen Gründen stark bezweifelt.

Entscheidend erscheint die Differenzierung zwischen der Diagnose "inoperabel aus pulmonalen Gründen" und der Diagnose "pulmonale Einschränkung, durch Therapie besserungsfähig".

FRAGE:
Welche Aussage ermöglicht die präoperative Spirometrie?

ANTWORT:
Sinn der präoperativen Diagnostik ist nicht allein den Zustand des Patienten zu definieren, sondern auch therapeutische Maßnahmen prä- und postoperativ gezielt einzusetzen. Abgesehen von thorakalen Eingriffen wird die Lungenfunktionsdiagnostik also nicht dazu dienen, eine Operation abzulehnen, sondern eine Beurteilung des pulmonalen Risikos zu ermöglichen. Haben sich bei der Spirometrie pathologische Werte ergeben, so sollte eine Blutgasanalyse unbedingt routinemäßig nachfolgen, um eine genauere Aussage über Art und Ausmaß der Störung zu ermöglichen. Selbstverständlich ist in diesen Fällen auch die Funktion des Herz-Kreislauf-Systems mit entsprechender Sorgfalt abzuklären.

FRAGE:
Welche Bedeutung kommt der Lungenpunktion im Rahmen der Lungenfunktionsdiagnostik zu?

ANTWORT:
Im Hinblick auf die Abklärung der "Operabilität" ist diese Maßnahme nicht indiziert. Die Lungenpunktion hat ihre besondere diagnostische Bedeutung bei der Abklärung umschriebener peripherer Prozesse (z. B. Tumoren, tuberkulöse Rundherde), schon die Diagnose disseminierter granulomatöser Prozesse ist unsicher. Ein Rückschluß auf den Funktionszustand der Lunge ist aus der histologischen Untersuchung des Lungenpunktates praktisch nicht möglich.

FRAGE:
Wie ist das Röntgenbild der Lunge in der Gesamtbeurteilung des Funktionszustandes der Lunge zu sehen?

ANTWORT:
Die uns hauptsächlich interessierenden obstruktiven Veränderungen sind röntgenologisch oft nicht zu erfassen.

FRAGE:
Erlaubt das Ergebnis der Spirometrie einen Rückschluß auf den Zustand des kleinen Kreislaufs?

ANTWORT:
Es ist bekannt, daß es als Folge einer alveolären Hypoventilation zu einer Drucksteigerung im pulmonalen Kreislauf kommt. Mit einer solchen Rückwirkung aufgrund pulmonaler Erkrankungen ist dann zu rechnen, wenn bei wiederholten Messungen der Einsekundenwert bei Patien-

ten über 40 Jahren unter 1 l liegt oder der Einsekundenwert 45 % der Vitalkapazität unterschreitet. Wird nur die Vitalkapazität gemessen, so weist ein Wert unter 30 % des Soll-Wertes ebenfalls auf mögliche Auswirkungen auf den kleinen Kreislauf mit einer Belastung des rechten Herzens hin.

FRAGE:
Ist aus der Sicht des Pathologen eine Unterteilung in ein zentrolobuläres und panlobuläres Emphysem sinnvoll?

ANTWORT:
Die Unterscheidung nach diesen - im übrigen rein morphologischen, klinisch nicht erfaßbaren - Kriterien scheint nicht sehr sinnvoll, zumal Fälle von ausgeprägtem panlobulärem Emphysem durchaus auch als zentrolobuläres Emphysem begonnen haben können. Auch in angloamerikanischen Übersichten werden "irreguläre Emphyseme" als dritte Gruppe zunehmend häufig angeführt. Eine pathogenetische Klassifikation kommt den klinischen Bedürfnissen näher, doch können auch damit nicht alle Formen des Emphysems eindeutig differenziert werden.

FRAGE:
Existieren im Bereich der Lunge Netz- und Stromkapillaren?
Bei welchen intraalveolären Drucken kommt es zu einem Stillstand der Zirkulation bzw. zu einer Stromumkehr?

ANTWORT:
Pathologisch-anatomisch wird auch heute noch zwischen Strom- und Netzkapillaren unterschieden, wobei die funktionelle Differenzierung wichtiger als die anatomische ist.
Bei der Beurteilung der Auswirkung von positiven intraalveolären Beatmungsdrucken sind zwei Faktoren zu berücksichtigen:
1. In der volumenkonstanten Lunge führt eine Steigerung des intraalveolären Druckes zu einer Einschränkung der Perfusion (im Experiment an der isolierten volumenkonstanten Lunge bei + 10 cm H_2O auf etwa 1/3 des Ausgangswertes).
2. Die Steigerung des intraalveolären Druckes bewirkt in der Regel jedoch gleichzeitig eine inspiratorische Dehnung, durch die es zu einer Weiterstellung auch der in das Lungengewebe eingebauten kleinen Gefäße und damit zu einer Steigerung der Perfusion kommt.

Es muß deshalb immer kontrolliert werden, ob das Ziel, die Verbesserung der Sauerstoffaufnahme, durch diesen Beatmungstypus erreicht wird. In schlecht ventilierten dystelektatischen Lungen wird der unter 2. genannte Effekt im allgemeinen überwiegen und somit der therapeutisch gewünschte Effekt erreicht werden.

FRAGE:
Was ist unter den Ausdrücken "airway closure", "closing volume", "shunt in time" zu verstehen?
Welche Bedeutung haben sie in der Lungenfunktionsdiagnostik?

ANTWORT:
Bei einer Einatemzug-Auswaschkurve geht die Phase III des alveolären Plateaus in die Phase IV mit einem mehr oder minder starken Anstieg der Gaskonzentration über. Dieser Übergang repräsentiert das Lungen-

volumen, bei dem abhängige Luftwege beginnen sich zu verschließen.
Dieses Lungenvolumen wird als "closing volume" bezeichnet. Der Verschluß der Atemwege ("airway closure") ist abhängig vom Pleuradruck und führt in Abhängigkeit vom Lebensalter, von der Lagerung und von pathologischen Veränderungen der Lunge zu einem mehr oder minder großen Lufteinschlußvolumen ("trapped air") in den abhängigen Lungenpartien, wodurch der Gasaustausch in diesen betroffenen Lungenbezirken eingeschränkt oder aufgehoben ist. Bei Kleinkindern und mit zunehmendem Alter tritt dieser Luftwegsverschluß bereits bei größeren Lungenvolumina auf: Bei jüngeren sitzenden Personen bei etwa 40 % der Totallungenkapazität (TLC), bei 65- bis 75jährigen bei über 50 % der TLC. Entscheidend für den Gasaustausch ist dabei die Beziehung zwischen "closing capacity" und funktioneller Residualkapazität (FRC). Je größer dabei die closing capacity in Relation zur FRC ist, desto stärker wird die ventilatorische Gasverteilung gestört mit einer Zunahme der $AaDO_2$ (VOIGT).

Der Ausdruck "shunt in time" soll besagen, daß es während der Exspirationsphase durch Kollaps von Gasräumen zu einer temporären Shuntbildung kommen kann. Bisher konnte noch nicht eindeutig gezeigt werden, welchem der beiden Mechanismen - Kollaps der Alveolen oder Kollaps der Atemwege - die größere Bedeutung zukommt. In jedem Falle kommt es jedoch zu einer Verminderung des Ventilations-Perfusions-Quotienten.

FRAGE:
Welches sind die wesentlichsten extrapulmonalen Erkrankungen, die die Lungenfunktion beeinflussen können?

ANTWORT:
Am wichtigsten sind hier ohne Zweifel die kardialen Erkrankungen, die zu einer Einschränkung der Lungenfunktion führen. Gerade bei speziellen intraoperativen Lagerungen wird eine vorliegende Linksherzinsuffizienz gravierende Auswirkungen auf die Funktion der Lunge haben können.

Im Hinblick auf die Auswirkungen der Gravidität und der maternofetalen Gasaustauschstörungen sei auf entsprechende Literaturstellen hingewiesen (3, 6, 7, 8).

Durch den Zwerchfellhochstand bei Graviden entsteht eine rein restriktive Ventilationsstörung. Für den Anästhesisten von Bedeutung ist, daß der inspiratorische Sauerstoffanteil auf jeden Fall bei 30 - 40 % liegen muß und daß den Erfordernissen des maternofetalen Gasaustausches im Rahmen der Anästhesie durch kontrollierte Bedarfshyperventilation Rechnung getragen werden muß.

Bei Eingriffen, die die Schwangerschaft beenden, wird die Ursache der restriktiven Ventilationsstörung beseitigt, d. h. die Lungenfunktion wird postoperativ gebessert sein. Dagegen muß mit postoperativen pulmonalen Komplikationen durchaus gerechnet werden, wenn operative Eingriffe während einer Schwangerschaft notwendig werden.

FRAGE:
Welche Behandlungsmöglichkeiten ergeben sich bei einer respiratorischen Insuffizienz durch Verteilungsstörungen?

ANTWORT:
Zunächst setzt der Organismus selbst seine Kompensationsmechanismen ein. In den leichtesten Fällen genügt eine entsprechende Steigerung der Ventilation. In schweren Fällen wird die respiratorische Azidose durch eine metabolische Alkalose kompensiert. Solche Patienten sind in ihrem Wohlbefinden noch kaum tangiert, ihre körpereigenen Kompensationsmechanismen sind jedoch weitgehend in Anspruch genommen. In den schwersten Fällen reicht die metabolische Kompensation nicht mehr aus, um die respiratorische Insuffizienz auszugleichen, d. h. die Hypoxämie ist so groß, daß der anaerobe Stoffwechsel zu einer Laktatanhäufung führt und damit eine Kompensation der respiratorischen Azidose durch den Stoffwechsel nicht mehr möglich ist. Diese Dekompensation mit Hyperkapnie und dekompensierter Azidose erfordert, abhängig von der Ursache, eine assistierte oder kontrollierte Beatmung.

Die Gabe von Atemanaleptika verbietet sich bei Patienten mit thorakopulmonaler Ursache der Atemstörung, da der Defekt nicht im Regler liegt; ihre Gabe wäre in diesen Fällen dyspnoefördernd und würde zudem noch die Atemarbeit und damit den Sauerstoffverbrauch erhöhen.

FRAGE:
Welche Indikationen ergeben sich aus internistisch-pulmonologischer Sicht für die künstliche Beatmung?

ANTWORT:
Ein Sauerstoffdruck unter 50 mm Hg, ein CO_2-Partialdruck von über 60 mm Hg, Bewußtseinsstörungen mit Beeinträchtigung der Kooperationsbereitschaft des Patienten, Erschöpfung der Atemmuskulatur und notwendige Senkung des Sauerstoffbedarfs wurden aus pulmonologischer Sicht als Indikation zur künstlichen Ventilation genannt.

Aufgrund eines anderen Patientengutes mit vorwiegend akut restriktiven Lungenerkrankungen stellt sich aus der Sicht des Anästhesiologen die Indikation zur Beatmung zum Teil früher; so sollte keinesfalls abgewartet werden, bis der Patient Bewußtseinstrübungen aufweist, da dies als Zeichen einer zerebralen Funktionseinschränkung gelten muß. Hier wurden die Kriterien von PONTOPPIDAN genannt, die zur künstlichen Beatmung führen müssen (siehe Beitrag FALKE).

FRAGE:
Welche Grenzdosen ergeben sich in der Behandlung mit Euphyllin^R?

ANTWORT:
Die obere Grenzdosis - abhängig von der individuellen Verträglichkeit - liegt meist bei 1 g/Tag. Die Applikation erfolgt dabei entweder in vier Einzeldosen à 0,24 g oder in Form eines Dauertropfes über 8 - 10 h.

FRAGE:
Welche Indikationen ergeben sich für die Anwendung von Dosieraerosolen?

ANTWORT:
Obstruktive Ventilationsstörungen jeden Grades. Die Dosierung ist abhängig vom Schweregrad der Obstruktion und der individuellen Verträglichkeit (ausführliche Darstellung siehe Beitrag SCHMIDT).

FRAGE:
Welchen Stellenwert hat die Inhalationstherapie in der präoperativen Vorbereitung?

ANTWORT:
Die Inhalationstherapie stellt die einzige Möglichkeit einer örtlichen Behandlung bronchialer Erkrankungen dar. Es ist heute bewiesen, daß sich die biochemischen Reaktionen, die zur Atemwegsobstruktion führen, überwiegend im Bronchialraum abspielen und daher durch inhalative Therapieformen gut zu beeinflussen sind. Die Inhalationstherapie ist heute als Lokalbehandlung der Atemwegsschleimhäute und des erreichbaren Lungenparenchyms bei entsprechenden Vorerkrankungen in der präoperativen Therapie in ihrer Bedeutung gar nicht hoch genug einzuschätzen.

FRAGE:
Welche Voraussetzungen müssen erfüllt sein, um einen optimalen Effekt zu gewährleisten?

ANTWORT:
1. Geeignete Inhalationsgeräte.
Die heute zur Verfügung stehenden Düsen-, Treibgas- und Ultraschallvernebler erfüllen im allgemeinen alle Forderungen, die an Nebeldichte und -menge, Tröpfchengröße, Deposition und Mengenleistung zu stellen sind. In Abhängigkeit von der jeweiligen Tröpfchengröße dringen die Partikel mehr oder weniger weit in das Bronchialsystem vor. Je nach Indikationsstellung wird man ein Gerät wählen, das die gewünschte Tröpfchengröße liefert. Die wegen ihrer besonders kleinen Tröpfchengröße vor wenigen Jahren noch sehr hoch eingeschätzten Ultraschallvernebler sind in ihrem Wert insofern wieder in Frage gestellt, als Untersuchungen veröffentlicht worden sind, nach denen es bei der Verwendung von Ultraschall zur Medikamentenverneblung zu einem Abbau der Medikamente und zum Auftreten toxischer Abbauprodukte kommen kann (9, 10). Außerdem sind Befunde veröffentlicht worden, wonach die Verwendung von Ultraschallverneblern zu einer ausgeprägten Erhöhung der Atemwegsresistance führt (1, 5).

Aus der Sicht der Pulmonologen wird die Ansicht von DIRNAGL (4 und persönliche Mitteilung) geteilt, daß nur bei hochmolekularen Substanzen in Kettenform - abhängig von Intensität und Dauer - Strukturveränderungen eintreten können. So wurde z. B. durch BISAR bei Penicillin ein Titerabfall von bis zu etwa 10 % beobachtet. Bei der Verweildauer der Medikamente in der Apparatur, die man bei der üblichen Therapie erreicht, tritt ein merklicher Zerfall nicht ein. In allen Fällen, in denen man versucht, hochmolekulare Substanzen in Kettenform in die Inhalationstherapie einzuführen, kann nur der Verdacht auf eine Wirkungseinbuße ausgesprochen werden.

Nach den heutigen Erkenntnissen muß der Vernebler im Hauptstrom angeordnet sein, eine Verneblung im Nebenschluß beeinträchtigt die Deposition in den peripheren Lungenpartien erheblich.

2. Gute Inhalationstechnik.
Die Atmung über ein Mundstück ist derjenigen über eine Atemmaske deutlich überlegen. Wichtig ist außerdem, daß der Patient langsam und tief einatmet, am Ende der Inspiration den Atem kurz anhält, um ein tiefes Eindringen des Aerosols zu ermöglichen.

3. Auswahl der Patienten.
Bei Vorliegen einer Bronchialobstruktion ist ein Erfolg der Inhalationstherapie in Frage gestellt. Es sollte daher sichergestellt sein, daß die Obstruktion vor Beginn der Inhalationstherapie so weit wie möglich beseitigt wird. Eine Kombination mit atemgymnastischen Übungen ist dabei anzustreben.

4. Geeignete Medikamente.
Folgende Forderungen sind an medikamentöse Aerosole zu stellen:
a) Wasserlöslichkeit des Wirkstoffes,
b) Reizlosigkeit und Atoxizität des Präparates,
c) pH in der Nähe des Neutralpunktes,
d) gute Zerstäubbarkeit und Haltbarkeit des Medikamentes,
e) seltenes Auftreten von Überempfindlichkeitsreaktionen,
f) für bestimmte Medikamente: schlechte Resorbierbarkeit (z. B. Kortikosteroide).

5. Information über Art und Dosierung der Inhalationstherapie.
Eine genaue Therapieanleitung ist entscheidend. Sie muß folgende Angaben enthalten: die Medikamente, die Art des Inhalationsgerätes, Art und Reihenfolge der Inhalationen, bei assistierter Beatmung Angaben über den notwendigen In- und Exspirationsdruck, die Dauer und Zahl der Inhalationen, Angaben zum Krankheitszustand des Patienten, zumindest über den Grad der Obstruktion. Entsprechend ausgebildete Mitarbeiter müssen die Herstellung der Inhalationslösungen, die Wartung der Inhalationsgeräte und die Überwachung der Kranken während der Inhalation gewährleisten.

FRAGE:
Welche Behandlungsziele sind mit einer Inhalationstherapie zu erreichen?

ANTWORT:
Jede Therapie ist auf die Behandlung der irritierten Atemwegsschleimhäute ausgerichtet. Dieses Behandlungsprinzip hat daher folgende Aufgaben zu erfüllen:
a) Befeuchtung der Atemwege zum Schutz der Schleimhäute vor Austrocknung und vor Sekreteindickung (Sekretolytika und Mukolytika), auch eine Verminderung der Oberflächenspannung des Bronchialsekrets (Detergentien).
b) Abschwellen der Bronchialschleimhaut (Broncholytika).
c) Spasmolyse der Bronchialmuskulatur (Broncholytika).
d) Beseitigung einer Infektion (lokal wirksame Antibiotika).
e) Regeneration des Flimmerepithels durch epitheliotrope Wirkstoffe (z. B. Pantothensäure, Kamillenextrakt).
f) Hemmung der Entzündungsvorgänge (Kortikosteroide).
g) Hemmung der Antigen-Antikörper-Reaktion (Dinatrium cromoglicicum; Intal^R, Lomudal^R).

FRAGE:
Welche Broncholytika sind heute bei gleichzeitigem Vorliegen einer obstruktiven Atemwegserkrankung und von tachykarden Rhythmusstörungen des Herzens zu empfehlen?

ANTWORT:
Bei Patienten, bei denen eine Broncholyse erwünscht, eine zu starke sympathikomimetische Wirkung aber unerwünscht ist, bietet sich eine

Kombination aus Katecholaminen und neuen Broncholytika an, welche weniger stark ergotrope Kreislaufreaktionen aufweisen. Hier sind das Salbutamol, das Fenoterenol und das Terbutalin zu nennen, deren Wirkung gegenüber früheren Katecholaminen etwas länger anhält und die eine größere therapeutische Breite aufweisen. Atrovent^R wirkt inhalativ in geringer Dosis bronchialerweiternd, ohne daß die von der früheren Therapie mit Atropinsulfat her bekannten Nebenwirkungen (Trockenheit der Mundschleimhaut, Mydriasis, Obstipation) auftreten. Der Vorteil der Applikation liegt darin, daß eine individuelle Dosierung mit niedrigen Dosen gleichmäßig über den ganzen Tag möglich ist. Die Wirkung tritt allerdings erst innerhalb weniger Minuten ein. Entsprechende Untersuchungen haben ergeben, daß man mit etwa dem 15. bis 30. Teil des Wirkstoffes gegenüber einer peroralen Gabe den gleichen klinischen Effekt erzielen kann (2). Durch eine kombinierte Anwendung verschiedener Aerosole lassen sich eventuelle Nebenwirkungen einzelner Medikamente, z. B. psychische Reaktion, reduzieren. So bietet sich eine Kombination von Fenoterenol (Berotec^R) mit Salbutamol (z. B. Sultanol^R) an. Reicht der broncholytische Effekt nicht aus, so ist ein Zusatz von Atrovent^R zu diskutieren. Diese Medikamente kommen über den Tag verteilt abwechselnd zur Anwendung. Erst wenn diese Therapie nicht ausreicht, wird der Zusatz z. B. von Theophyllin zu diskutieren sein.

Als Therapievorschlag wurde erörtert: 4mal 2 Hübe Sultanol^R, kombiniert mit Atrovent^R 4mal 1 - 2 Hübe pro Tag, eventuell kombiniert mit 2mal 1 Tablette Ditelate^R.

Handelt es sich um ein vorwiegend allergisches Geschehen, so bietet sich die Verwendung von Intal^R an.

Es besteht kein Zweifel daran, daß diese kombinierte Therapie mit verschiedenen Aerosolen vom Patienten sehr viel Kooperation erfordert. Dennoch steht außer Zweifel, daß diese Kombination eine wesentlich risikoärmere Therapieform als eine Monotherapie darstellt. (Ausführliche Darstellung siehe Beitrag SCHMIDT.)

FRAGE:
Sollen bei Vorliegen einer bronchopulmonalen Erkrankung präoperativ prophylaktisch Antibiotika zur Anwendung kommen?

ANTWORT:
Die prophylaktische Gabe von Antibiotika ist grundsätzlich nicht zu empfehlen. Es wurde aber herausgestellt, daß z. B. bei vorgeschädigten Patienten mit akut auftretendem Atemwegsinfekt ein frühzeitiger Einsatz von Antibiotika durchaus zu diskutieren sei. Bei der Entscheidung, ob Antibiotika gegeben werden sollen oder nicht, spielt die Untersuchung des Sputums eine entscheidende Rolle. Finden sich im Sputum massenhaft Leukozyten, kann dies als Hinweis auf eine Infektion im Bereich der Atemwege dienen. Der Nachweis von Histiozyten und Makrophagen zeigt an, daß es sich um Auswurf aus dem Bronchialsystem handelt. Zusätzlich sollte eine Gramfärbung durchgeführt werden, sie erlaubt die Diagnose grampositiver und gramnegativer Keime. Ohne großen Aufwand ist weiterhin möglich die Bestimmung der Laktatdehydrogenase im Sputum. Geben diese Untersuchungen einen Hinweis auf eine Infektion, so kann bei Vorliegen eines akuten Infektes sofort ohne weitere Austestung mit der Antibiotikatherapie begonnen werden. Empfohlen wurde mit einem Breitband-Antibiotikum zu beginnen. Als Mittel der Wahl wurde das Ampicillin in einer Dosierung von 4 - 6 - 10 g/Tag genannt. Unabhängig davon sollte bei chronisch rezidivierenden bzw.

chronischen bronchopulmonalen Infekten immer angestrebt werden, über eine Austestung durch ein Antibiogramm die Wirksamkeit des Antibiotikums in vitro nachzuweisen.

Natürlich muß hier zwischen der akuten präoperativen Therapie und einer Langzeittherapie unterschieden werden.

Tetrazykline sollten dann zum Einsatz kommen, wenn der Verdacht auf eine Erkrankung durch Mykoplasmen oder durch Viren besteht.

FRAGE:
Welche Indikationen gibt es für die prophylaktische Anwendung von Immunglobulin?

ANTWORT:
Außer einem nachgewiesenen Mangel von Immunglobulinen sind speziell die Fälle mit Sepsis und mit Mykoseinfektion zu nennen. Diese Fälle finden sich vor allem auf Intensivtherapiestationen und ganz allgemein auf Stationen mit sehr hohem Antibiotikaverbrauch. Ganz allgemein kann gesagt werden, daß die Indikation sich dann stellt, wenn die Antibiotikatherapie die bakterielle Infektion nicht beherrscht.

FRAGE:
Muß beim Einsatz von Immunglobulinen mit Nebenwirkungen z. B. auf die Gerinnung gerechnet werden?

ANTWORT:
Auch bei Anwendung sehr hoher Dosen von Immunglobulinen wurde bisher keine Beeinträchtigung des Gerinnungssystems beobachtet. Um das phagozytierende System nicht zu überlasten, sollte bei drohendem septischem Schock mit Einschränkung der Nierenfunktion das Immunglobulin protrahiert und langsam infundiert werden.

Literatur

1. CHENEY, F. W., BUTLER, J.: The effects of ultrasonically produced aerosols on airway resistance in man. Anesthesiology 29, 1099 (1968).

2. CHOO-KANG, Y. E. J., SIMPSON, W. T., GRANT, J. W. B.: Controlled comparison of the bronchodilator effect of three ß-adrenergic stimulant drugs administered by inhalation to patients with asthma. Brit. med. J. 2, 287 (1969).

3. DICK, W., JONATHA, W.-D., MILEWSKI, P., TRAUB, E.: Untersuchungen zum materno-foetalen Gasaustausch während der Schlafgeburt mit kontrollierter Beatmung. In: Perinatale Medizin (eds. J. W. DUDENHAUSEN, E. SALING), Bd. 4, p. 273. Stuttgart: Thieme 1973.

4. DIRNAGL, K.: Neue technische Entwicklungen in der Aerosol-Therapie. Z. angew. Bäder- und Klimaheilk. 16, 485 (1969).

5. GRAFF, Th. D.: Humidification, indications and hazard in respiratory therapy. Anesth. Analg. 54, 444 (1975).

6. KUENZEL, W., WULF, H., BUSSE, A.: Der Einfluß der maternen Ventilation auf die aktuellen Blutgase und den Säure-Basen-Status des Feten. Z. Geburtsh. Gynäk. 172, 1 (1970).

7. LEHMANN, V., FABEL, H.: Lungenfunktionsuntersuchungen an Schwangeren, Teil I: Lungenvolumina. Z. Geburtsh. Perinat. 177, 387 (1973).

8. LEHMANN, V., FABEL, H.: Lungenfunktionsuntersuchungen an Schwangeren, Teil II: Atemmechanik und Diffusionskapazität. Z. Geburtsh. Perinat. 177, 397 (1973).

9. YASUNAKA, H.: Studies on the destruction of agents by ultrasonic nebulization. Part 1: Destruction of antibiotics (Lincomycin). Jap. J. Anesth. (Tokyo) 21, 206 (1971).

10. YASUNAKA, H.: Studies on destruction of agents by ultrasonic nebulization. Part 2: Degeneration of bronchodilator (caytine). Jap. J. Anesth. (Tokyo) 21, 317 (1972).

Atemschulung, Atemgymnastik, Aerosoltherapie und Inhalationsbeatmung

Von S. Fitzal und A. Stöger

Die Interessens- und Arbeitsgebiete des Anästhesisten sind in den letzten Jahren immer umfangreicher geworden. Der Grund dafür ist sicher darin zu suchen, daß sich seine Tätigkeit nicht nur auf den Operationssaal beschränken darf, sondern daß er darüber-hinaus die Durchführung präoperativ, postoperativ und im weiteren Sinn auch ambulant durchzuführender Maßnahmen zur Prophylaxe, Therapie und Rehabilitation bestimmter Krankheitsbilder sicherstellen muß. Insbesondere auf dem Gebiet der Lungenpathologie und dem damit verbundenen Arbeitsbereich der Atemtherapie (2, 3, 7) ist der Anästhesist aufgrund seiner Kenntnisse und Erfahrungen in der Pathophysiologie der Atmung und Beatmung speziell zu therapeutischen Maßnahmen geeignet. Die hohe Rate postoperativer pulmonaler Komplikationen, die nicht nur im Rahmen der Thoraxchirurgie eine wesentliche Rolle spielt, erfordert eine organisatorisch entsprechend ausgebaute Betreuung besonders gefährdeter Patienten. Im Rahmen dieses Beitrages soll die Kurzzeitprophylaxe, vor allem bei Patienten mit vorgeschädigter, eventuell in ihrer Funktion eingeschränkter Lunge, zur Diskussion gestellt werden. Zu diesem Zweck werden zunächst die bei uns angewendeten Methoden der Atemtherapie überblicksmäßig dargestellt.

Ausgewählte Methoden der Atemtherapie

I. Atemschulung

Die Atemtherapie ist der Inhalationstherapie nicht gleichzusetzen, letztere stellt nur einen Teilfaktor des Behandlungsschemas dar und kann ohne andere, mindestens ebenso wichtige Maßnahmen und Methoden der Atemtherapie nicht zu dem gewünschten Erfolg führen. Die Grundlage für jede andere Anwendungsform der Atemtherapie, also auch für eine bestmögliche Inhalationstherapie, ist die Atemschulung. Dadurch sollen fehlerhafte Atemverhaltensweisen abgebaut und umgeschult werden. Die Koordination der Atemmuskulatur, der Atemrhythmus und die Atemtiefe werden rationalisiert und ökonomisiert. Bei vielen Atemgestörten, im besonderen bei jenen mit obstruktiven Lungenerkrankungen, stehen Fehlspannungen, Verkrampfungen und ein Hypertonus der Muskulatur im Vordergrund. Diesen Spannungszustand gilt es zunächst abzubauen, eine Tonusregulierung zu finden, d. h. den gesamten Körper in einen Eutonus, einen mittleren Spannungszustand, zu bringen. Diese Schulung ("Eutonietraining") weist nur gewisse Ähnlichkeiten mit dem autogenen Training auf. Insbesondere bei Patienten mit bereits bestehenden Lungen- und Bronchialerkrankungen sieht man sehr häufig die typische Fehlatemform, eine thorakale Hochatmung, und diese gilt es nun in eine Bauch- oder Zwerchfellatmung und Flankenatmung umzuschulen.

Ein weiterer Schwerpunkt im Rahmen der Atemschulung ist die Abhustschulung. Unnötiges, da unproduktives Husten ist schädlich, daher soll nach entsprechender Sekretmobilisierung und -verflüssigung den Patienten bereits präoperativ Anleitung zum richtigen Abhusten gegeben werden.

In besonderen Fällen, z. B. bei obstruktiven Ventilationsstörungen, wird speziell Wert auf eine richtige Ausatemschulung gelegt. Die forcierte aktive Exspiration - im Normalfall geschieht sie passiv, allein durch die Thorax- und Lungenelastizität - ist zu vermeiden, um einen mechanisch ausgelösten Bronchiolenkollaps (air trapping) zu verhindern. Die Exspiration soll verlängert und verlangsamt werden. Mit Abnahme des Flow werden Wirbelbildungen vermieden und das bronchiale Druckgefälle wird vermindert. Dies ist durch Vorschalten von Widerständen in der Ausatemphase in Form von Mund- und Nasenstenoseübungen zu erreichen. Des weiteren können auch Ton-, Sprech- und Singübungen zum Zweck der Ausatemschulung angewendet werden. In dieser Hinsicht hat der Atemtherapeut vom Phonetiker gelernt und wendet auch teilweise dessen Methoden an (5, 6).

Mittels Atemschulung wird die Eröffnung bisher ungenützter Atemräume möglich und durch Besserung der Zwerchfellmotilität eine Verkleinerung eines erhöhten Residualvolumens sowie eine Rückkehr der Atembalance in eine ideale Mittellage gefördert. Weiterhin erreicht man eine verbesserte zeitliche Koordination der Ein- und Ausatemphase und damit eine Ökonomisierung der Atmung.

Für die Überwachung des Therapieerfolges ist neben der subjektiven Beobachtung des Patienten eine objektive Erfassung von Meßdaten wichtig. Zu diesem Zweck hat sich zunächst die Registrierung eines Pneumotachogramms während der Atemtherapie bewährt (Abb. 1).

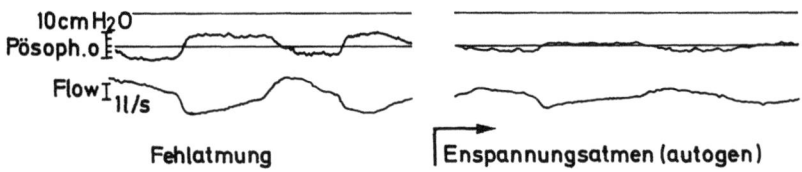

Abb. 1. Pneumotachographie: deutliche Abnahme des P oes (cm H_2O) und des Flow (l/s) unter entspannter Atemverhaltensweise

Für eine Routineüberwachung eignet sich jedoch die Pneumotachographie nicht, da die Verwendung eines Mundstückes, einer Nasenklemme oder gar einer Ösophagussonde den Atemablauf stört. Auf der Suche nach anderen, nicht invasiven Methoden sind wir auf die alte Impedanzmethode gestoßen. Bei der Rheographie (16, 17) wird ein mittelfrequenter Wechselstrom durch den zu untersuchenden Körperteil gesandt und die Veränderung des Wechselstromwiderstandes (Impedanz) dieser Gewebsanteile mit den physiologischen Veränderungen beobachtet und graphisch mit einem Polygraphen registriert. Im Verlauf eines Atemzuges ergeben sich Schwankungen der elektrischen Leitfähigkeit im Bereich des Thorax, die mit Hilfe der rheographischen Methodik aufgezeichnet werden können. Mit der Ausatmung geht eine Zunahme der elektrischen Leitfähigkeit einher und umgekehrt mit der Einatmung eine Abnahme. Es liegt so die Überlegung nahe, daß eine zunehmende Luftmenge (bei abnehmendem Flüssigkeitsgehalt) im Meßbereich als Ursache der veränderten Leitfähigkeit anzusehen ist. Untersuchungen der Lungentätigkeit lassen eine gleichzeitige Ableitung von vier Meßbereichen wünschenswert erscheinen. Man legt zweckmäßigerweise eine große inaktive Elektrode auf den Rücken des Patienten und vier kleine aktive Elektroden auf die Vorderseite des Thorax. Die als Kurve registrierten Widerstandsänderungen sind von der jeweiligen Atemphase des Lungenanteils, der durchströmt wird, abhängig und werden dieser parallel gehen. Die Größenordnung der Impedanzänderung liegt - nimmt man die Werte zwischen maximaler Ein- und Ausatmung als Grenze - bei etwa 5 Ohm, bei normaler, ruhiger Atmung bei 1,5 bis 2 Ohm. Beispiele rheographischer Aufzeichnungen sind aus den Abb. 2 und 3 zu ersehen.

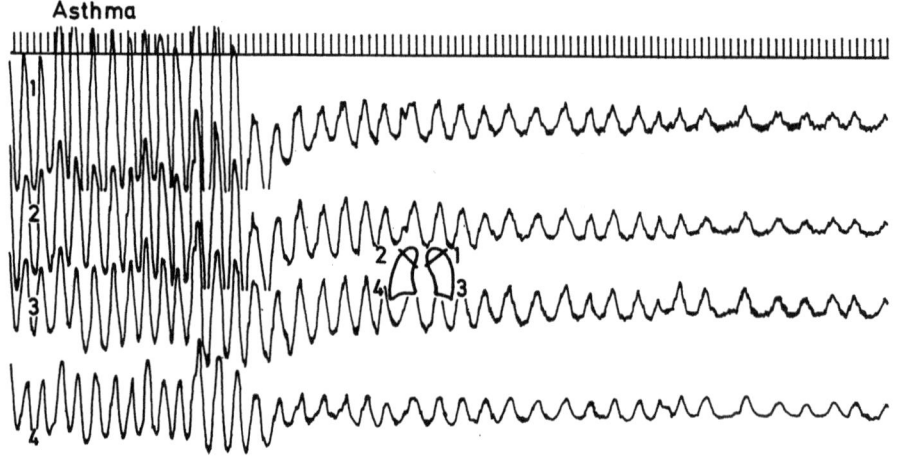

Abb. 2. Rheographische Aufzeichnung einer pathologischen Hochatmung, welche durch Kontaktatmung in eine ökonomische Tiefatmung übergeführt wurde. Elektrodenlage: indifferente Elektrode am Rücken. Die aktiven Elektroden liegen 1. linkes Oberfeld, 2. rechtes Oberfeld, 3. linkes Oberfeld, 4. rechtes Unterfeld

II. Atemschulung und Atemgymnastik (aus krankengymnastischer Sicht)

Die einzelnen Methoden dienen der bewußten und unbewußten Atemschulung, der Verbesserung von Ventilations- und Verteilungsstörungen, der Aerosol- und Inhalationstherapie und der Mobilisierung von Schultergürtel und Thorax. Ein wesentlicher Faktor in der präoperativen physikalischen Betreuung ist die psychische Führung durch individuelle Kontaktnahme mit dem Patienten. Auf diese Patienten beruhigend einzuwirken, ihnen Optimismus und Zuversicht zu vermitteln, ist wohl eine der wichtigsten Aufgaben der Atemtherapeutin. Die vorbereitenden Maßnahmen sollen so früh wie möglich, am besten schon am Tag nach der stationären Aufnahme des Patienten einsetzen. Bettlägerige Patienten werden auf der Pflegestation einzeln vorbereitet, alle anderen werden in Gruppen zusammengefaßt und in der Ambulanz für Atemtherapie sowie im Turnsaal präoperativ geschult. Einleitend wird ein krankengymnastischer Befund erhoben, der sowohl zurückliegende als auch gegenwärtige Daten berücksichtigt. Anschließend folgen kurze, leicht verständliche Erklärungen zur bevorstehenden Operation. Dabei wird auch auf die damit verbundenen Schmerzen hingewiesen und deren Ursachen erklärt: Die manchmal unvermeidliche extreme Lagerung auf dem Operationstisch, der Verlauf der Operationswunde oder die notwendige Anlage von Drainagen. All diese Unannehmlichkeiten können zu schmerzbedingten Schonhaltungen führen, zur allgemeinen Verspannung des Kör-

Rippenserienfraktur

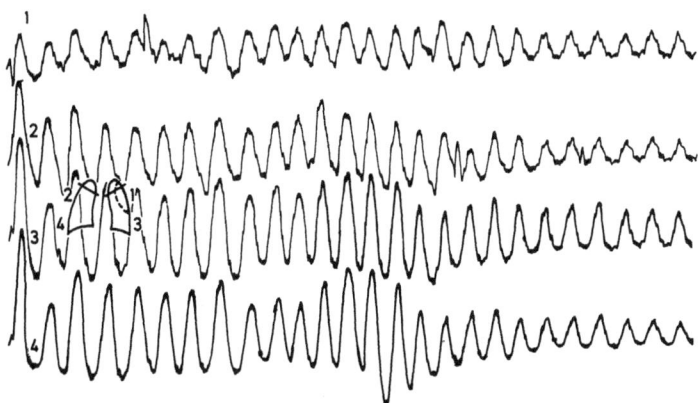

Abb. 3. Rheographische Aufzeichnung einer paradoxen Atmung im Bereich des linken Oberfeldes. Nach Atemschulung Auftreten einer ökonomischen Tiefatmung. Elektrodenanlage wie Abb. 2

pers und zu einer daraus resultierenden schlechten Atemtechnik. Jede Verkrampfung steigert jedoch die Schmerzen und diese führen wiederum zu noch größerer Verspannung!

Um diesen Circulus vitiosus zu unterbrechen, erklären wir den Patienten, daß es besonders wichtig ist, schon vor der Operation die Kunst des Entspannens zu erlernen und sich anzueignen, da die zu erwartenden Schmerzen in entspannter Haltung leichter zu ertragen sind.

Diese Entspannung wird bei uns mit Hilfe des Eutonietrainings erzielt, eine Methode, die 1920 von Gerda ALEXANDER in Kopenhagen entwickelt wurde. Eutonie bedeutet "mittlere Spannung" und "Wohlgespanntsein". Es wird durch den Ausgleich der Körperspannung eine optimale Spannungsbalance erreicht, welche in deutlichem Gegensatz zur reinen Entspannung steht, dem Hypotonus, wie er z. B. im autogenen Training angestrebt wird. Das Eutonietraining kann entweder in Einzelbehandlung oder im Rahmen der Gruppentherapie im Turnsaal durchgeführt werden. Die Patienten liegen dabei bequem und entspannt auf dem Rücken. Nun werden sie von der Therapeutin angeleitet, sich ihrer Unterlage zuzuwenden. Die Aufmerksamkeit wird auf die äußeren Körperpartien, auf die Haut gelenkt; die Auflageflächen des Körpers auf der Unterlage, die Berührung mit ihr, sollen erfühlt werden.

Die Haut ist bekanntlich unser größtes Sinnesorgan, das Tasten und Fühlen sind als erstes ausgeprägt. Dieses Eutonietraining, das auch vielfach Anwendung in der allgemeinen Bewegungstherapie finden kann, wird bei uns speziell im Hinblick auf Atmung, Atemschulung und -therapie durchgeführt. Im eutonen Zustand kommt es zu einer ruhigen, nicht allzu tiefen Zwerchfellatmung, die dem Patienten bewußt gemacht wird.

Durch das Erfühlen der Bauchdeckenbewegung mit der eigenen Hand kann der Patient eine - ihm eventuell völlig neue - Atemempfindung erleben. Er soll dabei erfahren, daß die Atmung nicht mit körperlicher Anstrengung verbunden sein muß, sondern daß jede neue Inspiration von selbst einsetzt. Der Patient soll, wie es die Eutonielehre formuliert, "den Atem von selbst kommen lassen".

Dieses Erlebnis des automatischen Atemablaufes ist von großer psychischer Bedeutung für den respiratorisch gestörten Patienten. Wichtig ist auch der besondere Hinweis, daß eine willentliche Steuerung von Atemfrequenz und -tiefe im eutonen Zustand nicht erwünscht ist. Auf die eben beschriebene Weise wird der - oft unökonomische - Atemrhythmus unbewußt normalisiert. Er soll in Ruhe folgendermaßen aussehen: Die Phasen Einatmung:Ausatmung:Pause verhalten sich wie 3:3:2. Man spricht von einem "girlandenförmigen" Atemrhythmus. Die Pause nach der Exspiration ist wichtig, da sie dem Atemsystem erst die richtige Ruhelage gibt. Die Atembalance soll in Richtung ideale Atemmittellage geführt werden.

Von großer Bedeutung ist der weiche, "bogenförmige" Übergang von einer Atemphase zur anderen. Die hart angerissene Ein- und Ausatmung ("Winkelatmung") weist auf ein gestörtes Atemrhythmusverhältnis oder auf ein Mißverhältnis in der körperlichen Organrhythmik hin, wie wir es besonders häufig bei respiratorisch gestörten Patienten finden.
Im Rahmen weiterer Atemübungen wird auch das rhythmische Sprechen und Zählen sowie das Phonieren verschiedener Summ- und Strömungslaute zur Ausatemschulung angewandt. Asthmatiker lassen wir z. B. auf "f", "s" und "sch" ausatmen, wobei durch die Lippenstenose ein Ausatemwiderstand gesetzt wird. Weiters kann man die äußerst schädliche Preßatmung verhindern, indem man entweder über den Nasenweg auf "m" und "n" oder durch die tönende Ausatmung auf "f" oder "sch" die Luft langsam abströmen läßt.

Besonders obstruktive Ventilationsstörungen bedürfen einer geführten und verlangsamten Atmung, um das Phänomen des "air trapping" zu vermeiden. Außerdem können Summ- und Ausatemübungen als Vorbereitung und Erleichterung zum notwendigen Abhusten angewandt werden. Ergänzend ist zu "Atmung und Stimme" noch hinzuzufügen, daß das Verhältnis von Lösen und Spannen in der Atmung mit und ohne Phonation gerade konträr ist (Tabelle 1).

Tabelle 1. Relation von Spannen und Lösen in der Atmung ohne Phonation und mit Phonation

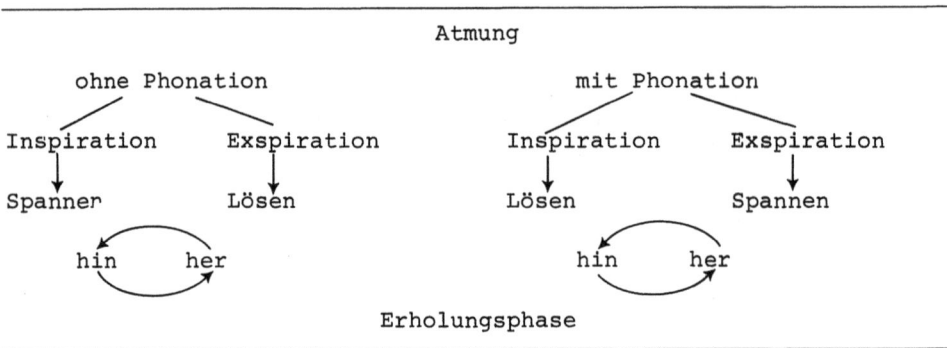

Das Abhusten muß bereits in der präoperativen Phase, unter Hinweis auf die postoperativ hinzukommenden Schmerzen, besonders genau und gründlich geübt werden.

Um eine optimale Sekretabgabe und Reinigung der Bronchien zu erzielen, sollen zuerst verschiedene vorbereitende Maßnahmen getroffen werden:

a) Die schon erwähnten <u>Ausatemübungen</u> unter Hinzufügung verschiedener Summübungen.
b) Wichtig ist die <u>Verflüssigung</u> des Sekretes mittels Inhalation von Kochsalzlösung; je nach Bedarf werden Sekretolytika, Bronchospasmolytika und - bei entzündlichen Prozessen - auch Antibiotika mitvernebelt und inhaliert.
c) <u>Mobilisierung</u> des Sekretes durch Drainagelagerungen und gezieltes Klopfen und Vibrieren des Thorax, das man sowohl manuell als auch maschinell durchführen kann. Bei Kindern und insbesondere bei Säuglingen wird die manuelle Thoraxvibration bevorzugt.
d) Die <u>Technik</u> des richtigen Hustens: Dazu soll der Patient durch die Nase einatmen, die Flanken weitstellen und dabei eine optimale Zwerchfellspannung erzielen. Unter Beibehaltung dieser Querverspannung wird zuerst die Hälfte der eingeatmeten Luft abgegeben und dann werden zum Hustenstoß die Bauchmuskeln von unten her angespannt. Wenn nötig, gibt die Physiotherapeutin oder der Patient selbst mit den Händen Bauchmuskelschutz am Unterbauch. Der Hustenreiz soll so lange wie möglich unterdrückt werden; erst wenn der Patient spürt, daß sich das Sekret löst, darf abgehustet werden.

Nach BARACH (<u>1</u>) ist beim Emphysempatienten ein Husten mäßiger Stärke nach einer tiefen Inspiration effektiver als einer mit exzessiver Kraft, der einen Bronchialverschluß herbeiführen kann.

Nach FRUHMANN (<u>9</u>) soll bei obstruktiven Atemstörungen in Exspirationsstellung, also bei tiefstehender Atemmittellage, gehustet und expektoriert werden.

Weitere Kapitel im Rahmen der speziellen präoperativen Atemschulung:

<u>1. Die Kontaktatmung:</u> Sie dient der gezielten Belüftung einzelner Lungenabschnitte. Durch das Auflegen der Handfläche auf bestimmte Thoraxabschnitte lenkt die Physiotherapeutin zuerst die Empfindung des Patienten in diesen Raum. Dann wird der Patient aufgefordert, die Luft vornehmlich dorthin strömen zu lassen, wo er die Auflagefläche der Hand auf der Brustkorbwand spürt. Es kann dabei auch ein leichter Führungswiderstand gegeben werden.

Die <u>gezielte abschnittweise Belüftung</u> ist besonders bei Patienten angebracht, die zu einer Segmentresektion, Lobektomie oder Pneumonektomie vorgesehen sind. Es werden dabei die Belüftung der <u>mittleren Thoraxsegmente</u>, die <u>Flankenatmung</u> mit Flachstellung der Rippen, die <u>abdominelle Basisatmung</u> und die Belüftung der <u>hinteren basalen</u> Lungenabschnitte geübt und dadurch die Eröffnung des ventralen, lateralen und dorsalen Sinus phrenicocostalis gefördert. Wenn der Patient diese Technik mit Hilfe der Atemtherapeutin erlernt hat, kann er sich die Atemführung später mit den eigenen Händen selbst geben.

<u>2. Verschiedene Haltungsübungen</u> können ebenfalls die Atmung positiv beeinflussen. Durch die gezielte <u>Aufrichtung der BWS</u> wird vornehmlich die Flankenatmung gefördert, durch die <u>Aufrichtung der LWS</u> die Basisatmung verbessert.

Praktische Beispiele:
Stehen mit leicht gegrätschten Beinen. Nun wird der Körper vom Becken her langsam aufgerichtet. Als Hilfe kann ein Sandsack auf den Kopf gelegt werden, wodurch die Streckung nach oben stimuliert wird.

Aus der gleichen Grundstellung wird nach dem Aufrichten der Körper in den Zehenstand gehoben und beide Arme nach oben gestreckt. Dadurch wird die Inspiration stimuliert und vertieft. In der Exspirationsphase werden Arme und Schultern locker fallengelassen.

Aus der Dehnung des ganzen Körpers, die durch die vorangegangenen
Übungen erzielt wurde, wird dann zum Rumpfseitbeugen und Rumpfdrehen,
zum Vor-Rück-Beugen und zum Rumpfkreisen mit im Nacken verschränkten
Händen übergeleitet.

Eine weitere Gruppe von Übungen soll besonders die Beweglichkeit von
Thorax und Schultergürtel verbessern und steigern. Es sind dies z. B.
Schulterkreisen, Armkreisen, Seitbeugen des Oberkörpers mit über den
Kopf greifen im Türkensitz oder im einseitigen Kniestand, Zurückfedern der in Schulterhöhe gehobenen Arme, das Eindrehen des Oberkörpers und das Aufdrehen in Bankstellung.

3. Rhythmus- und Schwungübungen dienen der Lockerung des gesamten Organismus und dem Erarbeiten des Eigenrhythmus.

Praktische Beispiele:
Rhythmisches Pendeln der Arme bei gebeugtem Rumpf vor und neben dem
Körper.

Schwingen der Arme mit oder ohne Keulen gleichsinnig und gegensinnig
vor und neben dem Körper.

Pendeln des ganzen Körpers im Stand um die Längsachse, auch in Kreisen oder Schleifen, mit Festhalten an den Ringen; anschließend Auspendeln in die "Mittellage".

Bei allen Übungen sollen beide Füße fest auf dem Boden stehen und der
Kontakt der Fußsohlen mit der Unterlage erfühlt werden. Das Körpergewicht soll gleichmäßig auf beide Fußsohlen verteilt sein. Die Atmung
schwingt immer automatisch und euton mit.

4. Dehnlagerungen und -übungen dienen der gezielten einseitigen Belüftung einer Lunge oder einzelner Lungenabschnitte. Durch dosierten
Zug an den Armen oder Führungswiderstand durch die Therapeutin wird
die Wirkung der Lagerung verstärkt.

5. Schüttelungen
Eine andere Möglichkeit, Thorax und Schultern zu mobilisieren, sind
gezielte Schüttelungen, die der Patient allerdings passiv über sich
ergehen lassen soll.

Praktische Beispiele:
Direkte Schüttelung des Brustkorbes von den Flanken aus.

Schüttelung der Arme einseitig oder beidseitig gegensinnig.

Gezieltes Schütteln einzelner Muskelgruppen wie M. trapecius oder M.
rhomboideus.

6. Vibrieren und Klopfen des Thorax zur Sekretmobilisierung nach entsprechender Sekretverflüssigung mit Hilfe apparativer Maßnahmen bzw.
Aerosoltherapie.

Zweck und Ziel atemtherapeutischer Methoden ist die Verbesserung der
Ventilation. Ausgehend von der Art der Ventilationsstörung wird ein
individuelles Behandlungsschema aufgestellt. Nach pathophysiologischen Gesichtspunkten lassen sich die Ventilationsstörungen in obstruktive, restriktive und kombinierte Formen einteilen. Zu den obstruktiven Lungenerkrankungen zählt z. B. das Asthma bronchiale, die
chronisch obstruktive Bronchitis und das obstruktive Emphysem. Alle
diese Krankheitsbilder können im Spätstadium in ihrer Symptomatik so

ähnlich sein, daß man sie nicht mehr differenzieren kann. Hier könnte man, wie FERLINZ (8) vorgeschlagen hat, den Begriff obstruktives Syndrom zur Vereinheitlichung der Nomenklatur gebrauchen. All diesen Erkrankungen liegen drei wesentliche, endobronchial gelegene pathogenetische Mechanismen zugrunde:
1. Hypersekretion und Dyskrinie.
2. Spasmus der glatten Bronchialmuskulatur.
3. Entzündliche hyperergische Schleimhautschwellung.

Ein exobronchialer Mechanismus, der zur Obstruktion führt, ist der exspiratorisch mechanische Bronchiolenkollaps als Folge eines destruktiven chronischen Lungenemphysems. In diesem Fall wird besonders Wert auf Ausatmungs- und Abhustschulung gelegt. Doch zurück zu den endobronchialen Mechanismen. Hier liegt das Hauptindikationsgebiet der Aerosoltherapie; je nachdem, welche der drei genannten Komponenten im Vordergrund steht, sind entsprechende Medikamente zum Einsatz zu bringen. Gewöhnlich steht zu wenig Zeit zur präoperativen Vorbereitung der Patienten zur Verfügung, um die bestmögliche Ausgangssituation für die nachfolgende Operation zu schaffen. Jedoch genügt in den meisten Fällen bereits eine auf wenige Tage beschränkte intensive atemtherapeutische Vorbereitung, um eine entscheidende Verbesserung der klinischen Symptomatik zu erreichen.

III. Apparative Methodik

Da gerade bei Bronchialobstruktionen das Eindringen der Aerosolpartikel in den Bronchialbaum über einen Düsenvernebler bei Spontanatmung stark vermindert ist, wird an unserer Klinik im Rahmen dieses Indikationsgebietes das Prinzip der Düsenverneblung bei inspiratorischer Überdruckbeatmung (IPPV) angewendet. Zu diesem Zweck stehen uns einfache, druckgesteuerte Respiratoren zur Verfügung, die entweder mit Preßluft allein oder auch mit Sauerstoffzusatz betrieben werden können. Es besteht die Möglichkeit, diese druckgesteuerten Respiratoren sowohl über Mundstück (mit oder ohne Nasenklemme, je nachdem wie geschult der Patient ist) oder über eine Maske anzuwenden. Die Indikationen zur intermittierenden Überdruckbeatmung sind aus Tabelle 2 zu ersehen.

Tabelle 2. Indikationen für die intermittierende Überdruckbeatmung im Rahmen der Atemtherapie

---

a) Prophylaxe - Therapie
   von Sekretretention (Atelektase)
   bessere Verteilung des Aerosols

b) instabiler Thorax

c) nach Thoraxoperationen

d) Lungenödem

Eine technische Besonderheit im Rahmen der positiven Überdruckbeatmung ist die Anwendung einer apneustic flowtime. Am Ende der Inspiration wird durch den durch den Vernebler geführten Flow das Ausatemventil verschlossen, so daß ein endinspiratorisches Plateau entsteht. Während dieser Verschlußzeit wird ein weiterer Gasstrom von 150 bis 200 ml/s durch den Vernebler geleitet (Abb. 4). Diese Plateauphase kann individuell und stufenlos zwischen 0,3 und 3 s, den Möglichkeiten des Patienten angepaßt, eingestellt werden. Der Vorteil dieser

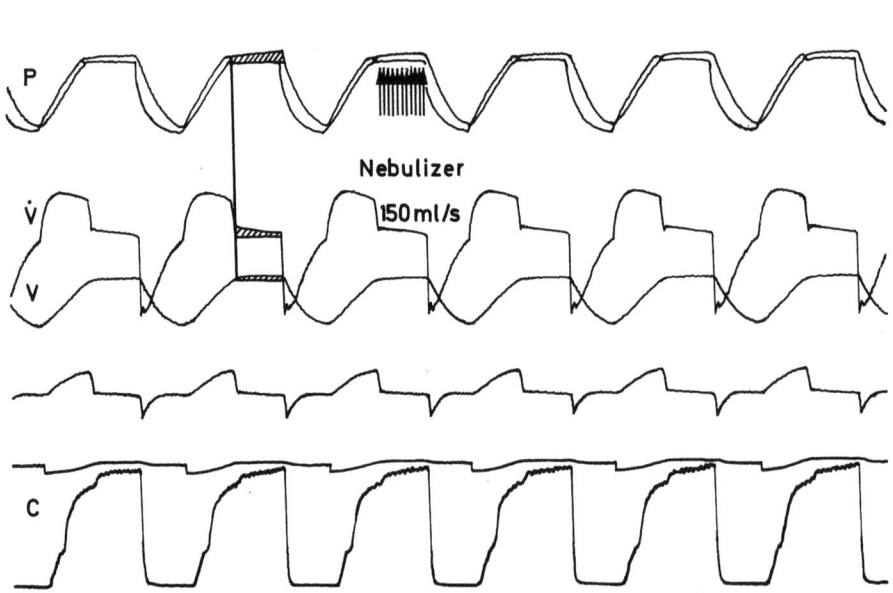

Abb. 4. Pneumotachographische Aufzeichnung am Lungenmodell mit dem Minibird: Plateauphase am Ende der Inspiration (Pfeile). Während dieser Zeitspanne von 0,3 - 3 s wird eine maximale Verneblerleistung gewährleistet

Vorrichtung liegt in einer verbesserten alveolären Verteilung, wodurch eine noch intensivere lokale Chemotherapie erreicht werden kann. Während der apneustic flowtime wird der erreichte Inspirationsdruck nur unwesentlich überschritten. Dies gelingt allerdings nur unter der Voraussetzung einer entsprechenden Schulung des Patienten. Entspannte Haltung und das Gefühl des "sich aufblasen lassen" sowie keine aktive Exspiration einzuleiten, sind Grundbedingungen.

Weitere apparative Zusatzhilfen im Rahmen der Atemtherapie sind die dosierte künstliche Totraumvergrößerung (DB) und die Kombination der positiven Überdruckbeatmung mit dem Totraum (IPPDB) (2). Die dosierte künstliche Totraumvergrößerung (Tabelle 3) nach GIEBEL (10, 11) funktioniert aufgrund der chemischen Steuerung des Atemzentrums. Durch Zunahme der arteriellen CO_2-Spannung erfolgt eine deutliche Ventilationssteigerung, jedoch - wie blutgasanalytische Untersuchungen zeigten - kommt es als unerwünschter Nebeneffekt zu einem Absinken des arteriellen Sauerstoffpartialdruckes. Da dies bei einer bestimmten Patientengruppe von wesentlichem Nachteil sein kann, wird prophylaktisch am distalen Ende des vorgeschalteten Totraumes eine Sauerstoffinsufflation durchgeführt. In dieser Form appliziert kommt es, wie unsere Untersuchungen zeigten, zu keiner Veränderung der Wirkung des Totraumes, also zu keinem Auswaschungseffekt (Abb. 5).

Die Kombination von beiden oben angeführten Methoden verbindet die Vorteile derselben in günstiger Weise. Wir haben den Effekt der positiven Überdruckbeatmung ohne den eventuell auftretenden Nebeneffekt einer Hypokapnie. Bei allen diesen Methoden ist aber auch auf die Gefahr einer zu hohen Sauerstoffkonzentration im Einatemgemisch hinzuweisen (15). Insbesondere wenn der Patient hyperventiliert und infolge-

Tabelle 3. Indikationen und Kontraindikationen zur dosierten künstlichen Totraumvergrößerung

---

Indikationen

a) Prophylaxe - Therapie von Sekretretention (Atelektase)

b) Pneumothorax

c) Pleuraergüsse

d) nach Lobektomie

Kontraindikationen

a) energetische Belastung

b) Globalinsuffizienz

c) instabiler Thorax

d) Lungenödem

---

dessen nach Absetzen des Gerätes zur Hypoventilation neigt, besteht die Gefahr von Resorptionsatelektasen.

Atemschulung und -gymnastik können individuell auf der Pflegestation und auch in Form einer Gruppentherapie im Turnsaal oder in der atemtherapeutischen Ambulanz durchgeführt werden. Desgleichen ist die Inhalationstherapie mit und ohne Respirator am Bett der Patienten oder in der Ambulanz vorzunehmen.

Eine exakte und umfassende Diagnostik der vorliegenden Erkrankung bzw. Verletzung und die Durchführung des sich daraus ergebenden Therapieplanes erfordert eine enge interdisziplinäre Zusammenarbeit mit dem Chirurgen, Internisten, Lungenphysiologen, des weiteren mit dem Immunpathologen, der experimentellen Abteilung und der psychosomatischen Medizin.

Die <u>Indikationsgebiete der Atemtherapie</u> beschränken sich nicht nur auf die prä- und postoperativen Phasen, sondern haben auch andere wichtige Anwendungsbereiche (Tabelle 4). Von wesentlicher Bedeutung ist, daß der pulmonale Risikopatient schon präoperativ mit den einzelnen Methoden der Atemtherapie vertraut gemacht werden muß, um in der postoperativen Phase das Gelernte entsprechend anwenden zu können. Gerade diesen Patienten muß eine durchgehende Betreuung von seiten des Atemtherapeuten zuteil werden, beginnend bei der Spitalaufnahme und fortgeführt auch nach der Entlassung im Sinne einer Rehabilitation. Darüber hinaus ist der psychische Faktor nicht außer acht zu lassen. Das bestehende Vertrauen zur Heilgymnastin, zum Atemtherapeuten, die Konfrontation mit bereits bekannten medizinischen Apparaten und das Wissen um so manche Unannehmlichkeit erleichtert dem Patienten in vielen Fällen die postoperative Zeit, speziell auf einer Intensivpflegeeinheit.

IV. Aerosoltherapie ([4], [18])

Sie richtet sich nach der Ätiologie der Krankheitsbilder (Tabelle 5). Liegen Schleimretentionen bzw. entzündliche Veränderungen ohne spastische Komponente oder einen Infekt vor, werden in der Hauptsache Sekretolytika angewendet. Hier stellt die Befeuchtung der Bronchialschleimhaut einen wesentlichen Aspekt in der Behandlung dar.

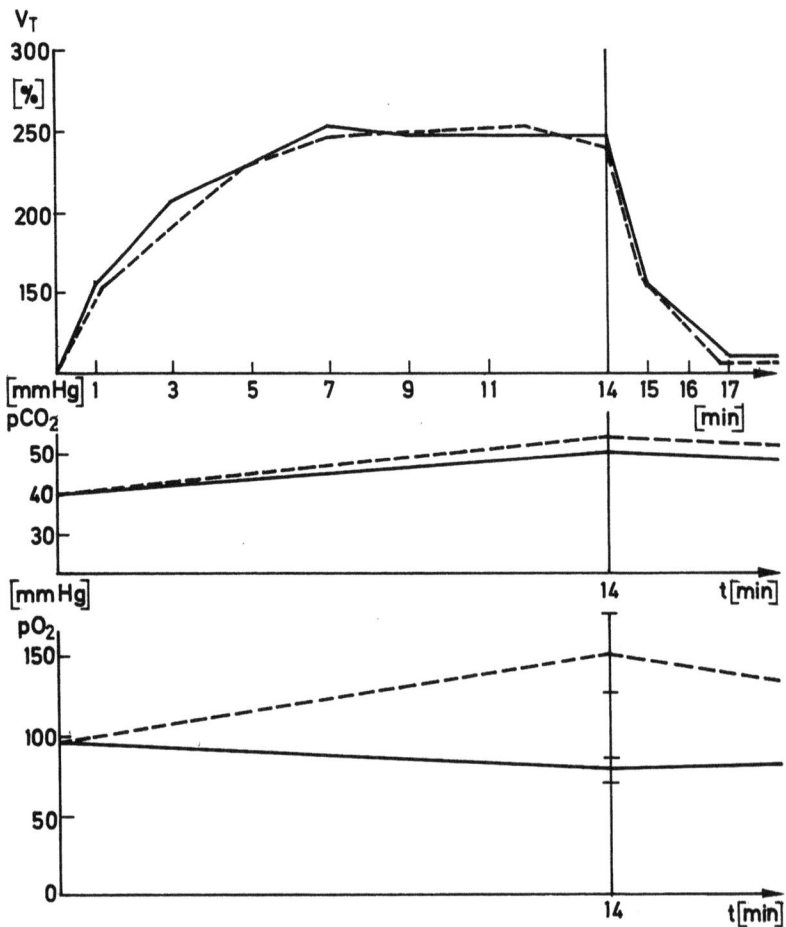

Abb. 5. Atemminutenvolumen und Atemfrequenz nach Vorschalten von 1.000 ml Totraum ohne und mit O_2-Insufflation am distalen Ende des Totraumes
——— DB 1.000 ml
- - - - - DB 1.000 ml + O_2

Als Medikamentengrundlage wird gewöhnlich physiologische Kochsalzlösung oder auch physiologische Kochsalzlösung mit Aqua dest. in einem Mischungsverhältnis 1:1 angewendet. N-Acetylcystein wirkt durch aktive chemische Spaltung der Disulfidbrücken an Mucoproteiden und Mucopolysacchariden. Der Zusatz von Bikarbonat zum Mischaerosol steigert die Wirkung, da eine optimale Aktivität nur bei einem pH von 7 bis 9 erzielt werden kann. Antibiotika hingegen sollen getrennt inhaliert werden, da sie durch N-Acetylcystein inaktiviert werden. Bromhexin wirkt sekretolytisch und sekretomotorisch und schließlich auch detergierend durch Herabsetzung der Oberflächenspannung des Schleims. Trypsin wird selten verwendet, ist aber besonders erfolgreich bei hochviskösem Bronchialsekret. Fast immer werden Sekretolytika gemeinsam mit Bronchodilatatoren inhaliert. Als solches wird

Tabelle 4. Indikationsgebiete der Atemtherapie

Prophylaxe	Therapie	Rehabilitation
1. Vorbereitung auf geplante Operationen 2. Postoperativ, insbesondere nach Eingriffen im Thoraxbereich und nach Thoraxtraumen	1. Behandlung von Operations- oder Verletzungsfolgen am respiratorischen System 2. Behandlung bronchopulmonaler Erkrankungen, obstruktiver, restriktiver oder kombinierter Formen 3. Behandlung bei Thorax- und Wirbelsäulendeformationen	1. Nach Erkrankungs- oder Verletzungsfolgen bzw. Operationen am respiratorischen System

aus der Stoffgruppe der Betasympathikomimetika die 0,025%ige Hexoprenalinsulfat-Inhalationslösung (Ipradol^R) in einer Dosierung von 0,5 bis 1 ml/Einzeldosis und aus der Stoffgruppe der Anticholinergika Ipratropiumbromid (Atrovent^R) angewendet. Im Gegensatz zu anderen Katecholaminen wie Alupent und Aludrin besitzt Hexoprenalinsulfat nur sehr geringe Nebenwirkungen auf den Kreislauf. Ipratropiumbromid besitzt eine vorwiegend bronchospasmolytische Wirksamkeit ([13], [19]) und zeichnet sich gegenüber Atropin besonders durch das Fehlen einer zentralanticholinergischen Wirkungskomponente aus (Hemmung der Speichel- und Magensekretion, Tachykardie, Mydriasis). Diese Nebenwirkungen würden erst bei einer mehr als 100fach höheren Dosierung auftreten. Zur Inhalation wird die Dosierung von 0,01 mg Atrovent^R benötigt. Dies leitet bereits über zum nächsten Indikationsgebiet, nämlich Erkrankungen der Bronchialschleimhaut, die mit einer spastischen Komponente einhergehen. In diesem Fall wird die Aerosoltherapie, wie schon erwähnt, mit einfachen druckgesteuerten Respiratoren durchgeführt ([12]). In speziellen Fällen kann diese broncholytische und sekretolytische Therapie auch unter entsprechendem Kortisonschutz enteral, peroral und auch per inhalationem durchgeführt werden. Sind die genannten Krankheitsbilder durch eine bakterielle Infektion kompliziert, so führt eine sowohl systematisch als auch lokal durchgeführte ([20]) Antibiotikatherapie in kurzer Zeit zu wesentlichen Erfolgen.

Meist sind Haemophilus influenzae und Pneumokokken für diese Infekte verantwortlich zu machen. Die Bedeutung von coliformen Keimen, Streptococcus pyogenes, Staphylococcus aureus, Pseudomonas aeruginosa ist fraglich. Haemophilus ist der am häufigsten im putriden Sputum anzutreffende Keim (Abb. 6). Eine entsprechende Antibiotikatherapie wird im Falle einer präoperativen Vorbereitung ohne bakteriologische Kontrolle begonnen. In der Literatur ([8], [14]) wird ja mehrfach auf die Schwierigkeit einer bakteriologischen Untersuchung des Sputums hingewiesen. Die bronchoskopische Absaugung bringt zwar die größte Sicherheit, daß das Material tatsächlich aus der Lunge stammt, sie wird jedoch nur in den seltensten Fällen zur Sputumgewinnung durchgeführt. Ebenso handelt es sich bei der Auswaschung des Sputums nach Mulder um eine relativ aufwendige Methode. Aufgrund der Kenntnisse der zumeist vorliegenden Keime wird an unserer Abteilung bevorzugt Gentamy-

Tabelle 5. Die am häufigsten angewendeten Medikamente zur Aerosoltherapie und deren Dosierung

Sekretolytika	Einzeldosis
Thyrosolvin^R-Aerosollösung	
Thyrotricin 0,20 g } ad 100 g Cetylpyridiniumchlorid 0,10 g }	1 - 2 ml
Mucomyst^R-Lösung 20 %	2 - 3 ml
N-Acetyl-L-Cystein 2 g in steriler wässriger Lösung	
Bisolvon^R-Lösung	3 ml
Bromhexinchlorid	
Trypsin 50 mg ad 10 ml	3 ml
Broncholytika	
Ipradol^R-Inhalationslösung 0,025 %	0,5 - 1 ml
Hexoprenalin-Dihydrochlorid	
Atrovent^R	0,01 mg
Ipratropiumbromid	
Kortison	
25 mg Prednisolon-Äquivalent/Einzeldosis	
Antibiotika	
Refobacin^R	
Gentamycin	40 - 80 mg

cin zur lokalen und systemischen Antibiotikatherapie angewendet. Zur gleichzeitigen parenteralen und lokalen Therapie werden 2mal 80 mg Refobacin^R i.m. und 2mal 40 mg bis 2mal 80 mg per inhalationem verabreicht. Besonders zur lokalen Chemotherapie ist eine intermittierende Überdruckbeatmung mit einem inspiratorischen Plateau geeignet.

Eine verbesserte Broncholyse bewirkt eine günstigere Verteilung des vernebelten Medikamentes. Deshalb wird der Patient angehalten, 10 min vor Beginn der Inhalation einen Bronchodilatator in Form eines Taschenaerosols zu applizieren. Die Verneblung der Antibiotika wird zweimal täglich durchgeführt. Ebenso zweimal täglich, aber unabhängig davon wird eine sekretolytische und broncholytische Therapie, wie schon besprochen, vorgenommen. Was die Resorption eines Antibiotikums über die Bronchialschleimhaut betrifft, wäre aufgrund der allgemein bekannten Tatsache der schlechten Resorptionsfähigkeit einiger Antibiotika auch hier folgende kritische Überlegung anzustellen: Derzeit laufende Untersuchungen an unserem Institut weisen höchst unterschiedliche Blutspiegelkurven nach der Anwendung von Gentamycin per Aerosol nach. Möglicherweise ist dies durch die entzündlichen Veränderungen der Bronchialschleimhaut und die damit verbundene vermehrte Vaskularisierung bedingt. Auf diese Weise könnten allerdings relativ

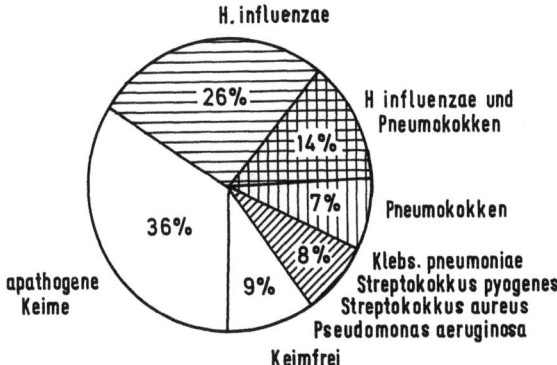

Abb. 6. Übersicht über die Keime im nach Mulder gewaschenen Sputum von 110 Bronchitikern: In 40 % aller Sputen waren Hämophilus influenzae, in 21 % aller Sputen Pneumokokken nachzuweisen. Bei 14 % des Gesamtkollektivs waren beide Keime im Sputum vorhanden. Die 36 % apathogenen Keime waren Neisseria catarrhalis und Streptococcus viridans (nach FERLINZ)

toxische Blutspiegelkurven erreicht werden. Entsprechende Kontrollen, vor allem der Nierenfunktion (Urea-N, Kreatinin), werden auf jeden Fall durchgeführt. Der Therapieerfolg wird gemessen
1. an der subjektiven und objektiven Verbesserung der klinischen Symptomatik,
2. an der makroskopischen Veränderung des Sputums,
3. an der Abnahme der Sputummenge und
4. an der Kontrolle der Vitalkapazität und des Einsekundenwertes (VC und FEV_1). In einzelnen Fällen kann es schon 24 h nach Beginn der Therapie zu einer entscheidenden Besserung der oben genannten Parameter kommen.

Die Organisation einer atemtherapeutischen Abteilung (Abb. 7) sowie die Aufstellung eines Therapieplanes ist Aufgabe des Atemtherapeuten. Die Ausführung und Anwendung atemtherapeutischer Maßnahmen obliegen den Heil- bzw. Atemgymnasten, die einer entsprechenden Schulung bedürfen. Eine größere Abteilung sollte auch mit einem Techniker bestückt sein. Es ist unbedingt anzustreben, daß dieser atemtherapeutischen Abteilung auch eine atemtherapeutische Ambulanz angeschlossen ist, wobei diese Ambulanz aus einem sogenannten Inhalatorium besteht und zum Zweck einer Gruppentherapie auch Zutritt zum Turnsaal haben muß. Die Patienten werden nach der Aufnahme auf der allgemeinen Pflegestation präoperativ bzw. präintensiv durch die Atemtherapie betreut. Die Betreuung wird natürlich unmittelbar postoperativ auf der Intensivbehandlungsstation fortgesetzt. Andere Patienten kommen direkt von zu Hause in die Klinik oder nach akuten Ereignissen auf die Intensivstation und werden sofort in den atemtherapeutischen Therapieplan aufgenommen. Darüber hinaus werden Patienten der allgemeinen Pflegestation im Bereich des gesamten Klinikums sowie rein ambulante Patienten mit chronischen Lungenerkrankungen in der Ambulanz für Atemtherapie betreut. Der Aufbau und die Organisation einer solchen aufwendigen Atemtherapie erschließt dem Beruf des Anästhesisten neue Möglichkeiten.

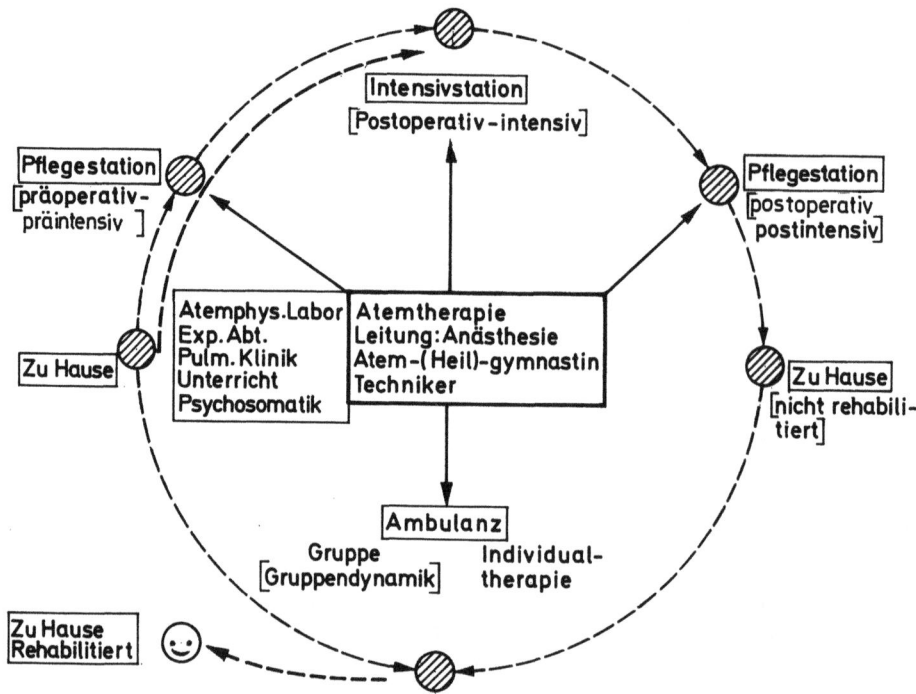

Abb. 7. Organisation einer atemtherapeutischen Abteilung

Literatur

1. BARACH, H. L., BECHERMANN, H. A., SEANOS, H. E.: Use for physical methods stimulating cough mechanismus in poliomyelitis, bronchial asthma, pulmonary emphysema and bronchiektasis. J. amer. med. Ass. 155, 1380 (1952).

2. BENZER, H., FITZAL, S., HAIDER, W., LACKNER, F., MUHAR, F., PAUSER, G., STÖGER, A.: Prae- und postoperative Atemtherapie. Anästh. Inform. 8, 303 (1973).

3. BENZER, H., FITZAL, S., STÖGER, A.: Methodik der Atemtherapie. In: Lehrbuch der Anaesthesiologie, Reanimation und Intensivtherapie (eds. R. FREY, W. HÜGIN, O. MAYRHOFER). 4. Auflage. Berlin-Heidelberg-New York: Springer 1976 (im Druck).

4. BENZER, H., BAUM, M., LACKNER, F.: Möglichkeiten der Medikamentenanwendung bei der Inhalationstherapie. In: Deutsche Gesellschaft für Anaesthesie und Wiederbelebung. Jahrestagung vom 23. - 26.11. 1972 in Hamburg (eds. P. LAWIN, U. MORR-STRATHMANN), p. 499. Berlin-Heidelberg-New York: Springer 1974.

5. COBLENZER, H.: Rhythmus und Stimmgebrauch. Atem 11, 1 (1969).

6. COBLENZER, H., MUHAR, F.: Die Phonationsatmung. Wien. klin. Wschr. 77, 945 (1965).

7. EDEL, H., KNAUTH, K.: Grundzüge der Atemtherapie. 2. Auflage. Dresden: Theodor Steinkopff-Verlag 1974.

8. FERLINZ, R.: Lungen- und Bronchialerkrankungen. Stuttgart: Thieme 1974.

9. FRUHMANN, G.: Physiologische und klinische Grundlagen für eine gezielte Atemtherapie. Krankengymnastik 20, 317 (1968).

10. GIEBEL, O.: Atemphysiologische Grundlagen zur Therapie mit dosierter künstlicher Totraumvergrößerung. Krankengymnastik 20, 321 (1968).

11. GIEBEL, O.: Über das Verhalten von Ventilation, Gasaustausch und Kreislauf bei Patienten mit normalem und gestörtem Gasaustausch unter künstlicher Totraumvergrößerung. Anaesthesiologie und Wiederbelebung, Bd. 41. Berlin-Heidelberg-New York: Springer 1969.

12. HERZOG, H., KOLLER, R.: Indikationen und Technik der Aerosoltherapie in der Langzeitbehandlung der chronischen Bronchitis. Med. Klin. 68, 1610 (1973).

13. KAIK, G.: Ganzkörperplethysmographische Untersuchungen über die bronchospasmolytische Wirkung von zwei Asthmakombinationspräparaten und Ipratropiumbromid. Wien. med. Wschr. 10, 127 (1976).

14. MULDER, J. R. S.: Haemophilus influenzae (Pfeiffer) as an ubiquitous cause of acute and chronical purulent bronchitis. Acta med. scand. 94, 98 (1938).

15. NOLTE, D.: Nutzen und Gefahren der Sauerstofftherapie bei chronischer Ateminsuffizienz. Wien. med. Wschr. 23, 325 (1976).

16. NYBOER, J.: Electrical Impedance Plethysmography, p. 161. Springfield: Charles Thomas 1970.

17. NYBOER, J.: Electrical Impedance Plethysmography, p. 174. Springfield: Charles Thomas 1970.

18. PICKROTH, G., GOTTSCHALK, B., BLAHA, H.: Aerosole in der Medizin. Z. Erkr. Atm. 139, 199 (1974).

19. POPPIUS, H., SALORIUNE, Y.: Comparative trial of a new anticholinergic bronchodilatator, SCH 1000, and Salbutamol in chronic bronchitis. Brit. med. J. 4, 134 (1973).

20. ULMER, W. T.: Antibiotika in der Behandlung der chronischen Bronchitis. Med. Klin. 68, 1617 (1973).

Pharmakologische Effekte und Wechselwirkungen von Prämedikations- und Narkosemitteln auf die Atmung

Von A. Doenicke und B. Grote

Beschränken wir das Thema auf die klinisch zu erfassenden und meßbaren Parameter "Ventilation und Blutgase", so könnten die pharmakologischen Effekte der in Frage kommenden Arzneimittel in Form tabellarischer Übersichten wiedergegeben werden. Dies ist jedoch kaum möglich, da folgende Überlegungen zu berücksichtigen sind:

1. Kaum eine Arbeitsgruppe hat die auf die Fragestellung hin zu besprechenden Pharmaka einheitlich unter gleichen Standardbedingungen untersucht. Es sind immer nur wenige Drogen unter gleichen Aspekten beurteilt worden.
2. Ergebnisse eines Patientenkollektivs sind aus Gründen einer möglichen Wechselwirkung, bedingt durch das Grundleiden der Patienten und durch eventuelle andere, vorher eingenommene Medikamente, mit Vorbehalt wiederzugeben.
3. Nicht nur die Wirkungen auf "Ventilation und Blutgase" sind zu erfassen, sondern es sollten auch Probleme der intrazellulären Atmung und Probleme der Sauerstoffversorgung des Gehirns angesprochen werden.

Die biologische Oxydation, insbesondere der Einfluß von Anästhetika auf die Atmungskette, wurde in den letzten Jahren auch von den Anästhesisten mit Aufmerksamkeit untersucht. Die Bedeutung der Atmungskette liegt darin, daß auf den einzelnen Stufen die freie Energie der Oxydation als chemische Energie abgefangen und in Form von ATP gespeichert werden kann. Der Träger der chemischen Energie ist das Adenosintriphosphat (ATP), und die Atmungskette ist mit der oxydativen Phosphorylierung, d. h. mit der Bildung von ATP aus ADP und organischem Phosphat, gekoppelt. Zur Bildung von 3 Mol ATP aus ADP und organischem Phosphat sind rund 21 kcal erforderlich. Wird viel chemische Energie (ATP) verbraucht, z. B. bei der Muskelarbeit, so entsteht als Spaltprodukt ADP, das die Atmung stimuliert; dabei wird es zu ATP rephosphoryliert.

Die Enzyme und Hilfssubstrate der Atmungskette sind in den inneren Membranen der Mitochondrien lokalisiert.

Daß die Barbiturate, z. B. Thiopental, Pentobarbital, Hexobarbital (67), und die Inhalationsanästhetika (Halothane, Enflurane) die Sauerstoffatmung der Leber hemmen, indem sie im Bereich der Flavoproteine total die Nicotinamid-adenin-dinucleotid·H-(NAD·H) Oxydation unterbinden, soll nur noch einmal ins Gedächtnis zurückgerufen werden (28, 34).

Neben der biologischen Oxydation in der Leber sind auch mögliche Veränderungen in der Sauerstoffversorgung des Gehirns erwähnenswert, denn der Sauerstoffbedarf des Gehirns ist im Vergleich mit anderen Organen groß. Unter physiologischen Bedingungen benötigen 100 g Hirngewebe pro Minute ca. 3,5 - 3,8 ml Sauerstoff. Die Sauerstoffaufnahmerate für das gesamte Hirngewebe beträgt ca. 50 ml/min. Dieser Wert entspricht etwa 15 - 20 % der in der gleichen Zeit unter Ruhebedingungen von der Lunge aufgenommenen Sauerstoffmenge.

Der zerebrale Sauerstoffverbrauch ist bei erhöhter Körpertemperatur, im Exzitationsstadium der Narkose und bei Krampfanfällen gesteigert, in Hypothermie, tiefer Narkose oder im Koma herabgesetzt. Der hohe Bedarf an Sauerstoff und Glukose bei fehlender Speichermöglichkeit im Gehirn erklärt die große Empfindlichkeit gegenüber Sauerstoffmangel und die Notwendigkeit einer starken und konstanten Hirndurchblutung.

Die wichtigsten Einflußgrößen für die zerebrale Durchblutung sind der CO_2- und der O_2-Druck im arteriellen Blut und Gewebe sowie der pH-Wert und die Kaliumkonzentration im Perivaskulärraum.

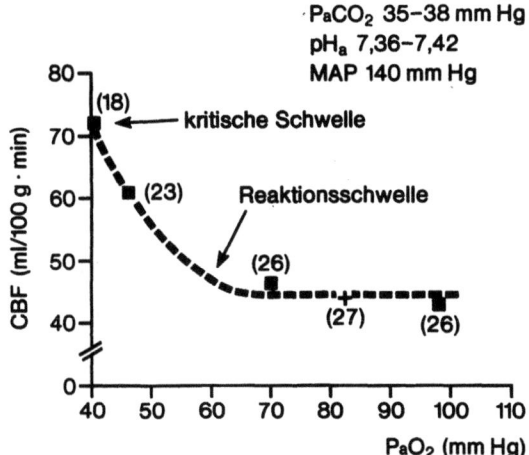

Abb. 1. Das Verhalten der Hirndurchblutung beim Hund unter den Bedingungen einer arteriellen Hypoxie und eines normalen Säure-Basen-Status im Blut. Die gleichzeitig im gemischt venösen Blut des Gehirns gemessenen O_2-Drucke sind in Klammern hinzugefügt. Der durch ein Kreuz markierte Wert wurde am Ende des Versuches nach Wiederherstellung einer arteriellen Normoxie bestimmt (CBF = cerebral blood flow; P_aCO_2 = arterieller CO_2-Druck; pH_a = arterieller pH-Wert; MAP = mittlerer arterieller Blutdruck; P_aO_2 = arterieller Sauerstoffdruck)

Die Erniedrigung des O_2-Druckes im arteriellen Blut führt zu einer Durchblutungssteigerung im Gehirn, sobald Werte zwischen 50 und 60 mm Hg erreicht oder unterschritten werden (Abb. 1). Vergleichbare Veränderungen der zerebralen Durchblutung können nach Herabsetzung des Hb-Gehaltes im Blut, nach Senkung des arteriellen Mitteldruckes oder partieller Hirnischämie beobachtet werden. Eine Senkung des Blutdruckes übt innerhalb weiter Bereiche keinen Einfluß auf die Hirndurchblutung aus. Erst bei Unterschreiten eines kritischen Blutdruckwertes (unter 50 mm Hg), der sogenannten Autoregulationsschwelle, tritt ein steiler Abfall der Durchblutungswerte auf.

Das wesentlichste Ziel einer Prämedikation ist die "Sedierung" oder Anxiolyse. Obwohl die notwendige individuelle Dosis oft nur unbefriedigend zu treffen ist, haben sich in den meisten Zentren Standardgaben aus einer oder mehreren Substanzgruppen durchgesetzt: Vagolytika, Tranquilizer, Hypnotika, (Barbiturate), Neuroleptika, Analgetika, Antiemetika und Antihistaminika. Soweit diese Substanzen eingehend untersucht wurden, standen Sedierung und Nebenwirkungen auf Kreislauf, Atmung und postoperatives Erbrechen im Vordergrund des Interesses.

Am meisten ist über die atemdepressorische Wirkung potenter Analgetika bekannt, zumal sich mit jeder neuen Substanz die Hoffnung verband, die unerwünschte depressive Beeinflussung der Atemregulation zu vermindern. Die Wertungen sind oft entgegengesetzt oder die Beeinträchtigung wird als unbedeutend angesehen. Das liegt nur teilweise an Dosisunterschieden, da die äquianalgetischen Dosen annähernd bekannt sind. Genauere Ergebnisse sind nur mit Blutgasmessungen oder der CO_2-Rückatmungstechnik zu erwarten.

Von den eigentlichen Atemreizen Hypoxie, metabolische Azidose und Hyperkapnie kommt dem arteriellen PCO_2 die größte Bedeutung zu. Auf kräftige CO_2-Stimuli reagiert das Atemzentrum mit Hyperventilation. Unter dem Einfluß von Narkotika und Analgetika ist diese Reaktion abgeschwächt oder aufgehoben. Dieser Zustand wird als zentrale Atemdepression bezeichnet.

Wenig bekannt ist, daß es 20 - 30 min nach intramuskulärer Injektion von Atropin oder Scopolamin (0,5 mg) zu einer Erhöhung des Totraums um 25 % kommen kann. Durch eine reaktive Vergrößerung des Atemminutenvolumens, vorwiegend durch Erhöhung der Frequenz, konnten keine Blutgasveränderungen festgestellt werden (61, 68). Dieser Effekt wird durch Lageveränderungen nicht beeinflußt, sondern muß als Ausdruck der cholinerg-blockierenden Wirkung mit nachfolgender Relaxierung der glatten Muskulatur des Bronchialbaumes angesehen werden.

An der atemdepressorischen Wirkung von Morphin und morphinartigen Analgetika besteht kein Zweifel. Uneinigkeit und Verwirrung herrscht in der Frage, ob es für verschiedene Substanzen graduelle Unterschiede gibt.

Die Atmung wird mit zunehmender Schlaftiefe flacher und führt zu veränderter Reaktion auf CO_2-Reiz (1, 3). FORREST und BELLVILLE beobachteten eine beträchtliche Veränderung der CO_2-Antwortkurve nach 12 mg Morphin und Schlaf gegen Morphin bzw. Schlaf allein (22). Dies mag erklären, warum Risikopatienten einmal eine Dosis gut tolerieren, ein anderes Mal aber, wenn sie einschlafen, eine deutliche Atemdepression zeigen. In diesem Zusammenhang muß auf die zusätzliche Sedierung durch andere Pharmaka geachtet werden.

Von der Benzodiazepingruppe werden häufig Diazepam und neuerdings auch Flunitrazepam benutzt. DUNDEE et al. (18) kommen nach einer Auswertung von 2.200 Patienten mit verschiedener Prämedikation zu dem Schluß, daß Diazepam allen Opiaten überlegen sei. Einige Untersucher haben eine leichte Atemdepression nach Diazepam festgestellt (5, 9). Bei Asthmatikern wurde in den meisten Fällen nach 5 mg i.v. Dyspnoe beobachtet. Dennoch kam es nicht zu nennenswerten Veränderungen bei Messungen von forcierter Exspiration und Atemwegswiderstand (35), ebenso nicht nach 0,11 mg/kg i.v. (6). PEARCE (56, 57) beobachtete nach 0,3 mg/kg Diazepam während Spinalanästhesie bei älteren Patienten keine Änderung des PCO_2, MATTHEW et al. (52) sahen bei 27 Fällen von Nitrazepam-Überdosierung keine Atemdepression.

Ist eine Analgesie durch die Prämedikation erwünscht, sollte auf Diazepam als Zusatz verzichtet werden, da unter diesen Bedingungen Atemdepressionen bis zur Apnoe beobachtet wurden (37, 42, 69).

Nach einer Prämedikation mit 10 mg Diazepam und 100 mg Pethidin führten 1,5 mg/kg Methohexital öfters zur Apnoe, die Kombination wurde deswegen von DUNDEE et al. (17) wesentlich toxischer eingestuft als Diazepam allein.

Möglicherweise schneidet Benzoctamin - ein neuer Tranquilizertyp - noch günstiger ab (30, 73). GOODWIN et al. fanden bei Intensivpatienten mit erhöhtem PCO_2 etwas günstigere Blutgaswerte nach Benzoctamine als nach Diazepam (Abb. 2).

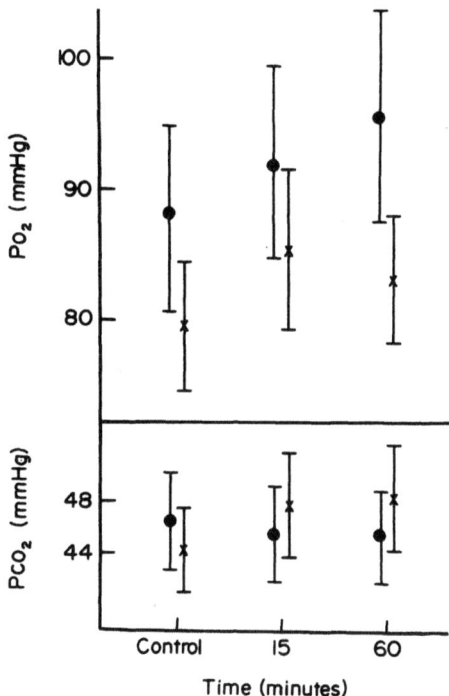

Abb. 2. Die Wirkung von Benzoctamine (●) oder Diazepam (x) bei 18 Patienten mit initialem PCO_2 von 45 mm Hg oder darüber (30)

Phenothiazinderivate haben in klinischen Dosierungen praktisch keinen Einfluß auf die Atmung (19, 50). Werden sie zusammen mit Analgetika verabreicht, kommt es zu einer deutlichen Atemdepression (41) (Abb. 3).

Daß Barbiturate in entsprechender Dosierung eine Atemdepression verursachen können, ist allgemein bekannt. GOLD et al. (29) schlossen aus Untersuchungen an neun Patienten mit chronischer Bronchitis, daß es nach 100 mg Pentobarbital zu erheblichen Komplikationen kommen kann. Vor kurzem machten HIRSHMAN et al. (40) eine interessante Beobachtung. Fünf gesunde Versuchspersonen zeigten 30 - 90 min nach 2 mg/kg KG Pentobarbital eine signifikante Verminderung der Reaktion auf Hypoxie, während bei gleichaltrigen Sportlern keine Veränderung eintrat (Abb. 4).

Große Meinungsverschiedenheiten gibt es bei der Frage, ob es morphinartige Analgetika gibt, die nur geringen oder gar keinen Einfluß auf die Atmung haben. In diesem Zusammenhang richteten sich besondere Erwartungen auf Pentazocin und Fentanyl[R]. Beide Substanzen scheinen

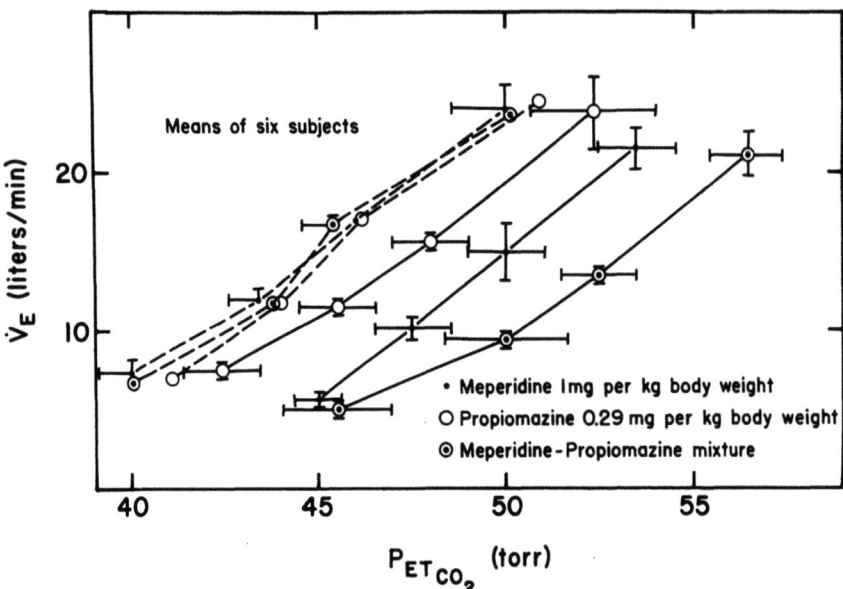

Abb. 3. Ventilatory responses to carbon dioxide before (interrupted line) and after meperidine and propiomazine, alone or in combination (41)

kürzer wirksam und damit besser steuerbar zu sein als die klassischen Morphinderivate. Pentazocin hat außerdem eine geringe morphinantagonistische Wirkung. Beim Vergleich äquianalgetischer Dosen von 20 - 30 mg Pentazocin, 15 mg Piritramid, 100 mg Pethidin und 10 - 15 mg Morphin (jeweils für 70 kg KG) macht Pentazocin eine Atemdepression gleichen Ausmaßes wie die anderen genannten Analgetika (27, 36, 44, 60, 74).

Auch für Pentazocin gilt, daß bei Zugabe anderer Substanzen die atemdepressorische Wirkung verstärkt wird. Hydroxyzin (Masmoran^R) allein (100 mg) bleibt ohne Wirkung, Hydroxyzin und Pentazocin (30 mg) führen zu einer deutlichen Verschiebung der CO_2-Antwortkurve (25, 26, 59) (Abb. 5).

Die atemdepressorische Wirkung von 0,1 mg Fentanyl^R ist der von 10 mg Morphin vergleichbar und erstreckt sich in ihrer maximalen Wirkung über 30 - 60 min nach einer i.m. Injektion (8, 64).

Nicht nach Droperidol allein, aber bei Zugabe von Fentanyl^R als Thalamonal^R oder mit Phenoperidin kam es öfters zur Apnoe nach Narkoseeinleitung (10, 45, 53). 10 min nach i.v. Injektion von 2 - 3,5 ml Thalamonal^R (je nach der körperlichen Verfassung des Patienten) bei Herzkatheteruntersuchungen kam es nur zu mäßigem Anstieg des PCO_2, die PO_2-Werte fielen im Schnitt von 76 auf 57 mm Hg, im Extremfall auf 38 mm Hg (71), daher speziell Vorsicht bei Patienten mit Herzfehlern.

Wie man am Beispiel des Pethidin sieht (Abb. 6), gehen die Wirkungen und Nebenwirkungen dem Blutspiegel parallel (51). Entsprechende Befunde wurden auch für Pentazocin erhoben (2, 4).

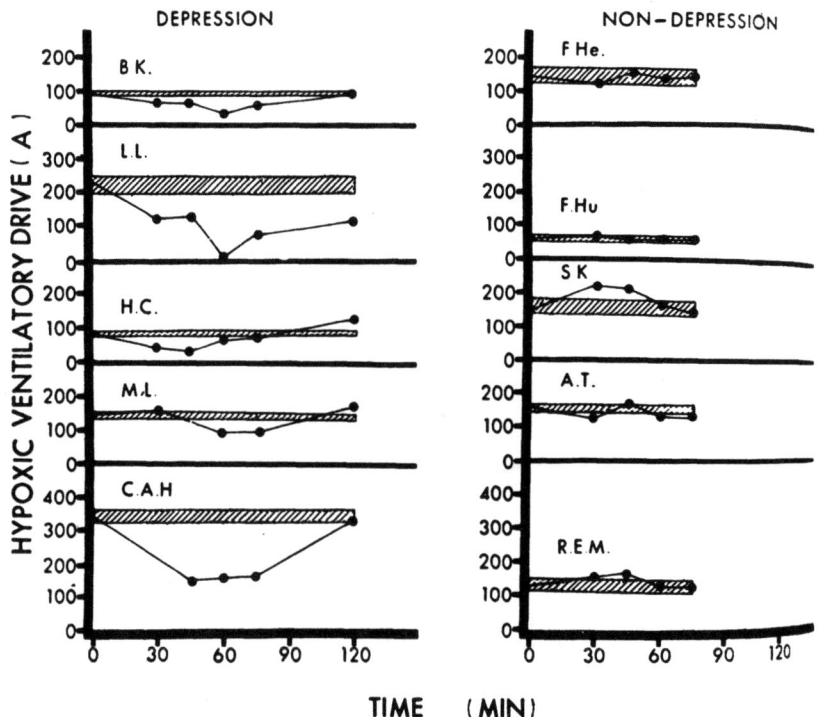

Abb. 4. The ventilatory response to hypoxia following the administration of pentobarbitone in 10 subjects. The "hatched" area represents the two control values. The results indicate a marked depression of this response in five subjects (30 - 50 %) and no change in five subjects (40)

Es gibt Hinweise dafür, daß bei erneuter Applikation die Atemdepression durch Pentazocin geringer ausfällt als bei Pethidin oder Piritramid (11, 12, 74). Das liegt nicht an der geringeren Atemdepression per se, sondern an der gegenüber anderen Analgetika kürzeren Wirkung. Dennoch mag das nicht uneingeschränkt gelten, wie zwei Fallberichte von RIGAS mit schwerster Atemdepression nach Pentazocin zeigen (63).

Nach dem heutigen Stand unseres Wissens scheinen Pentazocin und FentanylR gewisse Vorteile gegenüber anderen potenten Analgetika zu bieten. Diese Vorteile büßt Pentazocin jedoch als Analgetikum zur Prämedikation wieder ein, da nach den Untersuchungen von KUBICKI der bewußt gewünschte hypnotische Effekt von FentanylR (z. B. bei der NLA) aufgehoben wird (48).

Antagonisten

Frühere Berichte, daß die klassischen "Morphinantagonisten", Laevallorphan und Nalorphin, die atemdepressorische Wirkung von morphinartigen Analgetika effektiv aufheben können, haben sich nicht bestätigt. Beide haben nur geringe antagonistische Potenz und können die analgetische Wirkung von Morphin teilweise aufheben. Sie haben aber auch eigene analgetische und deutliche atemdepressorische Potenz. Der atem-

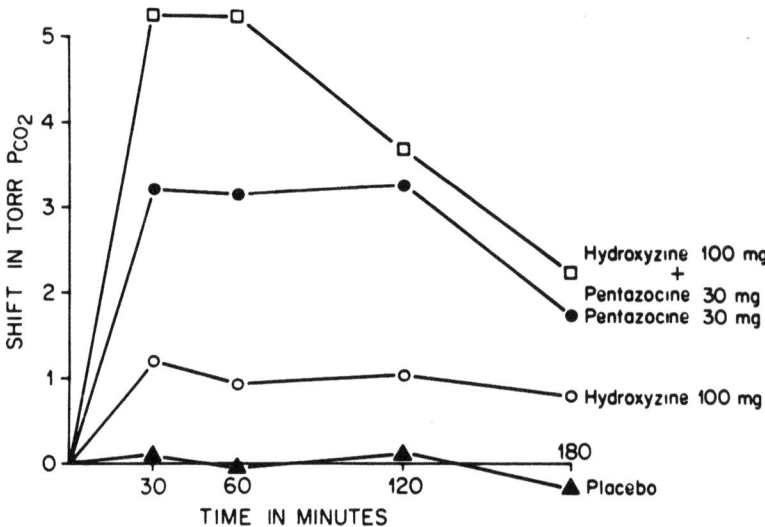

Abb. 5. The mean shift in the respiratory response curve (measured at 20 l/min) is plotted versus time for each of the four medications studied. Note that the effect of hydroxyzine plus pentazocine is greater than the effect of either drug alone (25)

verbessernde Effekt dauert nur einige Minuten und geht dann in eine lange Atemdepression über, die stärker ausgeprägt ist als vor Injektion des sogenannten Antagonisten (64). Beim Versuch, die schwere Atemdepression nach 100 mg Morphin bei einem Patienten mit chronischem Nierenversagen mit Laevallorphan aufzuheben, dauerte der Erfolg nur 10 min. Anschließend fiel der Patient in ein drei Tage anhaltendes Koma (54).

Naloxon, ein N-allylderivat von Oxymorphin, ist ein sicherer und brauchbarer Morphinantagonist. Wie Morphin wird es bevorzugt im Corpus striatum gefunden (58), wo sich noch nicht näher identifizierte Rezeptorstrukturen befinden müssen. Die Blut-Hirn-Schranke vermag es 8- bis 10mal schneller als Morphin zu überwinden (21) und entsprechend schnell tritt die Wirkung ein (43). Selbst bei einer Dosis, die 10mal über der klinisch empfohlenen von 0,4 mg/70 kg KG liegt, fanden EVANS et al. (20) keine Hinweise auf eine Atemdepression. Allerdings kann es zu einer leichten Verminderung der Analgesie und zu Herz-Kreislauf-Veränderungen kommen. In dieser Hinsicht scheint Doxapram, ein potentes Atemanaleptikum, das die peripheren Chemorezeptoren reizt, Vorteile zu bieten (26, 31, 32).

Alle heute gebräuchlichen intravenösen Narkotika verursachen eine Atemdepression. Mit Ausnahme von Propanidid und Etomidate kommt es meist 30 - 60 s nach der Injektion in vielen Fällen zu einer Apnoe, gefolgt von Hyperventilation bei vermindertem Atemzugvolumen. Diese Phase dauert 2 - 3 min. Während die PCO_2-Werte sich kaum verändern, liegt der PO_2-Abfall zwischen 10 und 20 mm Hg. Die Apnoe tritt häufiger auf bei Schußinjektion, Erhöhung der Dosis und Prämedikation mit Tranquilizern oder Morphinderivaten (7, 16, 33, 38, 47, 62, 65, 66, 70).

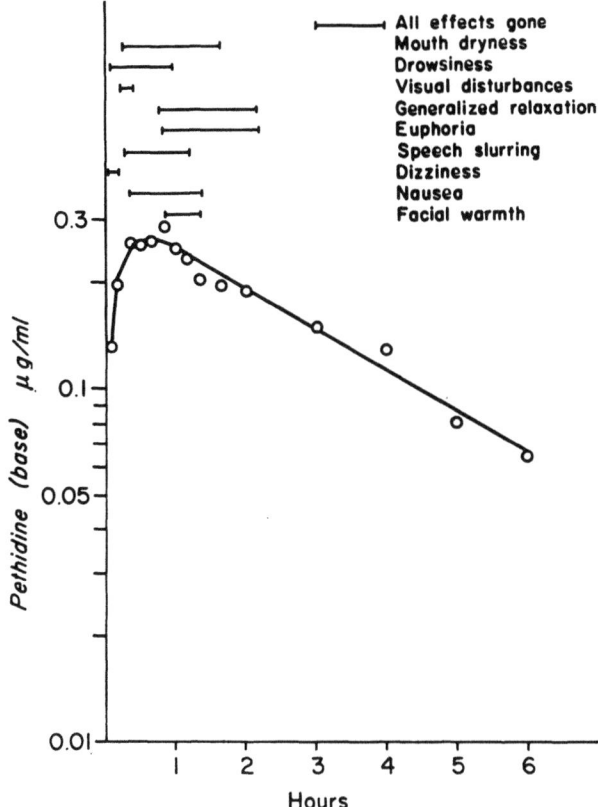

Abb. 6. Relationship between plasma concentrations of pethidine and subjective effects reported by unpremedicated volunteer subjects (Pethidine hydrochloride 100 mg; gluteal injection) (51)

HIRSHMAN et al. (39) konnten an Hunden zeigen, daß die Reaktion des Atemzentrums auf $\overline{CO_2}$ unter Thiopental, Pentobarbital und Ketamin vermindert war. Nach Ketamin fiel die Atemdepression auf Hypoxie bei Isokapnie geringer aus als für die Barbiturate.

Die Reaktion auf Hyperkapnie bei Hypoxie war durch Ketamin im Gegensatz zu den Barbituraten nicht beeinträchtigt. Ketamin mag von Vorteil sein bei Patienten mit Bronchokonstriktion, da es einen relaxierenden Effekt auf die Bronchialmuskulatur hat. Diese Wirkung entsteht durch eine unspezifische Beeinflussung der Muskelmembran, möglicherweise potenziert durch die unter Ketamin erhöhten Katecholaminspiegel.

Die Reaktion auf Hypoxie stellt unter Ruhebedingungen nur einen geringen Anteil am Atemantrieb dar, da das Atemzentrum stärker auf PCO_2-Erhöhung reagiert. Die Abnahme der Ventilation unter reiner O_2-Atmung wird dadurch im Normbereich gehalten. Wird aber der Schwellenwert der peripheren Chemorezeptoren für den Hypoxiereiz durch Voratmung mit reinem Sauerstoff erhöht, kommt es zu einer verlängerten Apnoe nach 4,5 mg/kg Thiopental (24). Vorgabe von reinem Sauerstoff erhöht zwar die Toleranz für eine verlängerte Apnoe und führt nur zu geringer Abnahme des PCO_2, andererseits wird dadurch die sonst nur kurze Apnoe nach Thiopental verlängert.

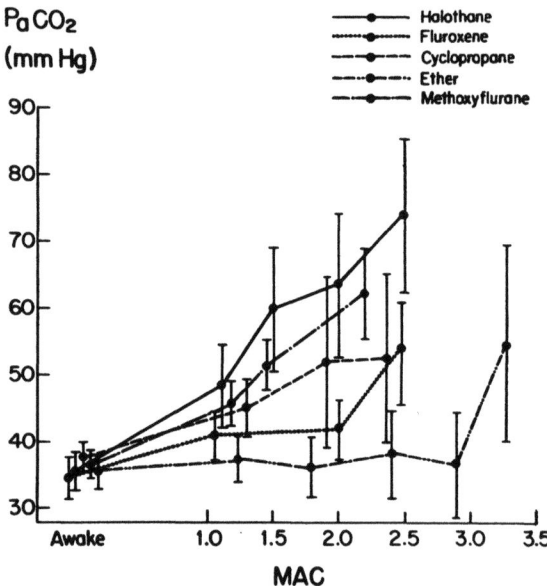

Abb. 7. Comparison of mean P_aCO_2 values in this study of patients anesthetized with ether or methoxyflurane with values reported by MUNSON et al. (55) for patients anesthetized with halothane, fluroxene or cyclopropane. All values were obtained during resting, spontaneous ventilation, awake and at multiples of MAC

Inhalationsnarkotika haben mit steigendem MAC-Wert einen negativen Einfluß auf die Atmung (Abb. 7). Immerhin bestehen bei äquinarkotischen Dosen deutliche Unterschiede. Das Atemzugvolumen ist ein guter Hinweis für die Narkosetiefe, nicht hingegen die Atemfrequenz. Sie nimmt in allen Fällen zu, bleibt aber für Cyclopropan, Methoxyfluran, Ethrane und Forane über einen größeren Bereich nahezu gleich. Eine Sonderstellung nimmt Äther ein, da es erst ab 2,9 MAC zu einem Anstieg des PCO_2 kommt (16, 23, 49, 55). Stimulierung durch die Operation spielt keine Rolle, da sie z. B. in Halothannarkosen nur zu einer Senkung des PCO_2 um 5 mm Hg führte (55). In der postoperativen Phase sollte man erst von einer Atemdepression bei einer inadäquaten oder ausbleibenden Reaktion 15 min nach Narkoseende sprechen.

Am häufigsten mag es sich dabei um einen Zustand von Restkurarisierung handeln. Bei ungenügender Antagonisierung können wegen der kurzen Wirkungszeit von Neostigmin Symptome einer Relaxierung wieder auftreten. 60 - 70 % der Rezeptoren müssen besetzt sein, damit es zu einer verminderten Einzelzuckungsreaktion kommt. Durch die verstärkte Atemarbeit in der postoperativen Phase kann diese Teilblockierung klinisch manifest werden. Die Muskelrelaxantien sind die einzige in der Anästhesie verwendete Stoffgruppe, deren Wirkungsende durch die Ausscheidung über die Niere mitbestimmt wird. Bei vorsichtiger Dosierung führt dies bei den meisten nichtdepolarisierenden Substanzen nicht zu einer verlängerten Wirkung. Das gilt nicht für Gallamin, das praktisch vollständig über die Niere eliminiert wird. Besondere Verhältnisse liegen für Suxamethonium vor, da es im Falle von genetischen Varianten zu einer erheblich verzögerten Metabolisierung durch eine atypische Cholinesterase kommen kann (14). Die Wirkung von Curare wird durch Azidose verstärkt, während sich die anderen Relaxantien umgekehrt verhalten. Eine erhebliche Verlängerung der Wirkung wurde auch bei gleichzeitiger Applikation gewisser Antibiotika beobachtet. Die Aufhebung dieser Blockade gelingt nur in der Neomycingruppe durch hohe Kalziumgaben, während sie für die Polymyxin- und Colistingruppe unsicher ist oder ausbleibt.

Auf die Problematik einer Wechselwirkung verschiedener Pharmaka sowohl während der Narkoseeinleitung als auch nach der Anästhesie wurde von uns verschiedentlich hingewiesen (13).

Stichwortartig einige Besonderheiten:
1. Abhängigkeit der Proteinbindung von der Injektionsgeschwindigkeit,
2. Beziehung zwischen pH und dem proteingebundenen Pharmakonanteil (13),
3. Vermeidung möglichst vieler Arzneimittel, da kompetitive Wechselwirkungen zwischen den Medikamenten möglich sind.

Werden diese pharmakologischen Erkenntnisse nicht beachtet, sind verstärkte Wirkungen zu erwarten, die bei den potenten i.v. Hypnotika und Narkotika zu verhängnisvollen Überdosierungserscheinungen und somit zu einer Verlängerung der Anästhesie oder aber auch zu Veränderungen der Atemfunktion führen können.

Am folgenden Ergebnis einer klinisch-experimentellen Untersuchung soll gezeigt werden, wie leicht in der postnarkotischen Phase Wechselwirkungen zu unerwarteten Reaktionen führen können.

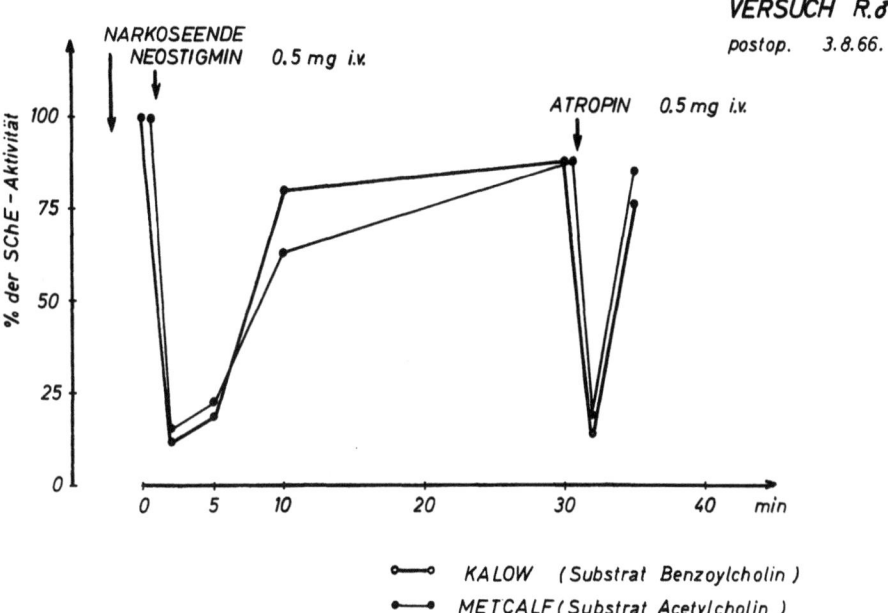

Abb. 8. Verhalten der Pseudocholinesterasekonzentration nach Injektion von Neostigmin und Atropin

Auf die Injektion von Neostigmin beim Ausleiten einer Narkose folgt
ein sehr starker Abfall der Pseudocholinesterase (PChE) und alsbald
ein ebenso rascher Wiederanstieg der Enzymaktivität. Injiziert man
nunmehr Atropin, so erfolgt erneut eine starke, ebenfalls kurze Blok-
kierung der PChE. Die Atropininjektion wirkt wie eine zweite Injektion von Neostigmin (Abb. 8). Das Ergebnis einer kurzzeitigen Hemmung
der PChE nach Neostigmin und Atropin am Ende einer Narkose wirft eine Reihe von Fragen auf. Wir versuchen dieses Phänomen mit der Eiweißbindung zu deuten. Allgemein gilt: Bei gleichzeitiger Verabreichung mehrerer Arzneimittel, die proteinbindungsfähig sind, wird je-
ne Substanz mit der größten Affinität zum Protein zuerst gebunden.
Gibt man diese Substanz zuletzt, so verdrängt sie die anderen aus der
Proteinbindung. Als Folge davon liegen einige Pharmaka dann in unverhältnismäßig hoher Konzentration in freier Form vor und entfalten eine entsprechend stärkere Wirkung (72). KNOLL et al. (46) konnten z.
B. zeigen, daß die analgetische Wirkung von Morphin durch eine Reihe
anderer Stoffe, die selbst nicht analgetisch wirken (z. B. auch Neostigmin und Atropin), gesteigert werden kann. Es gelang ihnen nachzuweisen, daß diese Stoffe einen Teil der proteingebundenen Morphin-
moleküle von den Serumproteinen verdrängen, so daß diese nunmehr effektiv in Erscheinung treten. In Analogie dazu ist es denkbar, daß
gegen Ende der Narkose die im Blut kreisenden Narkotika (z. B. Barbiturate, Inhalationsanästhetika) einen großen Teil der Serumproteine
noch besetzt halten, so daß die Bindungskapazität der Serumeiweißkör-
per größtenteils erschöpft ist. Die Cholinesterase ist demnach uneingeschränkt der Wirkung des Hemmers ausgesetzt, was zu der starken
Blockierung der PChE führt. Entsprechend der hohen Konzentration des
Enzym-Inhibitor-Komplexes erfolgt nun die Spaltung des Hemmstoffes und
die Reaktivierung des Enzyms ebenfalls rasch (steiler Anstieg). Die
nachfolgende Injektion von Atropin könnte durch kompetitive Verdrängung von den Eiweißmolekülen nochmals proteingebundenes Neostigmin
freisetzen und zu dem erneuten starken Abfall der PChE-Aktivität führen. Der rasche Anstieg wäre auch diesmal mit der raschen Spaltung
infolge der hohen Konzentration des Enzym-Inhibitor-Komplexes zu erklären. Atropin, therapeutisch als Antidot zu Neostigmin angewandt,
imponiert im Experiment mit der PChE paradoxerweise wie eine erneute
Neostigmininjektion.

Für die postoperative Schmerzbekämpfung gilt das schon früher Gesagte.
Die stärkste Schmerzreaktion wird allgemein nach Oberbauch- und Tho-
raxeingriffen beobachtet. Die dadurch bedingte Schonhaltung mit eingeschränkter Vitalkapazität und mangelnder Bereitschaft zum Abhusten
und zur Physiotherapie kann als periphere Atemdepression bezeichnet
werden. Auf eine Schmerzbekämpfung kann natürlich nicht verzichtet
werden, zumal einige Autoren auf eine positive Beziehung zwischen
ausreichender Analgesie und Verminderung postoperativer Lungenkomplikationen hinweisen. Da die Schmerzempfindung durch die subjektive
Verfassung wesentlich mitbestimmt wird, haben verschiedene Autoren
einen deutlichen analgetikasparenden Effekt durch die gleichzeitige
Gabe von Sedativa beobachtet. Bei der Applikation von Analgetika sollte beachtet werden, daß besonders bei den klassischen Morphinderivaten die analgetische Wirkung bereits nachläßt, wenn die Atemdepression noch andauert. Für ausreichende Intervalle muß daher gesorgt
werden.

Zusammenfassung

Alle analgetisch wirksamen Medikamente beeinflussen die Atmung. Pentazocin ist für die Prämedikation ungeeignet, da es die schlafindu-
zierende Wirkung, z. B. von FentanylR, verringert; in der postnarko-

tischen Phase bietet es Vorteile. Ein Wechsel mit dem kreislaufschonenden und potenten Analgetikum Piritramid ist günstig. Jede Substanz
- ob intravenöses Hypnotikum, Inhalationsanästhetikum oder Relaxans -
zeigt in Kombination mit einem anderen Pharmakon stärkere Wirkungen,
die immer auch die Atmung beeinflussen. Hieraus resultiert die Forderung, in der Anästhesie und in der prä- und postoperativen Phase mit
möglichst wenigen, jedoch gezielt wirkenden Pharmaka auszukommen, damit Wechselwirkungen mit unvorhersehbaren Folgen möglichst vermieden
werden können.

Literatur

1. BELLVILLE, J. W., HOWLAND, W. S., SEED, J. C., HOODE, R. W.: The effect of sleep on the respiratory response to carbon dioxide. Anesthesiology 20, 628 (1959).

2. BERKOWITZ, B. A., ASLING, J. H., SHNIDER, S. M., WAY, E. L.: Relationship of pentazocine plasma levels to pharmacological activity in man. Clin. Pharmacol. Ther. 10, 320 (1969).

3. BÜLOW, K.: Respiration and wakefulness in man. Acta phys. scand. 59, Suppl., 209 (1963).

4. BURT, R. A. P., BECKETT, A. H.: The absorption and excretion of pentazocine after administration by different routes. Brit. J. Anaesth. 43, 427 (1971).

5. CATCHLORE, R. F. H., KAFER, E. R.: The effect of diazepam on the ventilatory response to carbon dioxide and on steady-state gas exchange. Anesthesiology 34, 9 (1971).

6. CATCHLORE, R. F. H., KAFER, E. R.: The effects of diazepam on respiration in patients with obstructive pulmonary disease. Anesthesiology 34, 14 (1971).

7. CONWAY, C. M., ELLIS, D. B.: Propanidid. Brit. J. Anaesth. 42, 249 (1970).

8. CORSSEN, G., DEKORNFELD, Th. J.: Comparison of the respiratory depressant effects of fentanyl, fentanyl and dehydrobenzperidol, and morphine. Anesthesiology 27, 213 (1966).

9. DALEN, E. J., EVANS, G. L., BANAS, J. S., BROOKS, H. L., PARASKOS, J. A., DEXTER, L.: The hemodynamic and respiratory effects of diazepam (Valium). Anesthesiology 30, 259 (1969).

10. DAVIES, D. R., DOUGHTY, A. G.: Premedication in children. A trial of intramuscular droperidol, droperidol-phenoperidine, papaveretum-hyoscine and normal saline. Brit. J. Anaesth. 43, 65 (1971).

11. DAVIE, I., SCOTT, D. B., STEPHEN, G. W.: Respiratory effects of pentazocine and pethidine in patients anaesthetized with halothane and oxygen. Brit. J. Anaesth. 42, 113 (1970).

12. DAVIE, I. T., STEPHEN, G. W., SCOTT, D. B.: The effects of premedication with pentazocine and pethidine on respiration during general anaesthesia. Brit. J. Anaesth. 43, 500 (1971).

13. DOENICKE, A., MANNES, A.: Die Wechselwirkung von intravenösen Narkotika. Anaesthesiologie und Wiederbelebung 90, 236 (1975).

14. DOENICKE, A., SCHMIDINGER, St., KRUMEY, J.: Suxamethonium and serumcholinesterase. Comparative studies in vitro and in vivo on the catabolism of suxamethonium. Brit. J. Anaesth. 40, 834 (1968).

15. DOENICKE, A., WAGNER, E., BEETZ, K. H.: Blutgasanalysen (arteriell) nach drei kurzwirkenden i.v. Hypnotika. Anaesthesist 22, 353 (1973).

16. DUNBAR, B. S., OVASSAPIAN, A., SMITH, Th. C.: The effects of methoxyflurane on ventilation in man. Anesthesiology 28, 1020 (1967).

17. DUNDEE, J. W., HASLETT, H. K., KEILTY, S. R., PANDIT, S. K.: Studies of drugs given before anaesthesia. XX. Diazepam-containing mixtures. Brit. J. Anaesth. 42, 143 (1970).

18. DUNDEE, J. W., LOAN, W. B., MORRISON, J. D.: Studies of drugs given before anaesthesia. XIX. The opiates. Brit. J. Anaesth. 42, 54 (1970).

19. DUNDEE, J. W., MOORE, J., LOVE, W. J., NICHOLL, R. M., CLARKE, R. S. J.: Studies of drugs given before anaesthesia. VI. The phenothiazine derivates. Brit. J. Anaesth. 27, 332 (1965).

20. EVANS, J. M., HOGG, M. I. J., LUNN, J. N., ROSEN, M.: A comparative study of the narcotic agonist activity of naloxone and levallorphen. Anaesthesia 29, 721 (1974).

21. FISHMAN, J., HAHN, E. F., NORTON, B. I.: Comparative in vivo distribution of opiate agonists and antagonists by means of double isotope techniques. Life Sciences 17, 1119 (1975).

22. FORREST, W. H., BELLVILLE, J. W.: The effect of sleep plus morphine on the respiratory response to carbon dioxide. Anesthesiology 25, 137 (1964).

23. FOURDADE, H. E., STEVENS, W. C., LARSON, C. Ph., CROMWELL, Th. H., BAHLMAN, S. H., HICKEY, R. F., ITALSEY, M. J., EGER, E. I.: The ventilatory effects of forane, a new inhaled anesthetic. Anesthesiology 35, 26 (1971).

24. FRY, D. E., WHITWAM, J. G., CHAKRABART, M. K.: Induction apnoea and the peripheral chemoreceptors. Brit. J. Anaesth. 45, 1054 (1973).

25. GASSER, J. C., BELLVILLE, J. W.: Interaction of the effects of hydroxyzine and pentazocine on human respiration. Anesthesiology 43, 599 (1975).

26. GASSER, J. C., BELLVILLE, J. W.: Die isolierte und kombinierte Wirkung von Doxapram und Pentazocine auf die Atmung. Anaesthesist 24, 526 (1975).

27. GEISLER, L. S., ROST, H. D., VOGEL, F.: Doppelblindstudie über das Verhalten der Atmung nach intravenöser Verabreichung von Tilidin und Pentazocin. Prakt. Anästh. 10, 81 (1975).

28. GÖTZ, E., SCHOLZ, R.: Stoffwechselwirkungen von Ethrane und Halothan in der isolierten perfundierten Rattenleber. In: Ethrane - First European Symposium on Modern Anesthetic Agents (eds. P. LAWIN, R. BEER). Anaesthesiologie und Wiederbelebung, Bd. 84, p. 28. Berlin-Heidelberg-New York: Springer 1974.

29. GOLD, M. I., REICHENBERG, S., FREEMAN, E.: Respiratory depression in the sedated bronchitic patient. Anesthesiology 30, 492 (1969).

30. GOODWIN, N. M., BROCK-UTNE, J. G., DOWING, J. W., COLEMAN, A. J.: Benzoctamine. A preliminary report on a new sedative drug. Anaesthesia 29, 715 (1974).

31. GUPKA, P. K., DUNDEE, J. W.: Alterations in response to somatic pain associated with anaesthesia. XXII. Nikethamide, doxapram and naloxone. Brit. J. Anaesth. 45, 497 (1973).

32. GUPKA, P. K., DUNDEE, J. W.: Morphine combined with doxapram or naloxone. Anaesthesia 29, 33 (1974).

33. HALL, G. M., WHITWAM, J. G., MORGAN, M.: Some respiratory effects of Althesin. Brit. J. Anaesth. 45, 629 (1973).

34. HARRIS, R. A., MUNROE, J., FARMER, B., KIM, K. C., JENKINS, P.: Action of halothane upon mitochondrial respiration. Arch. Biochem. Biophysics 142, 435 (1971).

35. HEINONEN, J., MUITTARI, A.: The effect of diazepam on airway resistance in asthmatics. Anaesthesia 27, 37 (1972).

36. HEITMANN, H. B., DRECHSEL, U., HERPFER, G., ZINDLER, M.: Die Wirkung von Piritramid (Dipidolor[R]) auf die Regulation der Atmung und die orthostatische Stabilität des Kreislaufs. Anaesthesist 19, 152 (1970).

37. HELLEWELL, J.: Induction of anaesthesia with diazepam. In: Diazepam in Anaesthesia, p. 47. Bristol: John Wright 1968.

38. HEMPELMANN, G., HEMPELMANN, W., KAHLSTORF, J., PIEPENBROCK, S.: Erfahrungen mit dem neuen Steroid-Anaestheticum CT-1341. Anaesthesist 22, 142 (1973).

39. HIRSHMAN, C. A., McCULLOUGH, R. E., COHEN, P. J., WEIL, J. V.: Hypoxic ventilatory drive in dogs during thiopental, ketamine, or pentobarbital anesthesia. Anesthesiology 43, 628 (1975).

40. HIRSHMAN, C. A., McCULLOUGH, R. E., COHEN, P. J., WEIL, J. V.: Effect of pentobarbitone on hypoxic ventilatory drive in man. Brit. J. Anaesth. 47, 963 (1975).

41. HOFFMAN, J. C., SMITH, Th. C.: The respiratory effects of meperidine and propiomazine in man. Anesthesiology 32, 325 (1970).

42. HUNTER, A. R.: Diazepam (Valium[R]) as a muscle relaxant during general anaesthesia: a pilot study. Brit. J. Anaesth. 39, 633 (1967).

43. HUSE, K., HARTUNG, E., NADJMABADI, M. H.: Wirkungen von Naloxone (Narcan[R]) auf Kreislauf und Atmung nach Neurolept-Anaesthesie für neurochirurgische Operationen. Anaesthesist 23, 493 (1974).

44. JENNETT, S., BARKER, J. G., FORREST, J. B.: A double-blind controlled study of the effects on respiration of pentazocine, phenoperidine and morphine in normal man. Brit. J. Anaesth. 40, 864 (1968).

45. KALLOS, T., SMITH, T. C.: The respiratory effects of Innovar given for premedication. Brit. J. Anaesth. 41, 303 (1969).

46. KNOLL, J., KOMLOS, E., TARDOS, L.: Über die Rolle der Eiweißbindung im Synergismus der Analgetica und Parasympathicomimetica. Acta physiol. hung. 4, 131 (1955).

47. KNOX, J. W. D., BOVILL, J. G., CLARKE, R. S. J., DUNDEE, J. W.: Clinical studies of induction agents. XXXVI. Ketamine. Brit. J. Anaesth. 42, 875 (1970).

48. KUBICKI, St.: EEG-Veränderungen durch Neuroleptanalgesie. In: Fortschritte der Neuroleptanalgesie (ed. M. GEMPERLE). Anaesthesiologie und Wiederbelebung, Bd. 18, p. 39. Berlin-Heidelberg-New York: Springer 1966.

49. LARSON, C. Ph., EGER, E. I., MUALLEM, M., BUECHEL, D. R., MUNSON, E. S., EISELE, J. H.: The effects of diethyl ether and methoxyflurane on ventilation: II. A comparative study in man. Anesthesiology 30, 174 (1969).

50. MARKELLO, R., KING, B. D.: Effects of propiomazine on respiration and circulation. Anesthesiology 27, 20 (1966).

51. MATTHER, L. E., LINDOP, M. J., TUCKER, G. T., PFLUG, A. E.: Pethidine revisited: plasma concentrations and effects after intramuscular injections. Brit. J. Anaesth. 47, 1269 (1975).

52. MATTHEW, H., PROODFOOT, A. T., AITKEN, R. C. B., RAEBURN, J. A., WRIGHT, N.: Nitrazepam - a safe hypnotic. Brit. med. J. 3, 177 (1969).

53. MORRISON, J. D.: Studies of drugs given before anaesthesia. XXII. Phenoperidine and fentanyl, alone and in combination with droperidol. Brit. J. Anaesth. 42, 1119 (1970).

54. MOSTERT, J. W., EVERS, J. L., HOBIKA, G. H., MOORE, R. H., AMBRUS, J. L.: Cardiovascular effects of anaesthesia with morphine or fentanyl in chronic renal failure and cerebral toxicity after morphine. Brit. J. Anaesth. 43, 1053 (1971).

55. MUNSON, E. S., LARSON, C. Ph., BABAD, A. A., REGAN, M. J., BUECHEL, D. R., EGER, E. I.: The effects of halothane, fluroxene and cyclopropane on ventilation: a comparative study in man. Anesthesiology 27, 716 (1966).

56. PEARCE, C.: A clinical trial of Ro 5-4200 (flunitrazepam) used to supplement spinal anaesthesia in elderly patients. Brit. J. Anaesth. 46, 877 (1974).

57. PEARCE, C.: The respiratory effects of diazepam supplementation of spinal anaesthesia in elderly patients. Brit. J. Anaesth. 46, 439 (1974).

58. PERT, C. B., SNYDER, S. H.: Identification of opiate receptor binding in intact animal. Life Sciences 16, 1623 (1974).

59. PICHLMAYR, J.: Klinische Untersuchungen über Hydroxyzin (Masmoran^R) zur Operationsvorbereitung alter Patienten. Anaesthesist 19, 181 (1970).

60. POTTER, D. R., PAYNE, J. P.: Newer analgetics: with special reference to pentazocine. Brit. J. Anaesth. 42, 186 (1970).

61. RAVIN, M. B.: Effect of postural variations on anatomic dead space before and after atropine. Anesthesiology 27, 224 (1966).

62. RIFAT, K., STAINIER, H., GEMPERLE, M., SZAPPANYOS, G., HEMMER, M., WEISS, V.: Klinische Untersuchungen des Steroid-Anaestheticums CT-1341 (Althesin^R). Anaesthesist 24, 6 (1975).

63. RIGAS, S. C.: Severe respiratory depression after pentazocine administration: two case reports (Correspondence). Brit. J. Anaesth. 42, 547 (1970).

64. RITZOW, H.: Über den atemdepressorischen Effekt von Morphin und Fentanyl und seine Beeinflußbarkeit durch Morphinantagonisten. Anaesthesist 22, 425 (1973).

65. SAMUEL, I. O., DUNDEE, J. W.: Clinical studies of induction agents. XLII. Influence of injection rate and dosage on the induction complications with Althesin. Brit. J. Anaesth. 45, 1215 (1973).

66. SAVEGE, T. M., BLOGG, C. E., FOLEY, E. I., ROSS, L., LANG, M., SIMPSON, B. R.: The cardiorespiratory effects of Althesin and Ketamine. Anaesthesia 28, 391 (1973).

67. SCHOLZ, R., SCHWARZ, F., BÜCHER, Th.: Barbiturate und energieliefernder Stoffwechsel in der hämoglobindurchströmten Leber der Ratte. Z. Klin. Chem. 4, 179 (1966).

68. SMITH, Th. C., STEPHEN, G. W., ZEIGER, L., WOLLMAN, H.: Effects of premedicant drugs on respiration and gas exchange in man. Anesthesiology 28, 883 (1967).

69. STOVNER, J., ENDRESEN, R.: Intravenous anaesthesia with diazepam. Acta anaesth. scand., Proc. II (Suppl.) 24, 223 (1966).

70. TAMMISTO, T., TAKKI, S., TIGERSTEDT, I., KAUSTE, A.: A comparison of Althesin and Thiopentone in induction of anaesthesia. Brit. J. Anaesth. 45, 100 (1973).

71. TARHAN, S., MOFFIT, E. A., LUNDBORG, R. O., FRYE, R. L.: Hemodynamic and blood-gas effects of Innovar in patients with acquired heart disease. Anesthesiology 34, 250 (1971).

72. TILLEMENT, J. P.: Bases pharmacologiques des notions de synergie, d'antagonisme et de potentialisation. Rapport du XXe Congrès national d'Anesthésie - Réanimation, Strasbourg 1970.

73. UTTING, H. J., PLEUVRY, B. J.: Benzoctamine - a study of the respiratory effects of oral doses in human volunteers and interactions with morphine in mice. Brit. J. Anaesth. 47, 987 (1975).

74. VOGEL, W., BURCHARDI, H.: Der Einfluß verschiedener Analgetika (Pethidin, Pentazocin und Piritramid) auf Atmung und Kreislauf. Z. prakt. Anästh. 7, 69 (1972).

Anästhesiemethoden und -beatmung bei Patienten mit präoperativ eingeschränkter Lungenfunktion

Von K. Falke

Jede größere Operation führt zu einer Einschränkung der pulmonalen Mechanik und des Gasaustausches. Es liegt nahe, daß das für den Patienten mit präoperativ eingeschränkter Lungenfunktion ein besonderes Risiko bedeutet.

Die Auswahl eines für den respiratorischen Risikopatienten günstigen Anästhesieverfahrens setzt eine möglichst genaue Kenntnis der intra- und postoperativen Veränderungen der Lungenfunktion voraus. Es sollen deshalb zuerst die Auswirkungen von Anästhesie und Operation auf die Lungenfunktion und die Mechanismen behandelt werden, die dabei nach heute geltenden Anschauungen eine Rolle spielen.

Von grundsätzlicher Bedeutung ist die Tatsache, daß die Anästhesiemethoden selbst nur einen relativ geringen Einfluß auf das Ausmaß der postoperativen Einschränkung der Lungenfunktion und auf die Häufigkeit pulmonaler Komplikationen haben. Die entscheidenden Faktoren für die postoperative Lungenfunktion sind vielmehr:
die Lokalisation der Operation (30),
das Alter des Patienten (12) und
die Schwere der präoperativ bestehenden Störung der Lungenfunktion.

Oberbauch- und intrathorakale Eingriffe sind unabhängig von der verwendeten Anästhesiemethode mit den höchsten postoperativen Lungenkomplikationsraten belastet, und die Wiedererlangung der präoperativen Lungenfunktionswerte ist gegenüber anderen Eingriffen deutlich verzögert.

H. BEECHER (5) zeigte 1933 in seinen wegweisenden Untersuchungen über die "Auswirkungen der Laparotomie auf das Lungenvolumen", daß es postoperativ zu einer akuten Restriktion der Lungenfunktion mit Verminderung der Vitalkapazität um fast 50 % und der funktionellen Residualkapazität um ca. 20 % kommt (Abb. 1). Als die wesentliche Ursache für die Verminderung der Vitalkapazität wird der postoperative Schmerz angesehen.

Anästhesie und Lungenfunktion

Sowohl tierexperimentelle als auch klinische Untersuchungen haben ergeben, daß die folgend genannten Veränderungen schon während einer Allgemeinnarkose ohne oder auch mit Beatmung auftreten können:
eine Reduktion der funktionellen Residualkapazität (22, 23, 27),
eine Reduktion der Compliance (6) und
eine Zunahme des Rechts-links-Shunt in der Lunge (6, 18).

Die eigentlichen Ursachen für den Abfall der funktionellen Residualkapazität sind nicht sicher bekannt. Als auslösende Faktoren kommen dafür in Frage:

Extrapulmonale Faktoren:
Veränderung des Spannungszustandes der Atemmuskulatur durch Muskelentspannung,
Zwerchfellhochstand,

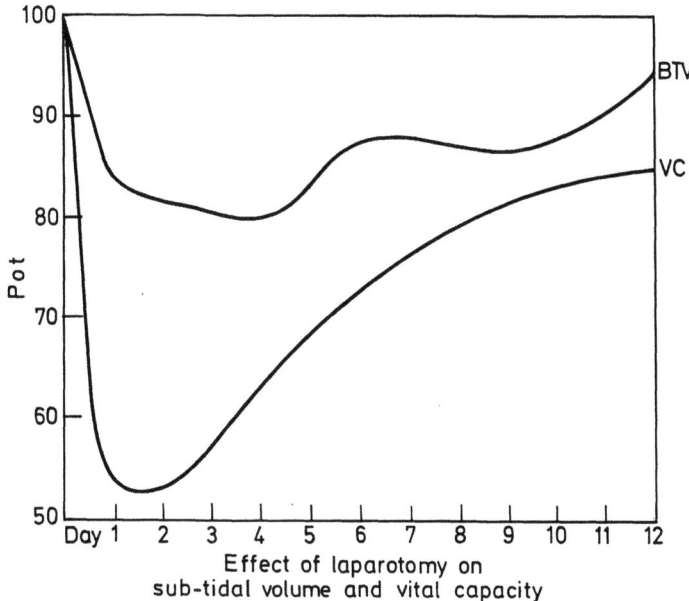

Abb. 1. Auswirkungen der Laparotomie auf die Vitalkapazität (VC) und auf das "sub-tidal volume" (STV) oder funktionelle Residualkapazität (aus BEECHER (1933))

Pulmonale Faktoren:
uniforme Beatmung mit Wegfall tiefer Atemexkursionen,
Veränderung der Oberflächenspannung in der Lunge,
pulmonale Stauung,
interstitielles Lungenödem,
Sekretverhaltung und Infektion.

Zwischen dem Abfall der funktionellen Residualkapazität und dem PaO_2 besteht eine Korrelation, vorausgesetzt, die Patienten leiden nicht an einem Emphysem (Abb. 2). Diese Korrelation läßt sich besonders gut unter Atmung oder Beatmung mit reinem O_2 nachweisen.

Abb. 2 zeigt die Ergebnisse von Untersuchungen an gesunden Probanden und bei Patienten mit postoperativer oder posttraumatischer akuter Einschränkung der Lungenfunktion, einige davon mit schwerster akuter respiratorischer Insuffizienz.

Der Abfall der funktionellen Residualkapazität kann sowohl durch den Kollaps von Alveolen als auch durch Verschluß kleiner Atemwege mit "gas trapping" verursacht werden. Dabei führt die Verminderung des Lungenvolumens durch Verschluß von Gasräumen in der Lunge zu dem schon erwähnten Abfall der pulmonalen Compliance.

Von permanent verschlossenen wie auch von kollabierten Gasräumen geht bei erhaltener Durchblutung ein direkter venöser Shunt aus. Im Vorstadium eines permanenten Verschlusses von Gasräumen werden Alveolen hypoventiliert, es kommt also zu einem niedrigen Ventilations-Perfusions-Verhältnis mit einem venösen Shunteffekt. In den davon betroffenen Lungenregionen entwickelt sich ein "second gas effect" von O_2

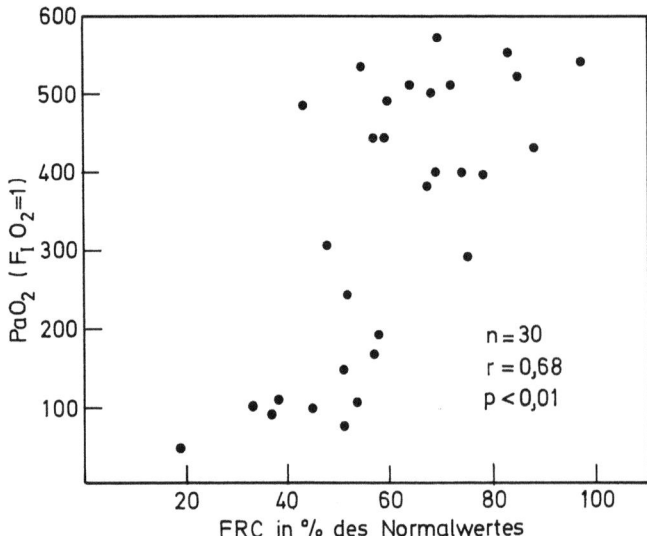

Abb. 2. Beziehungen zwischen funktioneller Residualkapazität (FRC) und arteriellem O_2-Partialdruck (PaO_2) unter Beatmung mit reinem O_2 (F_IO_2 = 1,0)

auf N_2 mit dem Resultat, daß der Stickstoffpartialdruck ansteigt. Eine exakte Trennung und der Nachweis dieser beiden Shuntkomponenten als Ursache für arterielle Hypoxie gelang MARKELLO 1972 bei intensivmedizinischen Patienten durch den Vergleich alveolär-arterieller Partialdruckdifferenzen für O_2 und N_2 (26).

Ein wichtiger Mechanismus, über den der Abfall der funktionellen Residualkapazität zustandekommen kann, ist die Tendenz kleiner Atemwege in der Größenordnung von 0,5 - 0,8 mm zu kollabieren. Dieses Phänomen wurde Mitte der 60er Jahre entdeckt und wird im englischen Schrifttum nach DOLLFUSS (1967) als "airway closure" bezeichnet (10).

Das Gasvolumen, bei dem während einer maximalen Exspiration der Verschluß von Atemwegen nachweisbar ist, heißt "closing volume" und wird in Prozent der Vitalkapazität angegeben. Das Gasvolumen der Lunge, bei dem der Verschluß von Atemwegen auftritt, ist die Summe aus "closing volume" und Residualvolumen und wird "closing capacity" genannt (3).

Es existieren zwei Methoden, das Verschlußvolumen zu messen. Beide sind davon abhängig, daß sich inspiratorisches Gas unterschiedlich zwischen den verschiedenen Regionen verteilt, denen, die verschlossen werden, und denen, die offen bleiben.

Die eine ist die sogenannte Bolustechnik, bei der ein Bolus von Fremdgas (^{133}Xe, He, Ar) zum Beginn einer inspiratorischen Vitalkapazität eingeatmet und die Konzentration des Fremdgases während der folgenden Exspiration der Vitalkapazität gemessen wird. Die andere Methode beruht auf dem Fowlerschen "single-breath" O_2-Test (17). Dabei wird zuerst bis zum Residualvolumen ausgeatmet und dann eine Vitalkapazität reiner Sauerstoff eingeatmet. Während der folgenden Exspiration wird die N_2-Konzentration am Mund gemessen (2). Bei beiden Methoden wird Verschluß von Atemwegen in der Lunge durch einen plötzlichen Konzentrationsanstieg des Fremdgases im exspiratorischen Gasgemisch festgestellt (Abb. 3). Die Hypothese, daß der Konzentrationsanstieg (Übergang von Phase III auf IV) des exspirierten Fremdgases tatsächlich infolge des Verschlusses kleiner Atemwege entsteht, wurde durch Untersuchung von HUGHES (21) unterstützt, dem es gelang, die Existenz verschlossener Atemwege in histologischen Schnitten nachzuweisen.

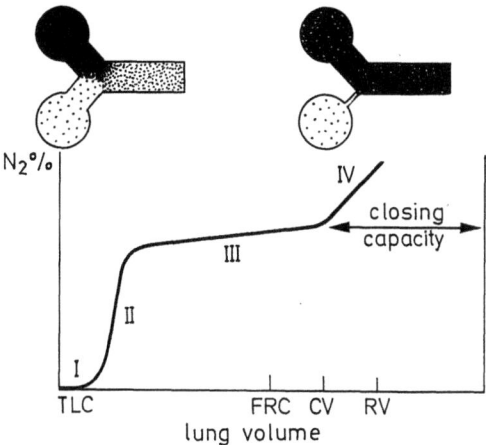

Abb. 3. Exspiratorische Konzentration von N_2 während der Bestimmung des "closing volume" (CV). Nach einer Periode von O_2-Atmung wird zu Beginn einer inspiratorischen Vitalkapazität ein Bolus N_2 eingeatmet und die N_2-Konzentration während der folgenden exspiratorischen Vitalkapazität am Mund gemessen und auf einen XY-Schreiber gegen das Lungenvolumen aufgezeichnet. Die schematische Darstellung der Alveolen (links) zeigt den ungleichmäßigen Füllungszustand verschiedener Alveolen mit N_2, vorausgesetzt, zum Zeitpunkt der Einatmung des N_2-Bolus waren Atemwege verschlossen. Nach der Ausatmung des Totraumgases (I) kommt es zu einem Anstieg der N_2-Konzentration (II) und danach zu einem Plateau (III), das die gleichzeitige Entleerung aller Alveolen repräsentiert. Tritt der Verschluß von Atemwegen auf (rechts), entleeren sich vorwiegend die Alveolen mit relativ hoher N_2-Konzentration, und die exspiratorische N_2-Konzentration steigt erneut an (IV). Der Übergang von Phase III auf IV zeigt damit das Lungenvolumen an, bei dem "airway closure" in der Lunge auftritt (Nach MANSELL et al. (1972)).
TLC = Totalkapazität
FRC = Funktionelle Residualkapazität
RV = Residualvolumen

Das Verschlußvolumen nimmt mit fortschreitendem Alter zu und übersteigt zwischen dem 40. und 50. Lebensjahr die funktionelle Residualkapazität. Dadurch entsteht eine ventilatorische Verteilungsstörung mit Abfall des PO_2 in den betroffenen Alveolen und im arteriellen Blut. Die Zunahme des Verschlusses kleiner Atemwege wird heute als Ursache für den altersabhängigen Abfall des arteriellen PO_2 angesehen.

Untersuchungen von DON et al. (11) und von ALEXANDER et al. (1) haben gezeigt, daß der Verschluß kleiner Atemwege sowohl während Narkose als auch postoperativ ursächlich an einem Abfall des arteriellen PO_2 beteiligt ist (siehe auch Beitrag VOIGT). In diesem Zusammenhang soll eine bemerkenswerte Koinzidenz des altersabhängigen Verlaufs der Häufigkeit postoperativer Lungenkomplikationen und der Veränderungen des "closing volume" aus zwei ganz verschiedenen Quellen erwähnt werden (Abb. 4).

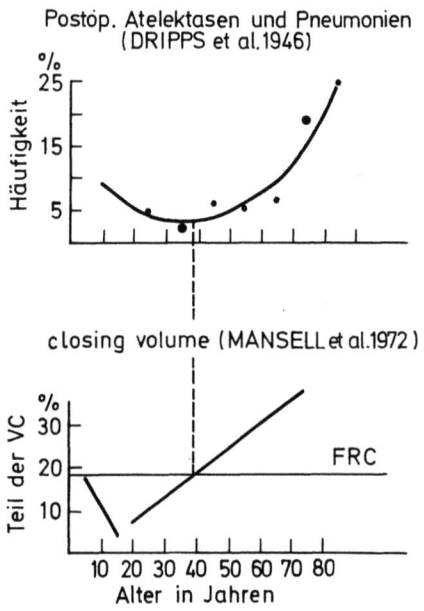

Abb. 4. Altersabhängige Veränderungen der Häufigkeit postoperativer Atelektasen und Pneumonien und des "closing volume" (Erläuterungen im Text)

Wenn auch kein exakter Vergleich der auf Abb. 4 gezeigten Ergebnisse möglich ist, so liegt doch die Vermutung nahe, daß zwischen Verschlußvolumen und postoperativen Lungenkomplikationen eine Beziehung besteht. Dabei fällt auf, daß die Komplikationshäufigkeit von dem Alter an zunimmt, in dem das Verschlußvolumen über das Niveau der funktionellen Residualkapazität ansteigt.

Die Tabelle 1 enthält alle diejenigen Gegebenheiten oder Erkrankungen, bei denen mit einer abnormen Zunahme von Atemwegsverschluß zu rechnen ist.

Tabelle 1

Rauchen	(BURGER et al. (1968)) (8)
Adipositas	(COUTURE et al. (1970)) (9)
Interstitielles Lungenödem	(MILIC-EMILI et al. (1970)) (28)
Leberzirrhose	(RUFF et al. (1971)) (34)
Anästhesie	(DON et al. (1972)) (11)
Postoperative Phase	(SPENCE et al. (1973)) (36)

Diese zum Teil theoretischen Überlegungen können mit der Feststellung abgeschlossen werden, daß während Narkose und Operation und in der postoperativen Phase die Stabilität der Gasräume in der Lunge nicht gewährleistet ist. Daran knüpft sich die Frage, ob und in welcher Weise durch besondere beatmungsmechanische Maßnahmen bereits während der Narkose diese Instabilität der Gasräume vermieden werden kann.

Beatmung während Narkose

In der Tabelle 2 sind alle diejenigen Beatmungscharakteristika aufgeführt, die geeignet sind, Gasräume in der Lunge offenzuhalten oder zu eröffnen und damit einen günstigen Einfluß auf die pulmonale Oxygenation haben.

Tabelle 2

Niedrige inspiratorische Gasflußrate.
Große Atemzugvolumina, 10 - 15 ml/kg Körpergewicht (31).
Langsame Atemfrequenz, 10 - 15 ml/min.
Endinspiratorisches Plateau (24).
Tiefe Atemzüge (13).
Positiv endexspiratorischer Druck (4, 7).
Exspiratorischer Gasflußwiderstand (bei Obstruktion mit gas trapping).

Diese Beatmungscharakteristika sind auch Gegenstand der anderen Beiträge in diesem Band. Es soll deshalb nur auf einige Punkte hier eingegangen werden.

Wegen der Anwendung großer Atemzugvolumina hat es schon immer Meinungsverschiedenheiten zwischen führenden Beatmungsfachleuten gegeben. Nach Ansicht der Gruppe von BENDIXEN und PONTOPPIDAN kann mit großen Atemzugvolumina der Abfall der Compliance und des arteriellen PO_2 vermieden und gegebenenfalls eine schlechte pulmonale Oxygenation gebessert werden.

Mit positiv endexspiratorischem Druck ist es möglich, das Lungenvolumen zu variieren (16) und verschlossene Gasräume zu eröffnen. Das ist eine Möglichkeit, von der während der Anästhesie heute noch relativ wenig Gebrauch gemacht wird.

Alle Maßnahmen, die zu einer Besserung der pulmonalen Oxygenation geeignet sind, führen zwangsläufig zu einer Erhöhung des intrathorakalen Druckes und können sich somit ungünstig auf die Kreislaufverhältnisse auswirken.

Tabelle 3. Gefahr des Abfalls des Herzzeitvolumens infolge hohen intrathorakalen Druckes

Groß bei:	Gering bei:
Hypovolämie (38)	Hypervolämie (32)
Emphysem (19)	Pulmonaler Stauung (7)
	Akuter Restriktion (16, 37)

Bei Patienten mit eingeschränkter Lungenfunktion sollten die erwähnten Beatmungscharakteristika unter Berücksichtigung der Kreislaufsituation auch schon intraoperativ berücksichtigt werden.

Auswahl des Anästhesieverfahrens

Bei der Auswahl eines für den respiratorischen Risikopatienten geeigneten Anästhesieverfahrens ist zuerst eine grundsätzliche Erwägung anzustellen, auf die HOLADAY und RATTENBORG ([20]) in ihrem Artikel in Clinical Anesthesia hingewiesen haben. Dabei geht es um die Entscheidung, ob die Anästhesie entweder nach dem Grundsatz einer <u>minimalen Interferenz mit dem respiratorischen System</u> durchgeführt werden soll oder ob alle Möglichkeiten der Anästhesie und der postoperativen pulmonalen Physiotherapie im Sinne einer <u>maximalen Unterstützung der respiratorischen Funktion</u> ausgeschöpft werden sollen.

Tabelle 4 enthält die Anästhesieverfahren und einige wichtige Gesichtspunkte der minimalen Interferenz mit dem respiratorischen System.

Tabelle 4. Anästhesiemethode mit minimaler Störung der Lungenfunktion ("minimal interference")

Prämedikation:
Ausführliche Aufklärung.
Niedrige Dosierung eines Beruhigungsmittels, z. B. Diazepam.
Keine Opiate, keine Barbiturate.

Regionalanästhesie:
Blockade des Plexus axillaris oder brachialis (Pneumothorax!).
Spinalanästhesie unterhalb Th 10.
Kaudalanästhesie u. a..

Allgemeinnarkose:
Mit assistierter Atmung ohne Muskelrelaxation.
Halothan, N_2O, kleine Dosen von Fentanyl, eventuell Ethrane.

Indikation:
Operation an Extremitäten, an Kopf und Hals.
Extraperitoneale Eingriffe unterhalb Th 10.

Vorteile:
Komplikationen von Intubation, Relaxation und Beatmung werden weitgehend vermieden.

Es beginnt mit einer ausführlichen Aufklärung des Patienten über den gesamten Vorgang von Anästhesie, Operation und postoperativer Behandlung. Eine leichte Prämedikation ermöglicht, daß der Patient bei einer Regionalanästhesie voll kooperativ bleibt. Nach Möglichkeit soll den Methoden der Leitungs- oder Lokalanästhesie der Vorzug gegeben werden, mit denen eine scharfe Begrenzung der Anästhesie auf das Operationsgebiet erreicht wird.

Dabei ist zu berücksichtigen, daß Spinal- und Epiduralanästhesie oberhalb des Nabels zu einer Einschränkung der aktiven Exspiration und damit des Hustenstoßes führen. Deshalb sind Spinal- und Epiduralanästhesie ohne Intubation und Beatmung für Eingriffe oberhalb des Nabels beim respiratorischen Risikopatienten nicht geeignet.

Ist eine Allgemeinnarkose unvermeidlich, so werden Inhalationsanästhesie ohne Muskelrelaxation und manuell assistierte Beatmung bevorzugt. Eventuell können zusätzlich auch kurzwirksame intravenöse Mittel, wie z. B. Fentanyl, in niedrigen Dosierungen verwendet werden.

Die Methoden mit minimaler Interferenz sind nur dann indiziert, wenn seitens der Lokalisation und der Dauer der Operation nicht mit einer nennenswerten Einschränkung der Lungenfunktion zu rechnen ist, d. h. also bei kurzen Eingriffen an den Extremitäten, bei extraperitonealen Operationen unterhalb des Nabels und im Kopf- und Halsbereich. Der Vorteil dieses Vorgehens liegt darin, daß die für den respirarischen Risikopatienten besonders gefährlichen Komplikationen der Intubation und Relaxation weitgehend vermieden werden.

Wie schon am Anfang erwähnt, führen alle größeren Bauch- und intrathorakalen Eingriffe unabhängig von der Anästhesiemethode zu einer starken Einschränkung der Lungenfunktion. Deshalb gilt bei diesen Operationen der Grundsatz der maximalen Unterstützung der respiratorischen Funktion. Das bedeutet die Anwendung von Allgemeinnarkose, eventuell auch in Kombination mit Epiduralkatheteranalgesie und mit kontrollierter Beatmung bis zu dem Zeitpunkt nach der Operation, zu dem eine suffiziente Spontanatmung gewährleistet ist.

Sind Patienten mit obstruktiven Erkrankungen für elektive Operationen vorgesehen, so ist es notwendig, folgende Veränderungen durch Lungenfunktionsteste präoperativ zu klären:
Ausmaß der Obstruktion,
Besserung der Obstruktion durch betaadrenerge Substanzen,
Ausmaß der arteriellen Hypoxie,
Ausmaß der CO_2-Retention,
Ausmaß der metabolischen Kompensation einer respiratorischen Azidose und
Ansprechbarkeit des Atemzentrums auf CO_2.

Die Besonderheiten der anästhesiologischen Technik, die bei Patienten mit obstruktiver Lungenerkrankung berücksichtigt werden müssen, sind in Tabelle 5 zusammengefaßt.

Beim Patienten mit chronischer CO_2-Retention kann es in der postoperativen Phase besonders dann zu Komplikationen kommen, wenn während der Operation die metabolische Kompensation der bestehenden respiratorischen Azidose verlorengegangen ist. Bei dem ersten Versuch der Spontanatmung entwickelt sich dann innerhalb weniger Minuten eine schwere Azidose, die zu einem akuten Versagen von Respiration und Zirkulation mit Bronchospasmus, Zyanose, Einflußstauung und Blutdruckabfall führen kann. In einzelnen Fällen kann diese Notsituation durch vorsichtige Gabe von Natriumbikarbonat gebessert werden (eigene Beobachtung).

Eine wirkungsvolle postoperative Schmerzbekämpfung mit Morphin und ähnlichen Substanzen führt stets zu einer zusätzlichen Beeinträchtigung der normalen Atmung, vor allem durch eine Depression des Atemzentrums und durch eine Verminderung des Hustenreizes. Diese unerwünschten Nebenwirkungen können mit der thorakalen Epiduralkatheteranalgesie vermieden werden. Die Abb. 5 zeigt die günstige Auswirkung von postoperativer thorakaler Epiduralanalgesie im Vergleich zu Morphinanalgesie auf den arteriellen PO_2 (36) und die Zunahme der Vitalkapazität nach thorakaler Epiduralanalgesie (35). Diese Technik hat sich an vielen Kliniken bewährt (39). Sie wird jedoch nicht gleichmäßig positiv beurteilt (33).

Tabelle 5. Narkose bei Patienten mit obstruktiver Lungenerkrankung ("maximal support")

Prophylaxe und Therapie von Bronchospasmus und Sekretverhaltung:

Keine Medikamente mit dem Risiko der Histaminfreisetzung.

Prämedikation: z. B. Diazepam.

Anästhesie: Halothan, Lachgas, Fentanyl, Pancuronium.

Alternative: Epiduralkathetertechnik mit Intubation und Beatmung.

Betaadrenerge Medikamente, eventuell als Dosieraerosol (Salbutamol, Fenoterolhydrobromid, Isoproterenol), und Kortikosteroide bereithalten.

Erwärmung und Befeuchtung der inspiratorischen Gase.

Tracheobronchiale Toilette, Blähen.

Oxygenation und CO_2-Elimination:

Inspiratorische O_2-Konzentration richtet sich nach arteriellem PO_2; niedriger inspiratorischer Gasfluß, endinspiratorisches Plateau;

bei Emphysem Vorsicht mit großen Atemzugvolumina und mit positiv endexspiratorischem Druck;

bei gas trapping eventuell exspiratorischer Widerstand;

bei präoperativer CO_2-Retention Aufrechterhaltung des PCO_2, keine Hyperventilation, da sonst durch vermehrte renale Bikarbonatausscheidung die metabolische Kompensation der respiratorischen Azidose verlorengehen kann.

Indikation:

Operationen im Thorax und im Abdomen, andere lang dauernde Operationen und Operationen mit ungünstiger Lagerung.

Postoperative Behandlung:

Intubation und Beatmung bis zum vollständigen Abklingen der Anästhesie und Muskelrelaxation, schon präoperativ nasotracheale Intubation.

Spontanatmung möglich, wenn Vitalkapazität über 10 - 15 ml/kg KG, FEV_1 über 8 ml/kg, inspiratorische Kraft mindestens -25 cm H_2O (31).

Nach Beatmung: O_2-Konzentration je nach arteriellem PO_2, im Sinne einer "low-O_2-flow-Therapie" dosieren (14); liegt der arterielle PCO_2 über 70 Torr, dann "intermittent mandatory ventilation".

Vorsicht mit der Anwendung von Acetazolamid in der Entwöhnungsphase vom Respirator, Gefahr der respiratorischen Dekompensation durch Azidose!

Mit zunehmender Häufigkeit werden heute auch Patienten operiert, die wegen akuter pulmonaler Veränderungen im Sinne des akuten Atemnotsyndroms des Erwachsenen (4) beatmet werden. Dabei handelt es sich ausschließlich um Noteingriffe, denn elektive Chirurgie ist bei jeder, auch noch so leichten Form einer akuten Lungenerkrankung kontraindiziert. Für die Anästhesie haben sich bei diesen Patienten Morphin, Fentanyl, eventuell in Kombination mit Diazepam oder Dehydrobenzperidol, und zur Relaxation Pancuronium bewährt. Bei diesen Patienten gelten die Regeln der Langzeitbeatmung. Sie benötigen oft einen hohen inspiratorischen O_2-Anteil und positiv endexspiratorischen Druck (Abb. 6) zur Aufrechterhaltung suffizienter arterieller Oxygenation (15).

Auswirkung von thorakaler Epiduralanalgesie auf die Vitalkapazität (SIMPSON 1961)

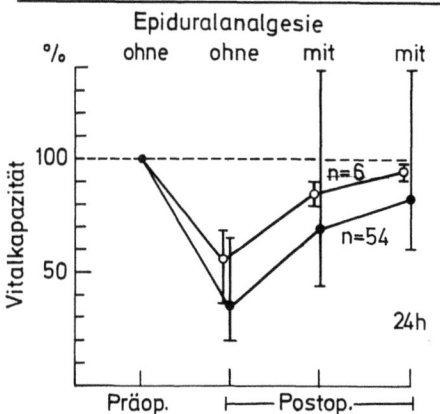

Auswirkung von thorakaler Epiduralanalgesie auf den PO_2 (SPENCE et al. 1971)

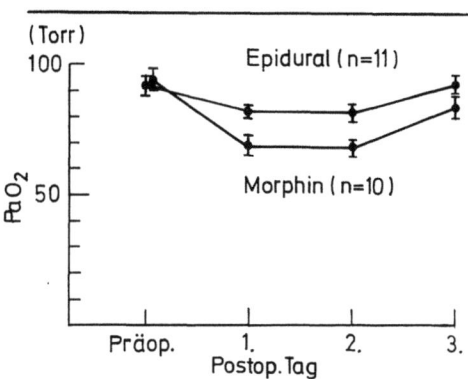

Abb. 5. Die Abbildungen zeigen den günstigen Einfluß einer thorakalen Epiduralanalgesie auf die Vitalkapazität und auf den arteriellen PO_2 in der postoperativen Phase.
Offene Kreise = Operationen unterhalb des Nabels
Punkte   = Oberbauchoperationen

Schlußfolgerungen

1. Die Auswahl eines für den respiratorischen Risikopatienten geeigneten Anästhesieverfahrens wird nach den Regeln der <u>minimalen Interferenz</u> mit dem respiratorischen Status und der <u>maximalen Unterstützung</u> der Lungenfunktion getroffen. Der wichtigste Gesichtspunkt ist dabei die Lokalisation der Operation.

2. Die Vorteile der regionalen Anästhesie können nur bei Operationen außerhalb der großen Körperhöhlen voll genutzt werden, also dann, wenn mit einer geringen zusätzlichen Einschränkung der Lungenfunktion zu rechnen ist.

3. Von ausschlaggebender Bedeutung für den Krankheitsverlauf ist eine adäquate postoperative Analgesie und eine Unterstützung der respiratorischen Funktion. In diesem Rahmen hat sich nach Oberbaucheingriffen in vielen Kliniken die thorakale Epiduralkatheteranalgesie bewährt.

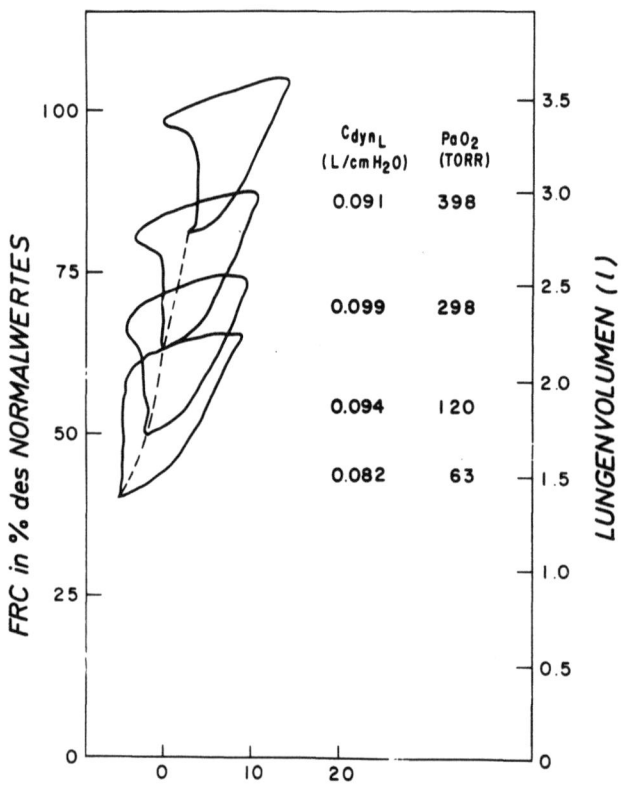

Abb. 6. Druck-Volumen-Diagramme der Lunge eines Patienten mit pulmonaler Stauung unter Beatmung mit 0 (unterstes Diagramm), 5, 10 und 15 cm H_2O (oberstes Diagramm) endexspiratorischem Beatmungsdruck (PEEP) mit der dynamischen Compliance (C_{dyn_L}) und dem arteriellen O_2-Partialdruck (PaO_2) bei 100 % O_2-Atmung.
Diese Darstellung zeigt die Normalisierung der funktionellen Residualkapazität (FRC) und einen damit verbundenen, besonders günstigen Anstieg des PaO_2. Die Compliance steigt ebenfalls bei 5 und 10 cm H_2O PEEP an, fällt aber bei 15 cm H_2O wieder etwas ab (FALKE et al. (1972)). Nach SUTER (1975) läge der "optimale PEEP" für diesen Patienten bei 10 cm H_2O, weil bei dieser Höhe die höchste Compliance (0,099 l/cm H_2O) beobachtet wurde (siehe auch Diskussionsbemerkung über "optimalen PEEP" in diesem Band)

Literatur

1. ALEXANDER, J. I., SPENCE, A. A., PARIKH, R. K., STUART, B.: The role of airway closure in postoperative hypoxaemia. Brit. J. Anaesth. 45, 34 (1973).

2. ANTHONISEN, N. R., DANSON, J., ROBERTSON, P. C., ROSS, W. R. D.: Airway closure as a function of age. Resp. Physiol. 8, 58 (1969/70).

3. ANTHONISEN, N.: Report of Informal Session on "Closing Volume" Determinations. National Heart and Lung Institute, Atlantic City, N. J. (1972).

4. ASHBAUGH, D. G., PETTY, T. L., BIGELOW, D. B., HARRIS, T. M.: Continuous positive pressure breathing (CPPB) in adult respiratory distress syndrome. J. thorac. cardiovasc. Surg. 57, 31 (1969).

5. BEECHER, H. K.: Effect of laparotomy on lung volume. Demonstration on new types of pulmonary collaps. J. clin. Invest. 12, 651 (1933).

6. BENDIXEN, H. H., HEDLEY-WHITE, J., LAVER, M. B.: Impaired oxygenation in surgical patients during general anesthesia with controlled ventilation. New Engl. J. Med. 269, 991 (1963).

7. BÜHLMANN, A., GATTIKER, H., HOSSLI, G.: Die Behandlung des Lungenödems mit Überdruckbeatmung. Schweiz. med. Wschr. 94, 1547 (1964).

8. BURGER, E., MACKLEM, P.: Airway closure: demonstration by breathing 100 % O_2 at low lung volumes and by N_2 washout. J. appl. Physiol. 25, 139 (1968).

9. COUTURE, J., PICKEN, J., TROP, D., RUFF, F., LOUSADA, N., HOUSLEY, E., BATES, D. V.: Airway closure in normal, obese and anaesthetized supine subjects. Fed. Proc. 29, 269 (1970).

10. DOLLFUSS, R. E., MILIC-EMILI, J., BATES, D. V.: Regional ventilation of the lung studied with boluses of ^{133}Xenon. Resp. Physiol. 2, 234 (1967).

11. DON, H. F., WAHBA, W. M., CRAIG, D. B.: Airway closure, gas trapping, and the functional residual capacity during anesthesia. Anesthesiology 36, 533 (1972).

12. DRIPPS, R. D., DEMING, M. V. N.: Postoperative atelectasis and pneumonia. Ann. Surg. 124, 94 (1946).

13. EGBERT, L. D., LAVER, M. B., BENDIXEN, H. H.: Intermittent deep breaths and compliance during anesthesia in men. Anesthesiology 24, 57 (1963).

14. ELDRIGE, F., GHERMAN, C.: Studies of oxygen administration in respiratory failure. Ann. intern. Med. 68, 569 (1968).

15. FALKE, K.: Wirkungsweise und klinische Anwendung der Beatmung mit positivem endexspiratorischen Druck. Z. prakt. Anästh. 6, 286 (1971).

16. FALKE, K. J., PONTOPPIDAN, H., KUMAR, A., LEITH, D., GEFFIN, B., LAVER, M. B.: Ventilation with end-expiratory pressure in acute lung disease. J. clin. Invest. 51, 2315 (1972).

17. FOWLER, W. S.: Lung function studies III. Uneven pulmonary ventilation in normal subjects and patients with pulmonary disease. J. appl. Physiol. 2, 283 (1949).

18. FRUMIN, M. J., BERGMANN, N. A., HOLADAY, D. A., RACKOW, M., SALANITRE, E.: Alveolar-arterial O_2-differences during artificial ventilation in man. J. appl. Physiol. 14, 694 (1959).

19. HEDLEY-WHITE, J., PONTOPPIDAN, H., MORRIS, M. J.: The response of patients with respiratory failure and cardiopulmonary disease to different levels of constant volume ventilation. J. clin. Invest. 45, 1543 (1966).

20. HOLADAY, D. A., RATTENBORG, C. C.: Selection of a method of anesthesia for patients with pulmonary dysfunction. In: Clinical Anesthesia, Lung Disease 1, p. 90. 1967.

21. HUGHES, J. M. B., ROSENZWEIG, D. Y., KIVITZ, P. B.: Site of airway closure in excised dog lungs: histologic demonstration. J. appl. Physiol. 29, 340 (1970).

22. LAVER, M. B., MORGAN, J., BENDIXEN, H. H., RADFORD, E. P.: Lung volume, compliance, and arterial oxygen tension during controlled ventilation. J. appl. Physiol. 19, 725 (1964).

23. LAWS, A. K.: Effects of induction of anaesthesia and muscle paralysis on functional residual capacity of the lungs. Canad. Anaesth. Soc. J. 15, 325 (1968).

24. LYAGER, S.: Ventilation/perfusion ratio during intermittent positive-pressure ventilation: importance of no-flow interval during the insufflation. Acta anaesth. scand. 14, 211 (1970).

25. MANSELL, A., BRYAN, C., LEVISON, H.: Airway closure in children. J. appl. Physiol. 33, 711 (1972).

26. MARKELLO, R., WINTER, P., OLSZOWKA, A.: Assessment of ventilation-perfusion inequalities by arterial-alveolar nitrogen differences in intensive-care patients. Anesthesiology 37, 4 (1972).

27. MEAD, J., COLLIER, C.: Relation of volume history of lungs to respiratory mechanics in anesthetized dogs. J. appl. Physiol. 14, 669 (1959).

28. MILIC-EMILI, J., RUFF, F., McCARTNY, D., STANLEY, N., CLAYTON, L., HUGHES, J. M.: Radioactive Xenon methods for assessment of regional lung function in early pulmonary edema. Vortrag, 1970 (Nicht publiziert).

29. NORLANDER, O., HERZOG, P., NORDEN, J., HOSSLI, G., SCHAER, H., GATTIKER, R.: Compliance and airway resistance during anaesthesia with controlled ventilation. Acta anaesth. scand. 12, 135 (1968).

30. PECORA, D. V.: Predictability of effects of abdominal and thoracic surgery upon pulmonary function. Ann. Surg. 170, 101 (1969).

31. PONTOPPIDAN, H., LAVER, M. B., GEFFIN, B.: Acute respiratory failure in the surgical patient. Advances in Surgery (ed. C. E. WELCH), vol. 4, p. 163. Chicago: Year Book Medical Publ. 1970.

32. QVIST, J., PONTOPPIDAN, H., WILSON, R. S., et al.: Hemodynamic responses to mechanical ventilation with PEEP: the effect of hypervolemia. Anesthesiology 42, 35 (1975).

33. RENCK, H., EDSTRÖM, H., KINNENBERGER, B., BRANDT, G.: Thoracic epidural analgesia II: Prolongation in the early postoperative period by continuous injection of 1,0 % Bupivacaine. Acta anaesth. scand. 20, 47 (1976).

34. RUFF, F., HUGHES, J. M. B., STANLEY, N., McCARTHY, D., MILIC-EMILI, J.: Regional lung function in patients with hepatic cirrhosis. J. clin. Invest. 50, 2403 (1971).

35. SIMPSON, B. R., PARKHOUSE, J., MARSHALL, R., LAMBRECHTS, W.: Extradural analgesia and the prevention of postoperative respiratory complications. Brit. J. Anaesth. 33, 628 (1961).

36. SPENCE, A. A., SMITH, G.: Postoperative analgesia and lung function: a comparison of morphine with extradural block. Brit. J. Anaesth. 43, 144 (1972).

37. SUTER, P. M., FAIRLEY, M. B., ISENBERG, M.: Optimum end-expiratory airway pressure in patient with acute pulmonary failure. New Engl. J. Med. 292, 284 (1975).

38. SYKES, M. K., ADAMS, A. P., FINLEY, W. E. J., McCORMICK, P. W., ECONOMIDES, A.: The effects of variations in endexpiratory inflation pressure on cardiorespiratory function in normo-, hypo- and hypervolaemic dogs. Brit. J. Anaesth. 42, 669 (1970).

39. WÜST, H. J.: Kardiorespiratorische Komplikationen nach aorto-femoralen Bypassoperationen - Vergleich zwischen kontinuierlicher Epiduralanästhesie und Dolantinanalgesie. (In Vorbereitung).

Forderungen des Klinikers an ein Respiratorsystem

von E. Rügheimer

Das primäre Ziel der Respiratorbeatmung ist die Wiederherstellung und die Sicherstellung eines suffizienten Gasaustausches. Dazu muß der Respirator die Lungen mit einem adäquaten Gasvolumen in angemessener Zeit füllen, eine gleichmäßige Verteilung dieses Gases in allen Lungenabschnitten gewährleisten und die Entleerung der Lunge zu einem definierten Zeitpunkt aktiv oder passiv ermöglichen. Aus dieser grundlegenden Definition der vom Respirator zu erfüllenden Funktionen ergeben sich drei Minimalforderungen als notwendige Voraussetzungen für eine erfolgreiche Beatmung:
1. adäquates Gasvolumen,
2. gleichmäßige Verteilung,
3. suffizienter Gasaustausch.

Soweit es sich um Patienten mit normaler Lungenfunktion handelt, wird praktisch jede dieser drei Bedingungen von jedem Beatmungsgerät erfüllt. Ohne genaue Kenntnis der Änderungen der Lungenfunktion unter Narkose und Beatmung, ohne genaue Sachkenntnis der Funktionscharakteristika eines Respirators bleibt aber auch die Beatmung eines Lungengesunden ein unzumutbares Wagnis. Für Patienten mit pathologischer Lungenfunktion gilt dies um so mehr. In diesen Fällen ist, wie anschließend noch zu zeigen sein wird, keineswegs jeder Respirator für jeden Patienten geeignet.

Seit den grundlegenden Arbeiten von MUSHIN, RENDELL-BAKER, THOMPSON und MAPLESON klassifiziert man die Respiratoren nach der Wirkung ihrer Generatoren und den Funktionsprinzipien der Umschaltung von Inspiration zu Exspiration bzw. Exspiration zu Inspiration.

Dieses Einteilungsschema orientiert sich vorwiegend an technischen Gegebenheiten und läßt aufgrund der komplexen Arbeitsweise der verschiedenen Respiratoren eine eindeutige Kennzeichnung nur schwer zu. Herr SCHWANBOM hat deshalb den Versuch unternommen, die hybrid typs von Respiratoren, wie MAPLESON sie nannte, mit einer neuen eigenen Logik zu ordnen. Sie ist so genial einfach und klar, daß sie auch dem Kliniker spontan einleuchtet. Ich wollte es Ihnen deshalb nicht vorenthalten und habe Herrn Schwanbom um einen Beitrag gebeten.

Um aber dem Kliniker die Wahl des bestgeeigneten Respirators zu erleichtern, ordnet man sie sinnvoll nach den Anwendungsbereichen kontrollierte Beatmung und assistierende Beatmung. Die kontrollierte Beatmung wird schwerpunktmäßig zur Narkosebeatmung und in der Langzeitbeatmung eingesetzt, die assistierende Beatmung wird hauptsächlich zur Kurzzeittherapie bei Patienten mit nicht oder noch nicht ausreichender Eigenatmung verwendet.

Differenziert man nach den Anwendungsbereichen, so hat man auch gleichzeitig über den Steuermechanismus entschieden. Denn zur Narkosebeatmung und zur Langzeittherapie werden vorwiegend Geräte eingesetzt, bei denen das Beatmungsvolumen und/oder die Beatmungsfrequenz vorwählbar sind. Zur assistierten Beatmung werden vorzugsweise druck- bzw. flowgesteuerte Beatmungsgeräte eingesetzt, bei denen das optimale Beatmungsvolumen gefunden werden muß.

Eine Kombination beider Beatmungsformen ist bei den meisten Respiratoren möglich. Bei diesen Assistor-Controlern wird die Inspiration automatisch vom Gerät ausgelöst, falls über einen definierten Zeitraum der Einatemimpuls des Patienten ausbleibt.

Nun, welche Beatmungsformen man auch wählt, sie arbeiten letztlich nach dem gleichen Grundprinzip, nämlich durch den Aufbau einer Druckdifferenz eine Gasströmung zu erzielen. Dabei wird im Gegensatz zur Spontanatmung der Alveolardruck nicht auf subatmosphärische Werte erniedrigt, sondern der Munddruck erhöht. Entsprechend dem Druckverlauf während des Atemzyklus sind drei Beatmungsformen zu unterscheiden:
1. die intermittierend positive Druckbeatmung,
2. die alternierend positiv/negative Druckbeatmung und
3. die Beatmung mit positiv endexspiratorischem Druck.

Das Beatmungsziel bleibt dabei: suffizienter Gasaustausch durch ausreichende alveoläre Ventilation mit geringstmöglicher Beeinflussung des kardiozirkulatorischen Systems und der Lungen. Dazu ist die <u>Wahl geeigneter Beatmungsparameter</u> notwendig. Gleichzeitig entscheidet die Wählbarkeit dieser Kenngrößen über den Wert eines Respirators (Tabelle 1).

Tabelle 1. Kenngrößen für die Beatmung

---
1. Atemhubvolumen
2. Atemfrequenz
3. Inspiratorischer Überdruck
4. Druck in der Exspiration
5. Atemzeitverhältnis
6. Strömungsgeschwindigkeit
7. Inspiratorisches Druckplateau
8. Exspiratorischer Widerstand

Klassifiziert man die Beatmungsgeräte nach ihrem klinischen Anwendungsbereich, so erhält man zwei Respiratorkollektive:
1. Respiratoren mit Zeit- bzw. Volumensteuerung zur kontrollierten Beatmung,
2. druck-, flow- oder zeitgesteuerte Respiratoren zur assistierenden Beatmung.

Um die Leistungsgrenzen der gebräuchlichsten Ventilatoren auch bei veränderter Atem- und Lungenmechanik herauszufinden, haben verschiedene Arbeitsgruppen an Lungenmodellen Untersuchungen durchgeführt. Aus unseren eigenen Untersuchungen hierzu ein paar Ergebnisse: In der ersten Untersuchungsreihe wurde die Volumenkonstanz bei abnehmender Compliance getestet. Vorgegeben waren - wie das auch sonst im klinischen Betrieb geschieht - das Atemhubvolumen, die Atemfrequenz und das Atemphasenzeitverhältnis. Die Ergebnisse sind in der Abb. 1 dargestellt. Zunächst fällt auf, daß die Meßdaten der volumen-/zeitgesteuerten Respiratoren bündelförmig zusammenliegen, und bei keinem Gerät mehr als 20 % Volumeneinbuße - auch bei niedrigster Complianceeinstellung - auftreten.

Dagegen reagieren - wie auf der rechten Seite des Schaubildes zu sehen ist - drei der druck-flow-zeitgesteuerten Respiratoren bereits bei geringster Complianceminderung mit einer deutlichen Abnahme des Beatmungsvolumens.

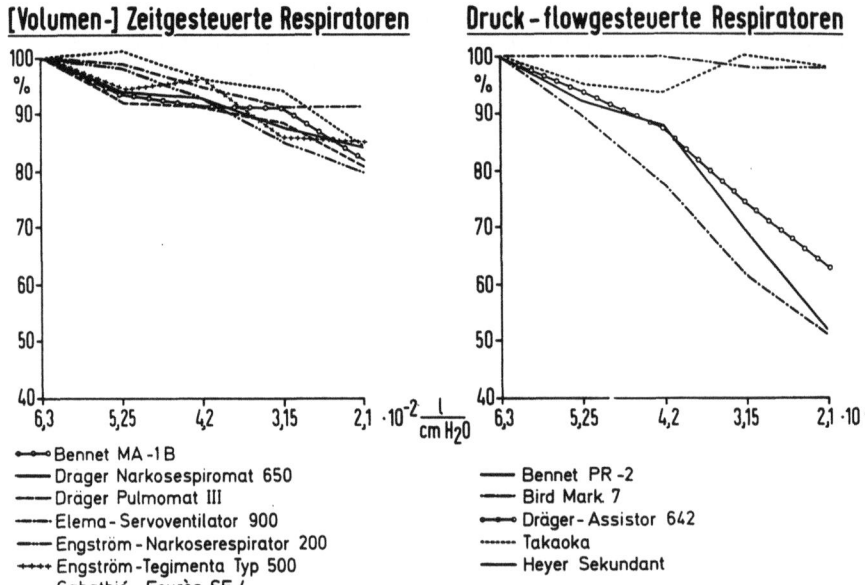

Abb. 1. Prozentualer Volumenverlust bei Verminderung der Compliance. Grundeinstellung der Respiratoren: AMV 11 l/min; Frequenz 20/min; AZQ 1:2

In der zweiten Versuchsreihe wurden die gleichen Geräte mit gleichen Grundeinstellungen gegen zunehmende Widerstände getestet. Stenosen, wie sie bei akuten Asthmaanfällen (69 cm H_2O/l/s) auftreten können, wurden von den volumen-/zeitgesteuerten Respiratoren mit Volumenverlusten von 5 - 10 % überwunden. Bei gleicher Einstellung hatte der hier nicht zeitgesteuerte Heyer Sekundant nur 5,6 % Volumenverlust, der flowgesteuerte Bennett PR 2 22 %, die druckgesteuerten Bird Mark 7 und Dräger Assistor aber 55 % Volumenverluste zu verzeichnen (Abb. 2).

Fassen wir die Ergebnisse der ersten beiden Untersuchungsreihen zusammen, so können wir feststellen, daß ohne Änderung der Grundeinstellung zeit-/volumengesteuerte Respiratoren Complianceänderungen in den von uns angegebenen Bereichen sehr gut und Resistanceerhöhungen ausreichend kompensieren. Bei sehr hohen Resistancewerten wirken die von uns getesteten volumen-/zeitgesteuerten Respiratoren dann nicht mehr als Strömungsgeneratoren, sondern als Druckgeneratoren mit Zeitsteuerung. Der Quellendruck reicht nicht mehr aus, die apparativen und Patientenwiderstände in der zur Verfügung stehenden Zeit zu überwinden, so daß in diesen Grenzsituationen - bezogen auf das Ausgangsvolumen - kein ausreichendes Beatmungsvolumen mehr geliefert werden kann.

Die Kompensationsfähigkeit der druck-/flowgesteuerten Respiratoren ist bei Complianceänderungen gering, bei Resistanceänderungen sogar ausgesprochen schlecht. Die geringste Kompensationsfähigkeit gegen Stenosen besitzt der Takaoka-Respirator. Nun könnte man einwenden, es sei bekannt, daß ein druck- oder flowgesteuerter Respirator bei Verringerung der Compliance stets mit einer Reduzierung des Beatmungsvolumens reagieren muß. Für den Sachkundigen mag dieser Einwand auch zutreffen. Für den in der Beatmung weniger Erfahrenen sind diese Ergebnisse aber ein wichtiger Hinweis. Sie zeigen ihm nämlich, daß es

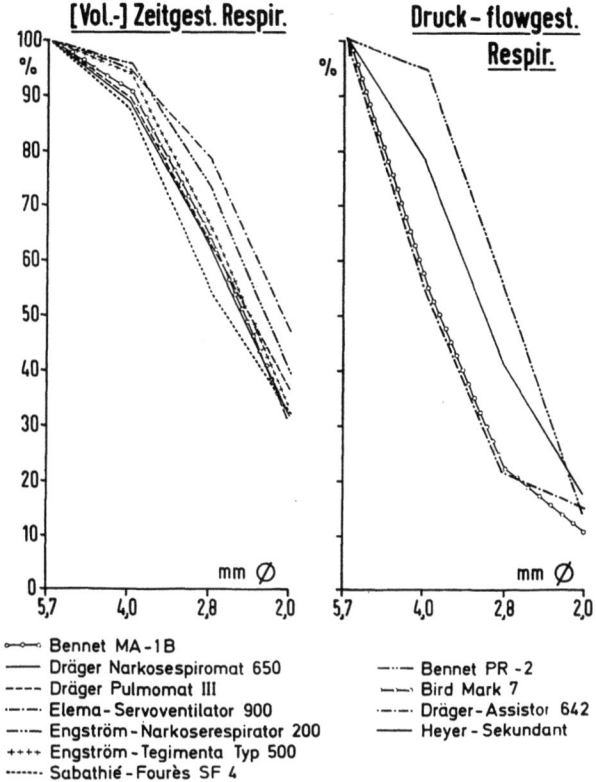

Abb. 2. Prozentualer Volumenverlust bei Erhöhung der Resistance. Grundeinstellung der Respiratoren: AMV 11 l/min; Frequenz 20/min; AZQ 1:2

nicht möglich ist, ein druck-/flowgesteuertes Gerät zu Beginn einer Beatmung auf ein bestimmtes Atemvolumen einzustellen und dann nicht mehr zu beachten, sondern daß es notwendig ist, solche Geräte laufend zu kontrollieren und an jede Complianceminderung oder Resistanceerhöhung zu adaptieren.

Ein Störfaktor, der allen Beatmungsgeräten anhaftet, ist das kompressible Gasvolumen, die sogenannte interne Compliance. Man versteht darunter jenes Gasvolumen, das sich in den Schläuchen, im Befeuchter und im Beatmungskopf befindet und das unter einem Beatmungsdruck komprimiert wird und nicht am Gasaustausch teilnimmt. BAUM konnte zwar nachweisen, daß diese interne Compliance sich für die Beatmungscharakteristik günstig auswirkt, da durch sie Pendelluft vermieden wird, es bleibt aber die Tatsache bestehen, daß sich eine Diskrepanz zwischen eingestelltem und tatsächlich appliziertem Volumen ergibt. Die interne Compliance ist eine individuelle Größe, die für jeden Respirator zu bestimmen ist. Das kompressible Gasvolumen ist bei manchen Respiratoren zum Teil beachtlich, beim Engström-Respirator und beim Spiromat beträgt es zum Teil 5 ml/cm H_2O, d. h. daß bei einem eingestellten Hubvolumen von 1.000 ml nur 900 ml in die Lunge des Patienten gelangen.

So wichtig wie die Sicherstellung eines adäquaten Gasvolumens, so wichtig ist auch eine gleichmäßige Verteilung dieses Gases in alle Lungenabschnitte. Hierbei geht es um die vom Generator erzeugte Gasströmung eines Beatmungsgerätes, also das sogenannte Flow-Muster. Wir haben den inspiratorischen Strömungsablauf für die Gasverteilung am Lungen-Modell bei abnehmender Compliance bzw. zunehmender Stenosierung einer Seite untersucht. Wie die Abb. 3 zeigt, erreicht man mit einem accelerating flow bei einseitig stenosierter Lunge mit 26,6: 73,4 % wirklich das ungünstigste Verteilungsverhältnis. Bei konstantem Flow verbessert sich die Verteilung auf 29,5:70,5 % und erreicht das beste Verteilungsverhältnis bei Beatmung mit decelerating flow, nämlich 31,5:68,5 %. Entgegengesetzte Verhältnisse bekommt man bei einseitiger Complianceminderung. Nun, die Unterschiede sind gering, aber sie zeigen zumindest die Tendenz. Da bei pathologischer Lungenfunktion die verschiedenen Lungenabschnitte verschiedene Zeitkonstanten haben, sollte die ideale Flow-Kurve rasche und langsame Teilstücke in der inspiratorischen Atemstromkurve aufweisen oder - noch besser - es sollte bei konstantem Flow als Grundmuster ein increasing bzw. decreasing flow am Gerät einstellbar sein (Tabelle 2 a + b).

Der wesentlichste Effekt auf die Gasverteilung ist jedoch von einer einschaltbaren no-flow-phase mit Druckplateaubildung in der Inspiration zu erwarten. Die Abb. 3 veranschaulicht die Wirkung des Druckplateaus sehr deutlich. Ohne Druckplateau erreicht man ein Verteilungsverhältnis des Gasvolumens bei Resistanceerhöhung einer Seite von 70,7:29,3 %. Mit Druckplateau in der Inspirationsphase strömen während der Verschlußzeit 75,6 ml Gas, das sind 19,4 % des alveolären Volumens, aus der gesunden in die stenosierte Lungenseite (Abb. 3). Egal, ob dieses Gasvolumen ganz am Gasaustausch teilnimmt oder nicht, fest steht, daß ein Druckplateau in der Inspirationsphase den Gasaustausch meßbar verbessert.

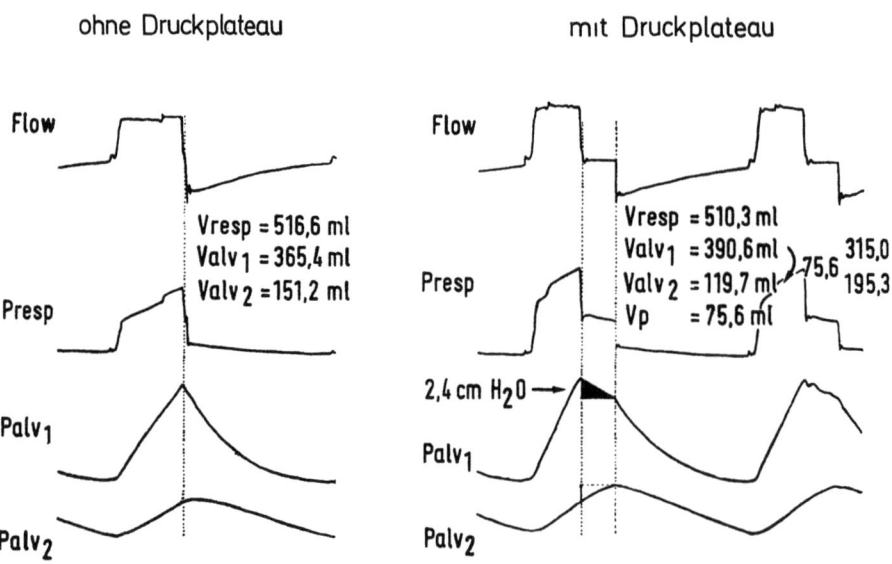

Abb. 3. Volumenverteilung bei Stenosierung einer Seite (5,7 mm ∅: 2,8 mm ∅)

Tabelle 2 a. Volumenverteilung bei einseitiger Stenosierung mit verschiedenen Strömungsmustern
(Elema S. V. 900; Stenosen 2,8 mm Ø : 5,7 mm Ø; Frequenz 15)

Arbeitsweise des Respirators	Strömung	AZV ml^1	AZV ml^2	AZV ml^{1+2}	%	%
Strömungsgenerator	zunehmend	176,4	497,7	664,1	26,6	73,4
	konstant	195,3	466,2	661,5	29,5	70,5
Druckgenerator	abnehmend	214,2	466,2	680,4	31,5	68,5

Tabelle 2 b. Volumenverteilung bei einseitiger Complianceminderung mit verschiedenen Strömungsmustern
(Elema S. V. 900; Compliance 1:3; Frequenz 15)

Arbeitsweise des Respirators	Strömung	AZV ml^1	AZV ml^2	AZV ml^{1+2}	%	%
Strömungsgenerator	zunehmend	197,4	459,9	657,3	30,0	70,0
	konstant	176,4	466,2	642,6	27,5	72,5
Druckgenerator	abnehmend	157,5	434,7	592,2	26,6	73,4

In der Exspirationsphase kann die Atemmittellage, und damit der mittlere intrathorakale Druck, durch Wahl negativer Werte (NEEP, PNPV) nach unten und durch Wahl positiver Werte (PEEP, CPPB) gegenüber der Nullage nach oben verschoben werden.

Die Wechseldruckbeatmung wird nur noch bei schwerer Hypovolämie und bei allen Erkrankungen, die zum Verlust einer positiven Valsalvareaktion führen, und bei Rechtsinsuffizienz empfohlen. Die ungünstigen Einwirkungen auf die Lunge sind jedoch deutlich größer als bei IPPV. Bei längerer Anwendung bewirkt die Wechseldruckbeatmung eine Abnahme der dynamischen Lungencompliance und eine Zunahme des physiologischen Totraumes. Durch Ausbildung diffuser Atelektasen mit Erhöhung des intrapulmonalen Shunt kommt es zu einer Erniedrigung des arteriellen Sauerstoffpartialdruckes bei gleichzeitiger Zunahme des CO_2-Partialdruckes. Darüber hinaus kann es zum sogenannten air trapping kommen, d. h. die Alveolen können in der Exspiration nicht mehr restlos entlüftet werden.

Die Beatmung mit positiv endexspiratorischem Druck hat sich zu einem der wertvollsten therapeutischen Kunstgriffe in der Beatmungstherapie entwickelt. Der positiv endexspiratorische Druck, in der Regel 5 - 15 cm H_2O - KIRBY, DOWNS et al. möchten ihn sogar bis auf 44 cm H_2O erhöhen - sollte an jedem Respirator durch ein Zusatzventil einstellbar sein. Die Indikation ist gegeben, wenn die in der Tabelle 3 zusammengefaßten Werte erreicht sind.

Tabelle 3. Indikationen für PEEP

---

1. $AaDO_2$ > 300 mm Hg (nach 20 min F_IO_2 = 1,0)
2. PaO_2 < 70 mm Hg bei F_IO_2 = 0,4
3. $\dot{Q}_S/\dot{Q}_T$ > 20 %
4. Compliance ↓ (Effektive Compliance < 30 ml/cm H_2O)
5. V_D/V_T > 0,6

Zumeist gelingt es, mit dieser Beatmungsform die Oxygenation des Blutes zu verbessern, die alveolo-arterielle Sauerstoffdifferenz herabzusetzen und den erhöhten intrapulmonalen Rechts-links-Shunt mit Verkleinerung der funktionellen Residualkapazität und deutlich herabgesetzter Compliance wieder zu verbessern. Im allgemeinen braucht man hämodynamische Rückwirkungen durch einen erhöhten intrathorakalen Mitteldruck nicht zu fürchten. Zwar beträgt die Zeit, in der der intraalveoläre Druck höher ist als 10 cm H_2O, bei niedriger Frequenz fast eine Sekunde, jedoch ist die Furcht vor einer vermehrten Rechtsbelastung des Herzens grundlos. Der mittlere Beatmungsdruck liegt zumeist weit unter 5 cm H_2O und damit unter dem diastolischen Druck in der Lungenarterie. Es kommt vielmehr durch die Beatmung infolge Eröffnung weiterer Kapillargebiete der Lunge zu einer Erhöhung der Sauerstoffspannung im arteriellen Blut und damit zu einer verbesserten Sauerstoffversorgung des Herzmuskels.

Noch besser für die Ermittlung des optimalen PEEP-Wertes ist, wie SUTER feststellen konnte, die Bestimmung der totalen Compliance. Voraussetzung dafür ist ein Beatmungsgerät mit einer Plateaudruckkurve zur Ermittlung der Differenz zwischen endinspiratorischem und endexspiratorischem Beatmungsdruck (Abb. 4).

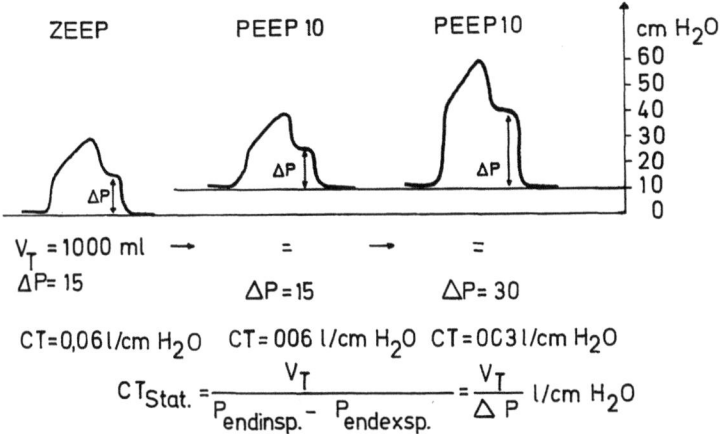

Abb. 4. Die Bestimmung der totalen Compliance als einfaches Maß für die Ermittlung von "best PEEP". Voraussetzung dafür ist ein Beatmungsgerät mit einer Plateaudruckkurve zur Ermittlung der Differenz von endinspiratorischem und endexspiratorischem Beatmungsdruck (Servo-Ventilator, Engström-Respirator)

Eine ähnliche Wirkung wie der Beatmung mit positiv endexspiratorischem Druck wird der Beatmungsform mit einem verstellbaren Ausatemwiderstand zugeschrieben. Diese Beatmungsform unterscheidet sich von der Beatmung mit PEEP dadurch, daß während der gesamten Ausatemzeit ein entsprechender Widerstand den normalerweise steil abfallenden Ausatmungsdruckschenkel abflacht. D. h. die passive Ausatemzeit wird kontinuierlich verlängert und die eigentliche exspiratorische Pause ist erheblich verkürzt oder aufgehoben. Dabei ist der intrathorakale Mitteldruck, wie aus dem Flächenintegral der Beatmungskurve sichtbar, insgesamt höher als bei Beatmung mit positiv endexspiratorischem Druck. Dennoch: Für Patienten mit schwerer Atemwegsstenose, die schon bei Spontanatmung über den zugespitzten Mund quasi durch eine Ventilstenose ausatmen, hat diese Methode Vorteile. Kardiozirkulatorische Rückwirkungen sind auch bei diesen Patienten selten zu fürchten, weil sie seit langer Zeit an den erhöhten intrathorakalen Mitteldruck gewöhnt sind.

Seitdem man aus Untersuchungen von BARTLETT und anderen Autoren weiß, daß bereits eine Stunde gleichförmiger automatischer Beatmung Alveolenkollaps mit Minderung der Lungenelastizität hervorruft, wird der Einbau einer Seufzeratmung an ein Respiratorsystem gefordert. Die sogenannte Seufzeratmung besteht in einem einstellbaren und in regelmäßigen Intervallen zum normalen Beatmungsvolumen addierten Zusatzvolumen. Eine automatische Seufzeratmung - alle 100 oder 200 Atemzüge - muß deshalb in jedem Respiratorsystem vorhanden sein. Konstruktiv ist dazu notwendig, daß dieses vergrößerte Atemzugvolumen auf einen Atemzyklus fällt und, nicht über ein Ausatemsperrventil geregelt, sich aus zwei Atemzügen addiert.

Zu den Forderungen, die der Kliniker an ein Respiratorsystem stellt, gehören auch die technische Ausstattung für eine Narkosebeatmung und der ganze Komplex technische Sicherheit. Der Gedanke, auf Mischersysteme für Narkosegase, auf Verdampfer für volatile Narkosemittel und Verdampfer zur Klimatisierung von Narkosegasen einzugehen, ist verführerisch.

Nur auf zwei heftig diskutierte Teilsysteme eines Respirators möchte ich doch zu sprechen kommen. Das ist die intermittierende Zwangsbeatmung bzw. die intermittierende Beatmung auf Anforderung.

Die intermittent mandatory ventilation (IMV) bzw. die intermittent demand ventilation (IDV) sind neue Methoden, um Patienten der Respiratorbeatmung zu entwöhnen und die Spontanatmung allmählich zu restituieren. Bei der IMV ist die Spontanatmung grundsätzlich erhalten, hinzu kommt aber in periodischen Zeitabständen eine maschinelle Blähung der Lunge. Diese Beatmungsform nimmt keine Rücksicht auf die Eigenatmung des Patienten, wird deshalb bevorzugt bei Kleinkindern und Säuglingen angewandt, die die Auslösung einer maschinellen Blähung der Lungen über ein Triggersystem nicht selbständig leisten können.

Die intermittent demand ventilation wird bevorzugt bei Erwachsenen eingesetzt, die über genügend Eigenatmung verfügen, um den Triggermechanismus zu betätigen. Das Verhältnis Eigenatmung zu maschineller Beatmung ist an den bis jetzt kommerziell erhältlichen Apparaturen auf 4:1 bis 10:1 einstellbar. Der wichtigste von DOWNS et al. herausgestellte Grund für die Anwendung von IMV oder IDV anstelle der kontrollierten Beatmung ist, daß eine Hypokapnie weitgehend vermieden wird und der mittlere intrathorakale Druck zumindest während der Phase der Spontanatmung niedriger liegt als bei kontrollierter mechanischer Ventilation. Der venöse Rückstrom wird so begünstigt.

Neu ist an diesem Verfahren nur die automatische Regulation zwischen Eigenatmung und maschineller Beatmung. Bisher erfolgte die unterstützende Beatmung durch Handbeatmung während der Entwöhnung. Ich darf in diesem Zusammenhang darauf hinweisen, daß wir schon vor langer Zeit empfohlen haben, zur Entwöhnung vom Respirator die assistierende Beatmung mit zunehmender Anhebung der Triggerschwelle zu verwenden, um so die aktive Tätigkeit der Atemmuskulatur zu fördern.

Ob demgegenüber die Anwendung von IDV Vorteile bringt, ist bisher nicht bewiesen. Zudem konnte auch nicht gezeigt werden, daß die Entwöhnung vom Respirator durch IDV schneller möglich ist als bei kunstgerecht durchgeführter assistierter Beatmung.

Ein Problem, das Anästhesisten wie Hersteller sachbezogen, aber auch emotional befaßt, ist die Frage: "offenes System oder Kreissystem"? Als wesentlichste Vorteile des Kreissystems werden genannt:
1. der kosteneinsparende Effekt durch geringeren Frischgaszufluß im halbgeschlossenen bzw. geschlossenen System,
2. die verringerte Umweltbelastung durch abgeatmete Gase.

Als Nachteile werden aufgeführt: Erhöhtes technisches Sicherheitsrisiko durch die zahlreichen Dekonnektierungsmöglichkeiten und die Notwendigkeit, einen Kohlensäureabsorber in das Kreissystem einzuschalten.

Bei Anwendung eines Respirators mit offenem bzw. halboffenem System entfällt der Kohlensäureabsorber, die Dekonnektierungsmöglichkeiten sind geringer. Durch den Gebrauch eines Frischgaszuflusses in Höhe des Minutenvolumens ist das System weniger ökonomisch, wobei allerdings zu berücksichtigen ist, daß in der Ein- und Ausleitungsphase von Narkosen zum rascheren Ersatz von Luft durch Lachgas bzw. von Lachgas durch Luft das halboffene System gefordert wird.

Zum Gesamtproblem nur so viel: Die Ökonomie beider Systeme kann durch ein einfaches Rechenexempel geklärt werden. Vorausgesetzt, der Kohlensäureabsorber wird nach jeder Narkose ersetzt, wäre bei einer 2-Stunden-Narkose auch die Verwendung eines halboffenen Systems nicht teurer. Man wird sich deshalb noch einmal genau fragen müssen, ob der ökonomische Gesichtspunkt zur Anwendung eines halbgeschlossenen oder geschlossenen Systems höher anzusetzen ist als das zweifellos geringere technische Risiko durch die Verminderung der Diskonnektionsmöglichkeiten bei Anwendung eines halboffenen Systems.

Abschließend wollte ich noch einen Fehler korrigieren, der auch immer wieder in Lehrbüchern zu lesen ist, nämlich daß der Ausgleich eines Lecks im Beatmungssystem durch druckgesteuerte Respiratoren besser zu kompensieren sei als durch volumengesteuerte Respiratoren. Wie Untersuchungen von INKSTER ergaben, können druckgesteuerte Respiratoren das Atemzugvolumen nur bis zu einem Leck von 2 mm Durchmesser konstant erhalten. Das Atemminutenvolumen ist aber wegen der später erreichten Druckgrenze und der damit einhergehenden Frequenzerniedrigung der druckgesteuerten Respiratoren keinesfalls besser als bei volumengesteuerten Respiratoren. Ja im Gegenteil, man kann sehen, daß bei Undichtigkeiten größeren Kalibers volumengesteuerte Geräte den druckgesteuerten Geräten überlegen sind (Abb. 5).

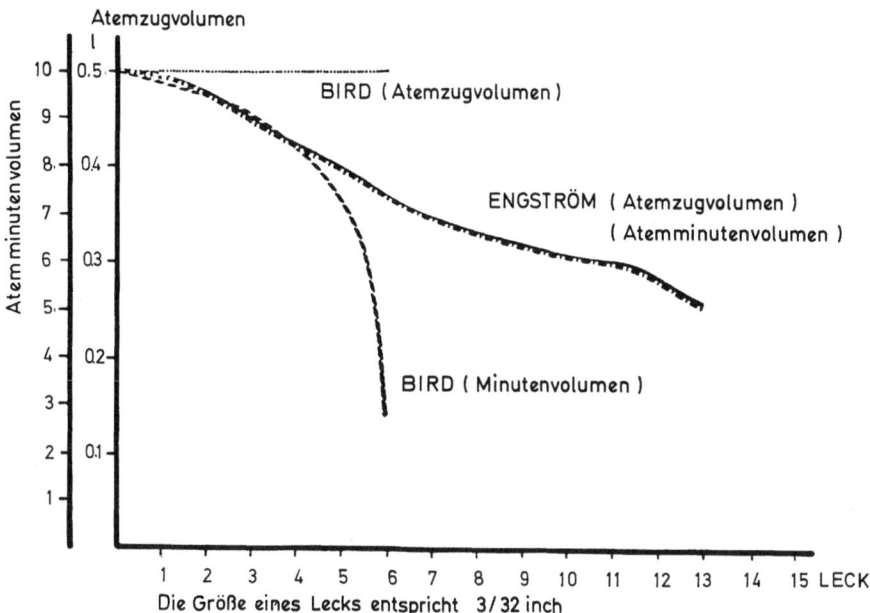

Abb. 5. Abhängigkeit des Atemzug- bzw. Atemminutenvolumens von der Größe des Lecks

Literatur

1. AMAHA, K., LIU, Ph., WEITZNER, St., HARMEL, M.: Effect of constant chest compression on the mechanical and pathologic performance of different ventilators. Anesthesiology $\underline{28}$, 408 (1967).

2. BARTH, L., MEYER, M.: Moderne Narkose. 2. Aufl., Kapitel IV: Atmung, p. 326, 328. Stuttgart: G. Fischer 1965.

3. BARTLETT, R. H., GAZZANIGA, A. B., GERAGTHY, T. R.: Respiratory maneuvers to prevent postoperative pulmonary complications. JAMA $\underline{224}$, 7 (1973).

4. BAUM, M., BENZER, H., KUCHER, R., LEMPERT, J., MAYRHOFER, O., TÖLLE, W.: Respiratorbeatmung bei intrapulmonaler Luftverteilungsstörung. Z. prakt. Anaesth. Wiederbeleb. $\underline{4}$, 325 (1969).

5. BENZER, H., KUCHER, R., MAYRHOFER, O., BAUM, M.: Kontrollverfahren bei Respiratoratmung. Anaesthesist $\underline{18}$, 169 (1969).

6. BERGMANN, H.: Vergleichende Betrachtungen von Beatmungsgeräten. Anaesthesiologie und Wiederbelebung $\underline{27}$, 42 (1968).

7. BERGMANN, H.: Volumengesteuerte Respiratoren. In: Die Ateminsuffizienz und ihre klinische Behandlung (ed. O. H. JUST), p. 53. Stuttgart: Thieme 1967.

8. BERGMANN, H.: Gestörte Atemfunktion als Anaesthesierisiko. 4. Fortbildungskurs für klinische Anaesthesiologie II, p. 45. Wien 1969.

9. BERGMANN, N.: Effects of varying respiratory waveforms on gas exchange. Anesthesiology $\underline{28}$, 390 (1967).

10. BURCHARDI, H.: Verteilungsstörungen bei Langzeitbeatmung. In: Lungenveränderungen bei Langzeitbeatmung (eds. K. WIEMERS, K. L. SCHOLLER). Stuttgart: Thieme 1973.

11. COLLIS, J. M., BUSHMAN, J. A.: Ten lung ventilators. Issue World med. Electronics $\underline{4}$, 5 (1969).

12. DICK, W., EMMRICH, P.: Beatmungsgeräte auf einer pädiatrischen Intensivpflegestation. In: Beiheft zum Arch. Kinderheilk. $\underline{63}$, 53 (1971).

13. EDWARDS, W.: Pressure-cycled ventilators and flow-rate control. Anesth. Analg. Curr. Res. $\underline{47}$, 77 (1968).

14. ENGSTRÖM, C. G., NORLANDER, O. P.: A new method for analysis of respiratory work by measurements of the actual power as a function of gas flow, pressure and time. Acta anaesth. scand. $\underline{6}$, 49 (1962).

15. HEITMANN, H.: Die Funktion kleiner Respiratoren zur Narkosebeatmung. Anaesthesist $\underline{19}$, 397 (1970).

16. HERDEN, N. H., LAWIN, P.: Beatmungsgeräte. In: Praxis der Intensivbehandlung, p. 268. Stuttgart: Thieme 1971.

17. HERZOG, H., KELLER, R.: Druckgesteuerte Respiratoren. In: Die Ateminsuffizienz und ihre klinische Behandlung (ed. O. H. JUST), p. 67. Stuttgart: Thieme 1967.

18. HERZOG, H.: Indikation und praktische Durchführung der Beatmung. In: Die interne Wachstation, p. 96. München-Berlin: Urban & Schwarzenberg 1969.

19. HILL, D. W., MOORE, V.: The action of adiabetic effects on the compliance of an artificial thorax. Brit. J. Anaesth. 37, 19 (1965).

20. HOWELLS, T. H.: Automatic pulmonary ventilators. Issue World med. Electronics, 106 (1963).

21. KIRBY, R. R., DOWNS, J. B., CIVETTA, J. M., MODELL, J. H., DANNEMILLER, F. J., KLEIN, E. F., HODGES, M.: High level positive end-expiratory pressure (PEEP) in acute respiratory insufficiency. Chest 67, 156 (1975).

22. De KOCK, M. A., SCHOOMBIE, M. S.: The physiology of intermittent positive pressure breathing (IPPB). Sth. Afr. med. J., Suppl. 3 (1969).

23. LEHMANN, Ch.: Vergleiche zwischen Engström-Narkoserespirator und Dräger-Narkosespiromat. Zbl. Chir. 85, 1415 (1960).

24. LYAGER, S.: Influence of flow pattern on the distribution of respiratory air during intermittent positive pressure ventilation. Acta anaesth. scand. 12, 191 (1968).

25. MUSHIN, W. W., RENDELL-BAKER, L., THOMPSON, P. W., MAPLESON, W. W.: Automatic ventilation of the lungs. Oxford-Edinburgh: Blackwell Scientific Publications 1969.

26. NACHTWEY, W.: Die künstliche Atmung bei ventilatorischen Notlagen im Gefolge interner Erkrankungen. Habilitationsschrift.

27. NORLANDER, O., HERZOG, P., NORDEN, I., HOSSLI, G., SCHAER, H., GATTIKER, R.: Compliance and airway resistance during anaesthesia with controlled ventilation. Acta anaesth. scand. 12, 135 (1968).

28. NORLANDER, O. P.: Functional analysis of force and power of mechanical ventilators. Acta anaesth. scand. 8, 57 (1954).

29. PONTOPPIDAN, H.: Effect of artificial ventilation on circulation and blood gas exchange. In: Lungenveränderungen bei Langzeitbeatmung (eds. K. WIEMERS, K. L. SCHOLLER). Stuttgart: Thieme 1973.

30. RÜGHEIMER, E.: Beatmungsprobleme bei Neugeborenen und Säuglingen. Europäischer Anaesthesie-Kongreß, Prag, Sept. 1970.

31. RÜGHEIMER, E.: Prophylaxe und Therapie der respiratorischen Störungen. Arch. klin. Chir. 322, 1291 (1968).

32. SAKLAD, M., WICKLIFF, D.: Functional characteristic of artificial ventilators. Anesthesiology 28, 716 (1967).

33. STOFFREGEN, J., OPITZ, A., SONNTAG, H.: Der Takaoka-Respirator. Anaesthesist 20, 70 (1971).

34. TERRING, W.: Heironimus III, Mechanical Artificial Ventilation, Chapter II, p. 11. Springfield, Ill.: Ch. C. Thomas 1970.

Technische Möglichkeiten eines Respiratorsystems
Von E. Schwanbom, M. Baum und H. Frankenberger

1. Einleitung

Der Einsatz eines Respiratorsystems bei der prophylaktischen und akuten Behandlung von respiratorischen Störungen hat in den letzten Jahren an Bedeutung zugenommen, wie eine Zusammenstellung von FRANKENBERGER (4) zeigt. Der Einsatzbereich eines Respiratorsystems ist jedoch nicht beschränkt auf die Intensivmedizin, sondern erstreckt sich von der Ersten Hilfe und der Reanimation über die prä- und postoperative Beatmung, die Narkosebeatmung, die assistierende Inhalationstherapie bis zur Langzeitbeatmung, um nur einige der bekanntesten Einsatzbereiche zu nennen.

Mit der zunehmenden klinischen Bedeutung des Respirators sind - wie vorher angedeutet - mehrere Spezialbereiche mit spezifischen Anforderungsprofilen hinsichtlich der Leistungen und Funktionen entstanden. Durch das immer größer werdende Angebot verschiedener Gerätekonstruktionen und Gerätetypen wird jedoch die Wahl eines geeigneten Gerätes eher erschwert als erleichtert. Hier sei erwähnt, daß im Rahmen der Arbeiten der ISO Vorschläge zur Normung entscheidender Meßmethoden ausgearbeitet werden mit dem Zweck, einfache und meßbare Kriterien zu schaffen für die objektive Beurteilung der Leistungen und Möglichkeiten eines angebotenen oder zur Wahl stehenden Respiratorsystems (8).

2. Die Aufgaben eines Respiratorsystems

2. 1 Bezogen auf den Patienten, hat ein Respiratorsystem die Aufgabe, den für den Patienten zu erwartenden oder vom Arzt erwünschten Gasaustausch hinsichtlich O_2 und CO_2 aufrechtzuerhalten (7). Wichtige Nebenbedingungen dabei sind:

2. 1. 1 Den Kreislauf möglichst wenig zu beeinträchtigen. Der Begriff "Maximierung des Sauerstofftransportes über den Kreislauf" kann hierbei als meßbares Erfolgskriterium herangezogen werden (9),

2. 1. 2 die Mechanik der Lungen in erwünschter Weise zu beeinflussen,

2. 1. 3 den Transport bestimmter Wirkstoffe zu den Lungen zwecks Austausch durch die Lungen zu erlauben, z. B. Lachgas und Inhalationsanästhetika,

2. 1. 4 Transport bis zur Lunge von bestimmten Arzneimitteln wie im Falle der assistierenden Inhalationstherapie mit IPPB-Geräten.

3. Methodik der Aufgabenlösung

Um die vorher erwähnten Aufgaben sinnvoll mit adäquatem technischem Aufwand zu lösen, werden Respiratorsysteme verschiedener Komplexität entwickelt und angeboten. Die geforderten technischen Möglichkeiten des Respiratorsystems richten sich im allgemeinen nach den gewünschten Einsatzbereichen.

Bezogen auf die konstruktiven Konsequenzen für ein Respiratorsystem können folgende Aufgaben herauskristallisiert werden. Schwerpunktmäßig wird hier auf die Bereitstellung, Aufbereitung und Dosierung des Atemgases eingegangen. Auf das nicht minder wichtige Gebiet der Entsorgung der Atemgase aus hygienischen und Umweltgründen durch beispielsweise Gasabsaugung, Filtertechniken und UV-Bestrahlung wird hier nicht näher eingegangen.

3. 1 Das Bereitstellen eines Atemgases.

Die Aufgabe des Respiratorsystems beschränkt sich z. B. bei der Narkose und bei der CPAP-Therapie (CPAP = continuous positive airway pressure) auf das Bereitstellen und Konditionieren eines Atemgasgemisches, da der Patient in diesem Fall spontan atmet. In diesem Fall kann das Respiratorsystem folgende Funktionen und Parameter von besonderer Bedeutung anbieten.

3. 1. 1 Die Gaszusammensetzung.

Im Prinzip ist es möglich, aus dem Vielstoffdiagramm O_2-CO_2-Luft-N_2O-C_3H_6- ..... beliebige Gaskompositionen zu erstellen. Am meisten gebräuchlich sind O_2-Luft-Gemische in der Beatmung und O_2-N_2O-Anästhetikamischungen in der Narkosetechnik. Durch die Verwendung von O_2-He-Gemischen kann wegen der hohen Wärmeleitfähigkeit und des Wärmetransportvermögens dieses Gasgemisches theoretisch die Wärmebilanz des Körpers beeinflußt werden.

3. 1. 2 Das Anwärmen und Anfeuchten des Atemgases.

Diese technische Möglichkeit wird hier nur der Vollständigkeit halber erwähnt, da sie in den weiten Begriff "System" mit gewisser Berechtigung integriert werden muß.

3. 1. 3 Die Einstellung des Atemdruckniveaus mit einem statischen exspiratorischen Widerstand oder mit sogenanntem high-flow CPAP.

3. 1. 4 Die Rückatmung mit oder ohne CO_2-Absorber in der Narkosetechnik.

3. 1. 5 Mechanische Totraumvergrößerung zwecks Erhöhung des CO_2-Partialdruckes.

3. 2 Die Unterstützung der Atmung.

In Fällen, in denen der Patient noch imstande ist, die Atmung selbst zu regulieren oder zu steuern, die Atemarbeit, die vom Patienten zu leisten ist, jedoch unzumutbar hoch ist oder nicht ausreicht, um eine effiziente Ventilation der Lungen zu ermöglichen, hat sich eine vom Patienten gesteuerte Unterstützung der Spontanatmung durch ein Respiratorsystem als vorteilhaft erwiesen. <u>Additiv</u> zu den unter 3. 1 genannten Parametern werden folgende Funktionen von verschiedenen Respiratorsystemen angeboten:

3. 2. 1 Trigger, fest oder einstellbar.

3. 2. 2 Einstellung eines <u>Inspirationsdruckes</u> und eines <u>Inspirationsflow</u>.

Die Höhe des Inspirationsdruckes bestimmt die Tiefe des Atemzuges, in Verbindung mit dem Flow-Wert wird dadurch die Dauer der Inspiration festgelegt.

Bei druckgesteuerten Geräten, wie z. B. beim Assistor oder Bird, ist der Flow konstant und eingeprägt. Beim Erreichen des eingestellten Inspirationsdruckes schaltet das Gerät auf Exspiration um.

Bei flowgesteuerten Geräten, wie z. B. beim Bennett PR 2, ist der Inspirationsdruck konstant und fest eingeprägt. Erst wenn der Inspirationsflow den eingestellten Wert unterschreitet, schaltet das Gerät auf Exspiration.

3. 2. 3 Alternativ zu 3. 2. 2 werden <u>Inspirationsvolumen</u> und der <u>Inspirationsflow</u> eingestellt, z. B. beim Monaghan 250. Diese Einstellmöglichkeit setzt eine Volumensteuerung zur Einleitung der Exspiration voraus.

3. 2. 4 Respiratoren, die eine Zeitsteuerung der Inspirationsphase erlauben, benötigen außer der Einstellung der <u>Inspirationszeit</u> die Festlegung von mindestens zwei der drei möglichen Randbedingungen: Inspirationsvolumen, Inspirationsdruck, Inspirationsflow, wobei diese fix oder am Gerät einstellbar vorhanden sein können. Die häufigste Kombination ist: Zeit, Volumen, Flow. Hierdurch sind alle Freiheitsgrade außer der Frequenz vom Respirator bestimmt.

3. 2. 5 Das Atemdruckniveau kann nicht nur erhöht, sondern durch aktive Unterstützung der Ausatmung (z. B. durch NEEP = negative endexpiratory pressure) auch gesenkt werden.

3. 2. 6 Die Exspiration kann dynamisch gebremst werden (AAW = Ausatemwiderstand).

3. 2. 7 Die Einstellung einer Sicherheitsfrequenz für alle Unterstützungsalternativen.

3. 2. 8 Die Einstellung einer Drucklimitierung, d. h. daß ein bestimmter Druck in den Atemwegen nicht überschritten werden kann. Diese technische Möglichkeit ist nur sinnvoll in Kombination mit Unterstützungsalternativen, bei denen eine Drucksteuerung nicht vorhanden ist (3. 2. 3 und 3. 2. 4).

3. 3 Die temporäre Substitution der Atmung durch das Respiratorsystem. Die Ventilation der Lungen wird durch das Respiratorsystem voll übernommen. Die Beatmung erfolgt kontrolliert. Dadurch muß nun auch die Steuerung der Exspirationsphase vom Respirator durch die Kriterien Zeit, Volumen, Druck oder Flow erfolgen. Welche Eigenschaften hinsichtlich des Zeit- und Volumenverhaltens ein Respiratorsystem aufweisen wird, ist von der Art und der Kombination der verschiedenen Steuerungen stark abhängig. In Tabelle 1 ist als Abszisse aufgetragen, nach welcher Art der Steuerung die Exspiration eingeleitet wird, als Ordinate in der Matrix das gleiche für die Inspiration. Die wesentliche Aussage ist, daß für eine Zeit-Zeit-Steuerung bzw. Volumen-Zeit-Steuerung ein invariantes Zeit- und Volumenverhalten unter idealisierten Bedingungen erwartet werden kann, d. h. das Volumen - entweder als Atemzugvolumen (TV) oder als Atemminutenvolumen (AMV) - und die Frequenz können vorgewählt werden und sind durch nachfolgende Veränderungen in der Lungenmechanik (Compliance und Resistance) nicht beeinflußbar.

Für die kontrollierte Beatmung, besonders in der Narkosebeatmung und der Langzeitbeatmung, hat diese Möglichkeit, das Beatmungsvolumen und die Frequenz explizit wählbar zu gestalten, sich als vorteilhaft erwiesen. Europäische Gerätehersteller bevorzugen oft die Zeit-Zeit-Steuerung, wogegen die amerikanische Schule im allgemeinen eine Volumen-Zeit-Steuerung bevorzugt. Ein Grund dafür könnte die starke Stellung der assistierenden Beatmungstherapie in Amerika sein.

Nach der Analyse im Abschnitt 3. 2 ergibt sich eine einfachere Einstellung eines Respirators für die assistierende Beatmung, wenn die Inspiration volumengesteuert erfolgt.

Tabelle 1. Volumen- und Zeitverhalten eines Respirators in Abhängigkeit von der Art der Steuerung

Inspiration ausgelöst durch:	Exspiration ausgelöst durch:			
	Zeit	Volumen	Druck (überschreiten)	Flow
Trigger (Frequenz vom Patient gesteuert)	TV konstant, wenn Volumen und Drucklimitierung stimmen	TV konstant, wenn Drucklimit ausreichend hoch	TV von der Lungenmechanik abhängig	wie Druck
Zeit	TV konstant, Volumen limitiert bei ausreichender Leistung	TV konstant	TV und f von der Lungenmechanik abhängig	wie Druck
	f konstant	f konstant bei ausreichend harter Kupplung	+)	+)
Volumen	TV konstant	TV konstant	TV konstant bei ausreichend hohem Druck	TV konstant bei ausreichend kleinem Flow
	f von der Lungenmechanik abhängig	f von der Lungenmechanik abhängig	f von der Lungenmechanik abhängig	f wie Druck
Druck (unterschreiten)	TV und f von der Lungenmechanik abhängig	TV konstant f von der Lungenmechanik abhängig	wie Druck/Zeit	wie Druck/Zeit
Flow	wie Druck/Zeit	TV konstant f von der Lungenmechanik abhängig	wie Druck/Zeit	wie Druck/Zeit

+) wenn I + E Zeitmaß für die Steuerung, ist f konstant

Für die zeit-/volumenkonstante kontrollierte Beatmung werden additiv zu den unter 3. 1 genannten Parametern und Funktionen folgende Kombinationen von Einstellparametern mehr oder weniger vollständig angeboten:

3. 3. 1 Bei zeit-/zeitgesteuerten Geräten:
Atemzugvolumen (TV) oder Atemminutenvolumen (AMV),
Frequenz und I:E-Verhältnis oder Inspirations- und Exspirationszeit,
Inspirationsflow oder Dauer der Inspirationspause,
(Exspirationsflow oder Dauer der Exspirationspause),
Flow-Form der Inspiration,
Drucklimitierung der Inspiration (PAP),
Drucklimitierung der Exspiration (PEEP, ZEEP, NEEP).

3. 3. 2 Bei volumen-/zeitgesteuerten Geräten:
Exspirationszeit, Dauer der Inspirationspause,
TV, Inspirationsflow,
Flow-Form der Inspiration,
Exspirationsflow,
Drucklimitierung der Inspiration (PAP),
Drucklimitierung der Exspiration (PEEP, ZEEP, NEEP).

3. 3. 3 Die Überschreitung der inspiratorischen Drucklimitierung schließt die Volumenkonstanz des Respirators aus. Das TV oder AMV muß in jedem Fall gemessen werden. Eine kontrollierte Beatmung braucht notwendigerweise nicht volumenkonstant zu sein. Jede assistierende/unterstützende Beatmung wird kontrolliert, wenn eine vorhandene Sicherheitsfrequenz statt des Triggerimpulses die Inspiration einleitet. Es sind Beatmungsgeräte bekannt, die ausschließlich kontrollierend arbeiten, jedoch weder volumen- noch frequenzkonstant sind, wie z. B. der Pulmotor und der Takaoka-Respirator, die beide eine Druck-Druck-Steuerung haben. Nur zwei Einstellparameter sind prinzipiell für diesen Typ Respiratoren erforderlich, nämlich der Inspirationsflow und der Inspirationsdruck, wovon einer als fester Geräteparameter eingestellt werden kann.

3. 4 Besondere Funktionen.

3. 4. 1 Handbeatmung in Verbindung mit 3. 1,
d. h. der Patient wird vom System nicht diskonnektiert. Von verschiedenen Seiten wird eine direkte manuelle Eingriffsmöglichkeit in die Funktion des Respirators gewünscht, beispielsweise während der Narkose. Auch in der Langzeitbeatmung wird für spezielle Therapiezwecke und wegen der Diagnosemöglichkeit eine integrierte Handbeatmungsmöglichkeit gewünscht.

3. 4. 2 Der Seufzer.
Um die Monotonie einer zeitgesteuerten volumenkonstanten Beatmung zwecks Atelektaseverhütung zu unterbrechen (1), kann ein vertiefter Atemzug in zeitlichen Abständen vom Respirator abgegeben werden. Bei den meisten heute am Markt erhältlichen größeren Respiratoren ist diese Möglichkeit realisiert, jedoch mit den Ausführungsvarianten des Kaskadenseufzers (d. h. durch Ausfallen der Exspirationsphase wird additiv zum normalen Atemzug den Lungen ein zusätzliches Volumen verabreicht) und des intermittierenden PEEP, d. h. die Atemmittellage wird für eine begrenzte Anzahl von Atemhüben durch Anlegen eines erhöhten statischen Ausatemwiderstandes (PEEP) erhöht. Die Seufzerfunktion veranschaulicht, wie sich die Geräteentwicklung dem jeweiligen Entwicklungstrend anpassen kann. Der Bennett MA 1 zeichnet sich durch eine mittels mehrerer Parameter sehr differenziert einstellbare Seufzerfunktion aus. Bei den heutigen Neuentwicklungen besteht jedoch ein

deutlicher Trend zu vereinfachten Einstellmöglichkeiten mit einem, maximal drei Parametern.

3. 4. 3 IDV (intermittent demand ventilation).
Diese Funktionsart eines Respirators basiert auf der Kombination 3. 1 und 3. 2. Der Patient atmet spontan angewärmte, angefeuchtete Einatemluft in erwünschter Zusammensetzung und erwünschtem Druckniveau. Nach einer bestimmten Zeit, die wesentlich größer ist als die Spontanatmungsfrequenz, kann der Patient über die Triggerfunktion des Respirators einen Atemzug nach den Kriterien 3. 2 auslösen. Zusätzlich zu den Einstellmöglichkeiten in 3. 1 und 3. 2 ist es also notwendig, eine IDV-Frequenz einzustellen.

Funktionell wird die IDV-Beatmung so gelöst, daß nach Ablauf der durch die eingestellte IDV-Frequenz definierten Zeit ein "IDV-Fenster" aufmacht, d. h. für eine im Gerät festgelegte Zeit, die etwa der zwei- bis dreifachen normalen Exspirationszeit entspricht, wird die sonst blockierte Triggerfunktion freigemacht. Vorteilhaft bei dieser Ausführung wirkt sich die Tatsache aus, daß der IDV-Atemzug mit der Spontanatmung synchron kommen muß. Der Respirator stellt sich auf den Patienten ein, nicht umgekehrt. Es ist sinnvoll, nach Ablauf des "IDV-Fensters" einen IDV-Atemzug von der Zeitsteuerung auslösen zu lassen. Damit wäre eine zur assistierenden Beatmung analoge Sicherheitsfrequenz gegeben.

3. 4. 4 IMV (intermittent mandatory ventilation).
Wird der IDV-Atemzug durch die Zeitfunktion des Respirators ausgelöst, z. B. durch Blockierung der Triggerfunktion im IDV-Fenster, erfolgt eine vom Respirator kontrollierte Abgabe des Respiratoratemzuges, wie das englische Wort mandatory treffend beschreibt.

Die IMV-Therapie ist relativ neu und wurde ursprünglich von KIRBY et al. (5) als eine Entwöhnungstherapie propagiert. Zur Zeit scheint sich die Verwendung von IMV mit überlagertem CPAP als eine interessante Beatmungsalternative für die Säuglingstherapie zu entwickeln (2). Für Erwachsene ist die IDV-Alternative - obwohl technisch aufwendiger - wegen der Möglichkeit der Synchronisierung mit der Spontanatmung wahrscheinlich attraktiver. Somit werden der bisher von der Geräteentwicklung wenig beachteten Entwöhnungsphase neue technische Möglichkeiten gegeben.

4. Klassifizierung von Respiratoren

4. 1 MUSHIN, RENDELL-BAKER et al. (6) machen in ihrer grundlegenden Arbeit über die Funktionen von Beatmungsgeräten einen Unterschied zwischen den Flow-Generatoren und den Druckgeneratoren. Ein Flow-Generator ist ein Respirator mit eingeprägtem Flow-Muster, unabhängig von Compliance und Resistance der Lungen. Der Druckgenerator hält immer einen eingeprägten patientenunabhängigen Druck (konstant oder varibel) am Ausgang des Respirators. Es gibt jedoch wenige Respiratoren, die imstande sind, dieses Verhalten in der einen oder anderen Form aufrechtzuerhalten. Die effektiven Querschnitte im Respirator ermöglichen selten die von einem Druckgenerator geforderten hohen Strömungsgeschwindigkeiten, besonders im assistierenden Betrieb. Hohe Strömungswiderstände und geringe Compliance treiben den Flow-Generator unweigerlich in die Drucklimitierung. Wenn außerdem berücksichtigt wird, daß die Art der Steuerung nicht frei mit einem Flow- oder Druckgenerator kombinierbar ist, scheinen diese Begriffe zur Klassifizierung eines Respirators weniger gut geeignet.

4. 2 Ist eine andere Klassifizierung der Respiratoren überhaupt möglich? Ausgehend von der Aufgabenstellung soll ein Respiratorsystem im weitesten Sinne - unabhängig von der Steuerungsart - die Lungen mit einem Volumen ver- und entsorgen. Als Entscheidungskriterium für eine verwenderbezogene Klassifizierung kann daher das Prinzip der Volumendosierung im Respirator herangezogen werden.

4. 2. 1 Eine besondere Bedeutung gewinnt diese Frage bei der Narkosebeatmung, wo das Bereitstellen des Atemgasgemisches speziellen Bedingungen unterliegt. Bei der Inhalationsanästhesie wird heute üblicherweise das Frischgas zeitlich konstant bei einem relativ niedrigen Druck über einen Verdunster geleitet. Arbeitet man mit partieller Rückatmung (halbgeschlossenes Narkosesystem), muß das Frischgas mit Anteilen aus der Rückatmung des Patienten, bei einem Druck, der nicht über dem Umgebungsdruck liegen darf, vermischt und anschließend dem Patienten verabreicht werden.

Verhalten dieser Art und andere verwenderbezogene Eigenschaften eines Respiratorsystems, wie "Härte" der Kopplung, innere Gerätecompliance usw., können nach dem bisher bekannten Klassifizierungssystem nach MUSHIN et al. (6) nicht systematisch eingeordnet werden.

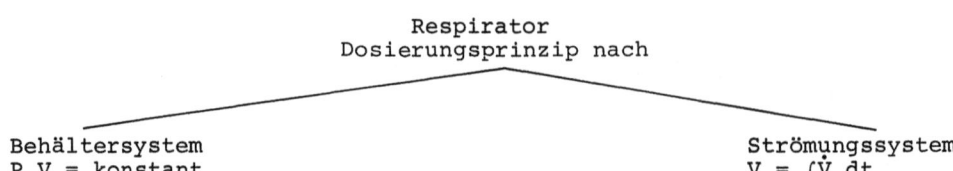

Behältersystem
$P \cdot V$ = konstant

Strömungssystem
$V = \int \dot{V}\, dt$

Abb. 1. Klassifizierungsschema der Beatmungsgeräte

4. 3 Diese Überlegungen haben uns veranlaßt, ein neues Klassifikationssystem für Respiratoren zu erstellen. Nach diesem Ansatz lassen sich die Beatmungsgeräte in Behältersysteme und Strömungssysteme aufteilen (Abb. 1). Behältersystem ist als Bezeichnung gewählt, weil die Angabe des Hubvolumens dadurch bestimmt wird, daß in einem Behälter mit nicht dehnbaren Wänden entweder die Geometrie oder der Druck verändert wird. Das Strömungssystem ist dadurch gekennzeichnet, daß eine im Respirator durch Einprägung oder Messung bekannte Strömung für das abzuliefernde Atemminutenvolumen oder Hubvolumen bestimmend wirkt. Das Behältersystem (Abb. 1 a + 1 b) unterteilt sich je nach dem zu variierenden Parameter in ein isobares und in ein isochores Dosierungsprinzip. Bei dem isobaren Dosierungsprinzip wird die Geometrie eines Behälters mit nicht dehnbaren Wänden kontrolliert verformt, die Volumenverschiebung vom Respirator zum Patienten geschieht durch Verdrängung. Klassische konstruktive Ausformungen nach diesem Dosierungsprinzip sind die Balggeräte und die Kolbenpumpen, Typ Müller-Moerch. Bei dem isochoren Dosierungsprinzip wird ein Behälter starrer Geometrie und von bekanntem Volumen von dem Atemgas bei unterschiedlichen Drucken periodisch entleert und gefüllt. Die Druckdifferenz zwischen dem Füllen und Leeren ist nach dem allgemeinen Gasgesetz
$P \cdot V = n \cdot R \cdot T$ ein Maß für abgegebenes oder gespeichertes Gasvolumen, isotherme Bedingungen vorausgesetzt. Die Volumenverschiebung vom Respirator zum Patienten geschieht somit durch Gasentspannung. Beide Respiratorsysteme können in inspiratorisch oder exspiratorisch dosierende Systeme unterteilt werden, und zwar je nachdem, ob das Atemvolumen während der Inspiration oder während der Exspiration festgelegt wird.

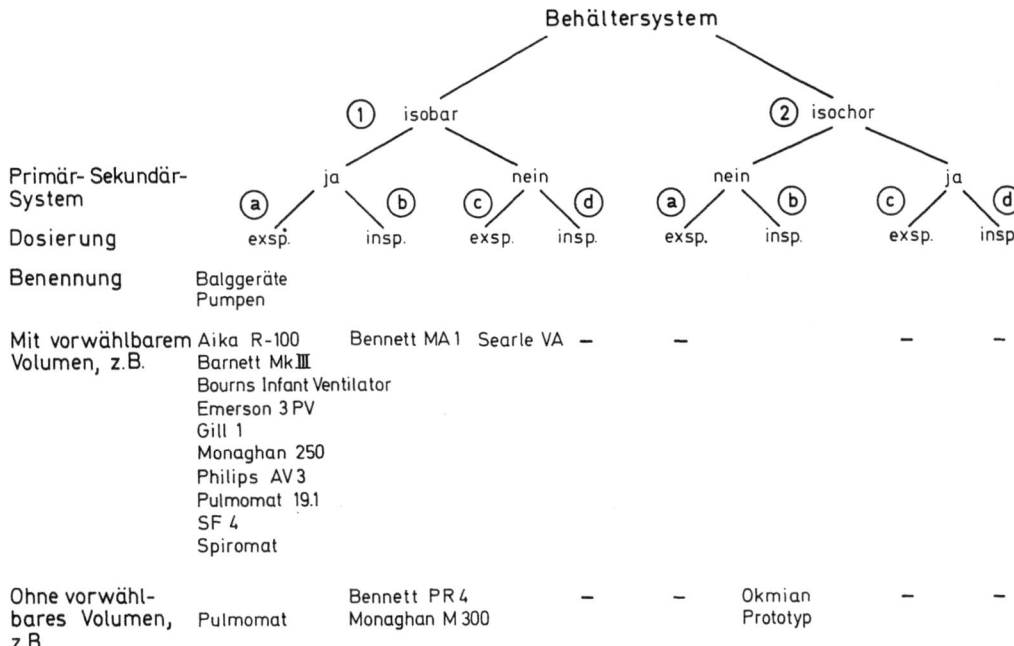

Abb. 1 a. Klassifizierungsschema der Beatmungsgeräte

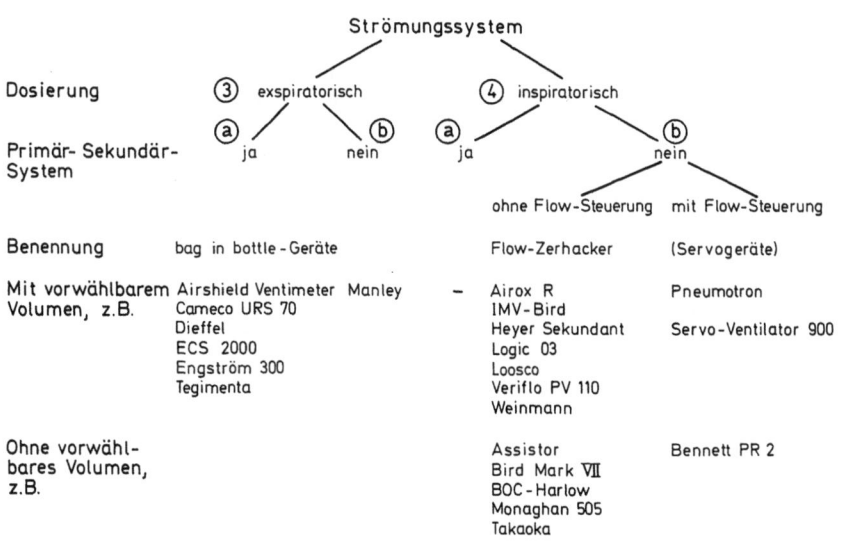

Abb. 1 b. Klassifizierungsschema der Beatmungsgeräte

Ein weiteres wichtiges Kriterium ist die Art des Antriebes.
<u>Direktantrieb</u>: Die potentielle Druckenergie der Atemgasquelle wird für den Gastransport direkt ausgenutzt.
<u>Antrieb über Primär-Sekundär-System</u>: Die Antriebsenergie (Primärseite) und der Atemgastransport (Sekundärseite) sind membranös getrennt. Die Art der Antriebsenergie ist beliebig.

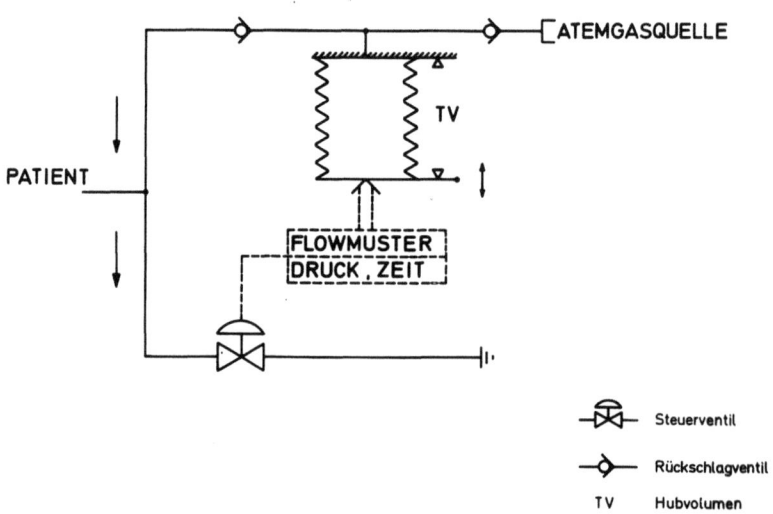

Abb. 2. Balggerät, exspiratorische Dosierung nach 1 a

4. 3. 1 Die Funktion eines exspiratorisch dosierenden Balggerätes geht aus Abb. 2 hervor. Der Balg (oder Kolben) wird durch den Antrieb über das Primärsystem bewegt, und zwar nach vorgegebenen Zeit- und/oder Druckfunktionen. Der Antrieb definiert durch seinen Energieumsatz den Kopplungsgrad des Respiratorsystems. Ein Respiratorsystem kann als starr gekoppelt bezeichnet werden, wenn die momentan für den Antrieb des Respirators benötigte Arbeit gleich groß ist wie die momentan in den Lungen aufgenommene Arbeit (Kopplungsgrad 1), d. h., daß zwischen Antrieb und Patient kein Energiespeicherelement vorhanden ist. Bei einer elastischen Kopplung ist der Quotient aufgenommene zu benötigter Arbeit wesentlich kleiner als 1.

Die klassische Antriebsform ist pneumatisch/gravitatorisch. Der Balg befindet sich in einer druckfesten Kammer. Der Balg füllt sich durch sein Eigengewicht und saugt dabei Gas aus der Atemgasquelle an. Das Druckniveau der Atemgasquelle kann sehr nahe dem Umgebungsdruck liegen. Daher erlaubt das Balggerät von seinem Funktionsprinzip her ohne technische Einschränkungen eine Rückatmung. In der Füllphase (= Exspirationsphase) ist das Ausatemventil geöffnet. Die Pendelatmung zurück in den Balg wird durch ein Rückschlagventil vermieden. In der Inspirationsphase schließt das Ausatemventil, und der Balg wird bis zum oberen festen Anschlag ausgedrückt. Durch Variation verschiedener Parameter, wie Zeit und Strömung zur Druckkammer, Druckniveau usw., können unterschiedliche Beatmungsmuster realisiert werden.

Auch andere Antriebssysteme sind möglich (pneumatische, hydraulische oder elektrische Linearmotore, elektrische Kurbelantriebsmotore usw.).

Elektrisch steuerbare Antriebe weisen hier durch die einfache Kombinationsmöglichkeit mit moderner Elektronik gewisse Vorteile auf.

Eine grundlegende Voraussetzung für gute Reaktionszeiten, Genauigkeit der Dosierung in Verbindung mit größtmöglicher Variabilität des Beatmungsmusters ist jedoch das Vorhandensein eines starr gekoppelten Respiratorsystems, wobei zusätzlich die Leistungsreserve des Antriebes ausreichend groß sein muß. Solche Geräte besitzen eine sogenannte harte Ausgangscharakteristik.

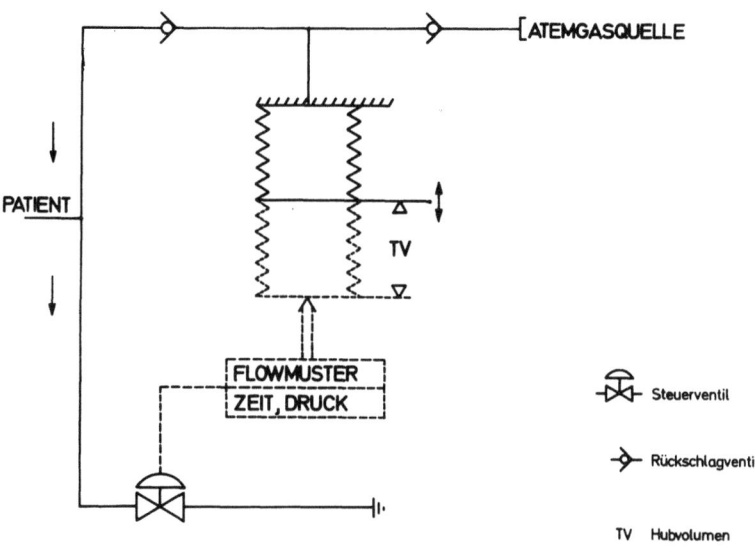

Abb. 3. Balggerät, inspiratorische Dosierung nach 1 b

4. 3. 2 Das inspiratorisch dosierende Balggerät ist in Abb. 3 dargestellt. Da hier die Bewegung des Balges von dem unteren Anschlag zu dem oberen einstellbaren Anschlag erfolgen muß (hängender Balg), wird dieses Funktionsprinzip bei kleinen Tidalvolumina eine hohe innere Compliance bekommen und daher eine prinzipiell elastische Kopplung. Bei größeren Tidalvolumina wird das Restvolumen im Balg geringer, die Compliance damit auch kleiner und das Gerät zunehmend härter. In der übrigen Funktionsweise unterscheidet sich das Gerät nicht vom exspiratorisch dosierenden Balggerät.

4. 4. 1 Die isochoren Geräte können analog mit den Balggeräten entweder immer füllend auf einen oberen konstanten Druck (Dosierung inspiratorisch) oder leerend auf einen konstanten unteren Druck (Dosierung exspiratorisch) arbeiten. Das Funktionsprinzip ist in Abb. 4 wiedergegeben. Ein Behälter mit beispielsweise 1 l Volumen wird bei konstanter Temperatur von 1 bar auf 2 bar Überdruck gefüllt. Nach dem Gasgesetz hat der Behälter damit 1 l Atemgas aufgenommen. Wird der Gasinhalt über das Magnetventil und das Servo-Ventil in die Patientenlunge geleitet, sinkt der Druck im Behälter, und zwar proportional dem abgegebenen Hubvolumen. Durch Druckmessung kann somit das Hubvolumen erfaßt werden. Um das Beatmungsmuster beliebig variieren zu können, muß ein ansteuerbares Ventil (Servo-Ventil) im Inspirationszweig vorhanden sein. Geräte dieser Art sind zur Zeit nicht auf dem Markt erhältlich.

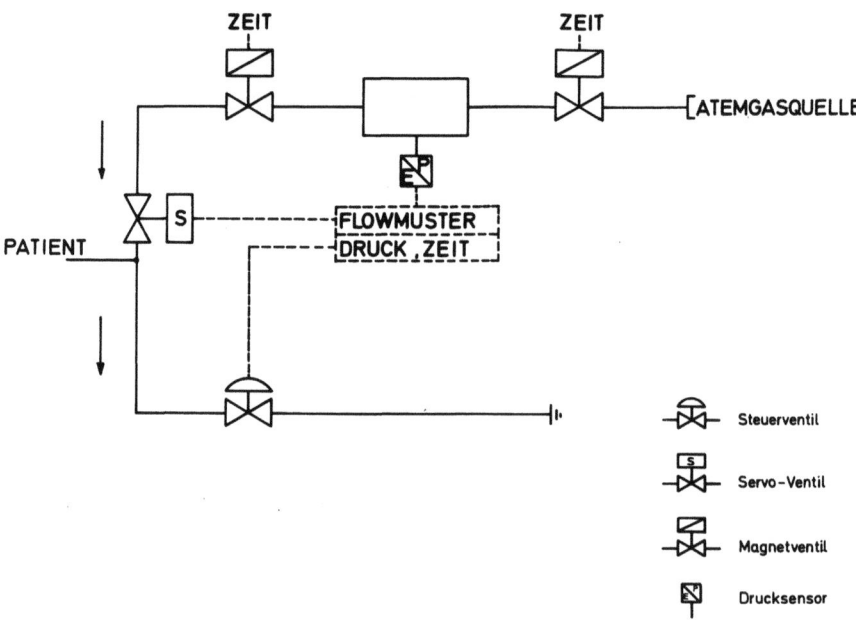

Abb. 4. Isochores dosierendes Beatmungsgerät nach 2 a oder 2 b

4. 4. 2 Ganz neu auf dem amerikanischen Markt ist ein Gerät, das als isobares, exspiratorisch dosierendes Gerät ohne Primär-Sekundär-System eingeordnet werden kann (3).

4. 5 Bei allen Behältergeräten ohne Primär-Sekundär-System entscheidet das inspiratorische Druckniveau im Behälter über die potentielle Antriebsleistung des Respiratorsystems (der Kopplungsgrad ist annähernd 1). Der Einsatz eines handelsüblichen Narkosemittelverdunsters ist dadurch von der Wahl des Betriebsdruckes im Behälter abhängig und hat eine Begrenzung des Betriebsdruckes und dadurch eine Einschränkung der verfügbaren Respiratorleistung zur Folge.

4. 6 Die Strömungssysteme (Abb. 1 b) können nach den Kriterien inspiratorische oder exspiratorische Dosierung und nach dem Vorhandensein eines Primär-Sekundär-Systems unterteilt werden. Am einfachsten zu analysieren sind die inspiratorisch dosierenden Strömungssysteme. Ein solches Gerätekonzept mit Primär-Sekundär-System ist zwar denkbar, ist jedoch bisher nicht realisiert oder in der Fachliteratur ausreichend durchleuchtet worden.

4. 6. 1 Das Gerätekonzept ohne Primär-Sekundär-System ist in einer Vielzahl unterschiedlicher Verwirklichungen dieses Dosierprinzips auf dem Markt erhältlich (Abb. 5). Die funktionell einfachste Form ist der Flow-Zerhacker, so genannt, weil eine eingeprägte Strömung in zeitlichen Abständen durch das Inspirationsventil zerhackt wird. Das Exspirationsventil wird invertierend synchron mit dem Inspirationsventil gesteuert. Dieses Dosierungsprinzip wird häufig ausgenutzt in Geräten für die assistierende Beatmung wegen seiner Einfachheit und Preiswürdigkeit. Ist nun die Strömung zeitlich konstant und werden Anfang und Ende der Strömung durch eine feste Zeitvorgabe (Zeit-Zeit-Steuerung) definiert, arbeitet das Gerät weitgehend volumenkonstant.

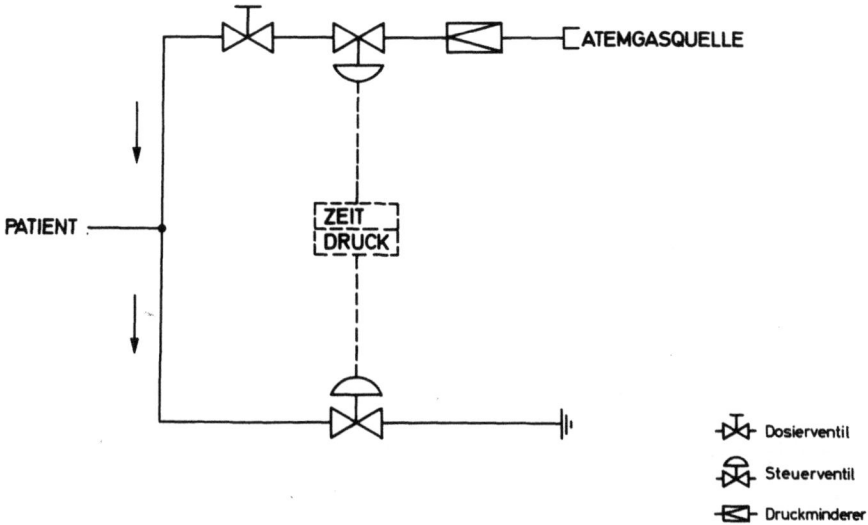

Abb. 5. Beatmungsgerät nach 4 b (Flow-Zerhacker)

Diese Eigenschaft wird von einer Reihe von Geräten konsequent ausgenutzt, um eine vorwählbare Einstellung des Beatmungsvolumens zu erreichen (Airox R, Veriflo PV 110). Solange das Produkt Inspirationszeit x Frequenz konstant gehalten wird (z. B. durch konstantes I:E-Verhältnis und keine Inspirationspause), ist die eingestellte Strömung dem Atemminutenvolumen direkt proportional.

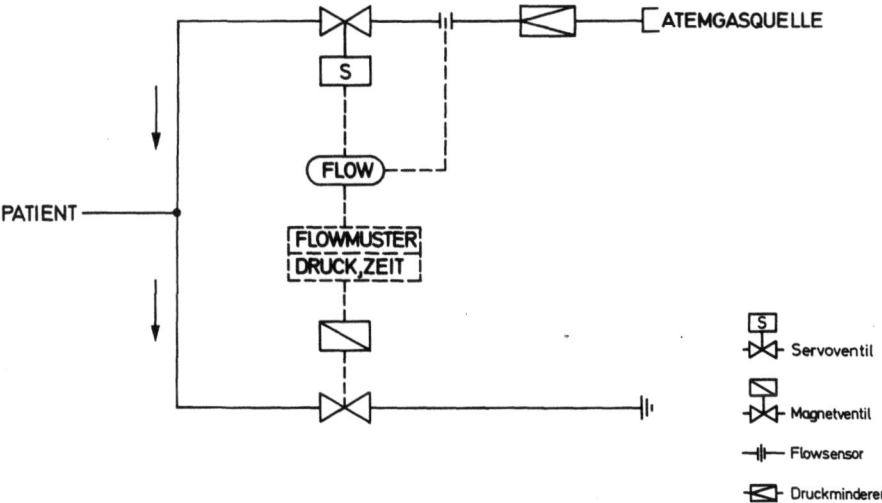

Abb. 6. Beatmungsgerät nach 4 b (Servo-Geräte)

4. 6. 2 Die Volumenkonstanz bei dem Flow-Zerhacker wird erkauft durch
eine bewußte Limitierung der Einstellmöglichkeiten hinsichtlich Flow-
Muster und Zeitverhalten. Eine Kopplung der Stellelemente, um die oben
angeführten Vorteile der Vorwählbarkeit des Beatmungsvolumens auch bei
freier Wahl des Beatmungsmusters zu behalten, ist möglich, allerdings
wesentlich aufwendiger, und sie bietet schließlich nicht die prinzi-
piellen Möglichkeiten eines auf Strömungsmessung basierenden Servo-
Systems (Abb. 6). Wenn bei diesem Dosierungsprinzip von Bedienung und
Einsatzbereich alle Möglichkeiten der Variation des Beatmungsmusters
verlangt werden, ist die Vorwählbarkeit des Beatmungsvolumens nur durch
die tatsächliche Messung und Integration des Inspirationsflow möglich.
Der Servo-Ventilator 900 und der Pneumotron verwenden dieses Verfahren zur Dosierung des Beatmungsvolumens mit dem feinen Unterschied,
daß der SV 900 die Flow-Form mit einem flowgesteuerten Servo-Ventil
moduliert, der Pneumotron diese mit einem druckseitigen Funktionsge-
nerator variiert. Die prinzipielle Funktion ist einfach. Der Ist-Wert
der Strömung wird mit Hilfe eines Flow-Sensors gemessen. Die Ist-Werte
werden mit den vorgegebenen elektronischen Soll-Werten verglichen. Im
SV 900 wird der Unterschied der Signalgröße zwischen dem Ist- und dem
Soll-Wert in ein Stellsignal für das Servo-Ventil umgewandelt, womit
die Strömung so geregelt wird, daß der Unterschied zwischen dem Ist-
und dem Soll-Wert Null wird. Der Pneumotron mißt die Strömung, integriert diese fortlaufend und vergleicht den momentanen Integralwert
des abgegebenen Volumens mit einem elektronisch vorhandenen Soll-Wert.
Wenn beide gleich groß sind, wird das Inspirationsventil geschlossen,
d. h. es handelt sich hier um eine Art Volumensteuerung der Inspiration.

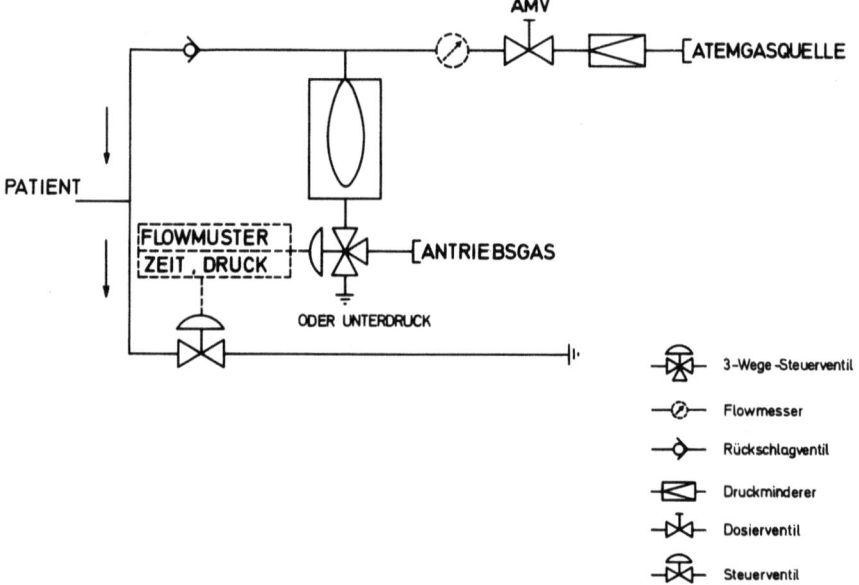

Abb. 7. bag in bottle-Gerät nach 3 a

4. 7. 1 Die zweite Gruppe der Strömungssysteme umfaßt die Gruppe der
engströmverwandten Respiratoren (Abb. 7). Im Prinzip strömt das Atem-

gas über eine Dosiervorrichtung, die eine Konstanthaltung der Strömung erlaubt, zum Respirator. Eine solche zeitlich konstante Strömung ist leicht ablesbar (z. B. über ein Rotameter) und kann als Maß des Atemminutenvolumens ausgenutzt werden, vorausgesetzt, das gesamte Volumen wird dem Patienten zugeleitet. Durch die intermittierende Abgabe des Hubvolumens zum Patienten muß hier eine Aufsammelvorrichtung während der Exspiration für das kontinuierlich einströmende Atemgas geschaffen werden. In den Geräten mit Primär-Sekundär-System ist diese Aufsammelvorrichtung ein schlaffer Beutel mit einer Compliance, die wesentlich größer ist als die der Lunge, daher die im englischen Sprachgebrauch geläufige Bezeichnung "bag in bottle". Das Frischgas strömt dadurch bevorzugt in den Beutel. Die Ausatmung des Patienten wird durch ein Rückschlagventil (das oft als angesteuertes Ventil ausgebildet ist) gehindert, das gleiche zu tun und strömt zwangsläufig über das geöffnete Exspirationsventil ins Freie. Der Beutel befindet sich in einer druckfesten Kammer; während der Exspiration ist die Kammer drucklos oder mit einem leichten Unterdruck beaufschlagt. In der Inspiration wird die Kammer mit Antriebsgas entsprechend der gewünschten Druck- und/oder Flow-Form gefüllt. Das Exspirationsventil schließt, und das im Beutel vorhandene Gas wird in die Lungen des Patienten gedrückt. Das immer noch kontinuierlich zum Respirator strömende Frischgas wird dieser Strömung überlagert. Dieses Dosierungsprinzip ist für die halboffene Narkosebeatmung besonders gut geeignet, da die Atemgasdosierung zum Respirator über eine Konstanthaltung der Frischgasströmung der heute üblichen Narkosetechnik naheliegt. Die Rückatmung ist prinzipiell möglich, unterliegt jedoch einigen Einschränkungen. Ist ein <u>vorwählbares</u> Beatmungsvolumen erwünscht, muß das Rückatemgas erst in einen zweiten Pufferbehälter geleitet und anschließend über eine Sekundärdosierung dem bag in bottle-System zugeleitet werden. Da das Rückatemgas wegen zu geringen Druckpotentials während der Inspiration und Exspiration nicht kontinuierlich zum Patienten strömen kann, wird das Beatmungsvolumen vorwählbar und reproduzierbar nur bei einer Konstanthaltung des I:E-Verhältnisses. Bei vielen Respiratoren dieser Klasse mit Rückatmungsmöglichkeit ist daher auch das I:E-Verhältnis geräteseitig festgelegt (z. B. beim Engström 300). Technisch wäre das Problem nach den gleichen Gedankengängen wie beim Flow-Zerhacker zu lösen. Dieser Lösungsweg ist jedoch bisher nicht realisiert worden, wohl in Anbetracht der alternativen Möglichkeit des Balggerätes.

4.7.2 Bei dem Dosierungsprinzip ohne Primär-Sekundär-System ist die Rückatmung grundsätzlich nicht möglich ohne vorherige Verdichtung des Rückatemgases. Der Manley-Respirator als Vertreter dieser Gattung arbeitet demnach nur im halboffenen Atemsystem. Die Sammelvorrichtung für das Frischgas ist hier ein gewichtsbelasteter Balg (Abb. 8). Der Balg arbeitet zwischen zwei Anschlägen, die ein bestimmtes einstellbares Volumen definieren. Die Zeit zum Füllen des Balges mit einer zeitlich konstanten und kontinuierlichen Strömung ist dem Quotienten Volumen durch Flow direkt proportional und definiert somit eine invariante Exspirationszeit. Die Inspiration erfolgt entweder volumengesteuert oder - mit etwas mehr Aufwand - zeitgesteuert. Das Leeren des Balges erfolgt durch die Gewichtsbelastung des Balges. Es ist prinzipiell auch durch andere passive energiespeichernde Systeme, wie z. B. ein Federsystem, denkbar.

5. Dieser hier gegebenen Klassifikation liegen weniger gewisse abstrakte Funktionsbegriffe zugrunde, es stehen vielmehr die klinischen Erfordernisse im Vordergrund, um die in der Einleitung angeführte Problematik der Spezifikation und die Wahl eines zweckoptimalen Respirators zu vereinfachen. Die für die Langzeitbeatmung gewünschte Volumen- und Frequenzkonstanz eines Respirators ist an die Art der Steuerung des Gerätes gebunden und unabhängig von der Klassifizierung.

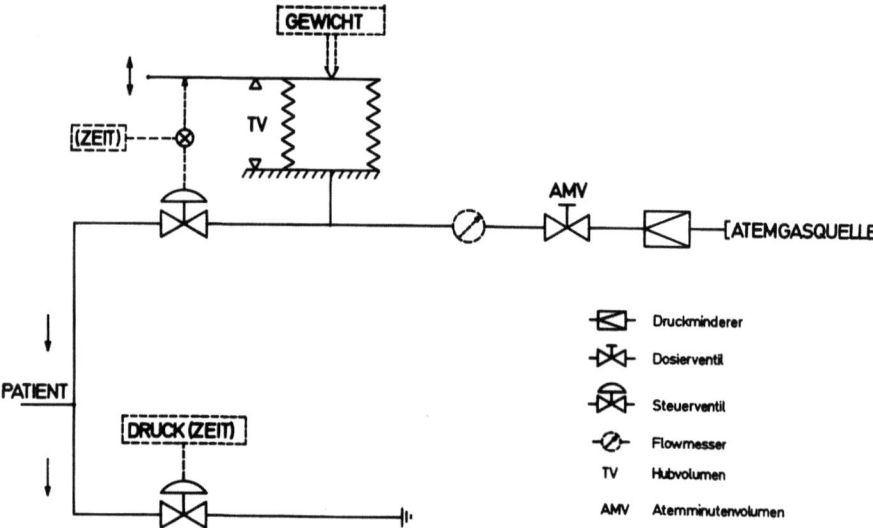

Abb. 8. Beatmungsgerät nach 3 b

Je nach der Klassifizierung werden diese Eigenschaften mit mehr oder weniger Aufwand erreicht, und die zusätzlichen Funktionsmöglichkeiten und Eigenschaften eines Respirators werden dadurch stark beeinflußt. Eine kurze Zusammenstellung einiger dieser klassenspezifischen Merkmale ist als Abschluß in Tabelle 2 gegeben.

Literatur

1. BENDIXEN, H. H., HEDLEY-WHYTE, J., LAVER, M. B.: New Engl. J. Med. 269, 991 (1963).

2. DANGEL, P.: Private Mitteilung.

3. Deutsche Offenlegungsschrift Nr. 24 47 273, Searle Cardio-Pulmonary Systems. Inc., Emeryville, USA.

4. FRANKENBERGER, H.: Arbeitstagung "Aktuelle Probleme der Intensivbehandlung". Sonthofen, 6. - 8.11.1975.

5. KIRBY, R., ROBINSON, E., SCHULZ, J., DELEMOS, R.: Anesth. Analg. 50, 533 (1971).

6. MUSHIN, W. W., RENDELL-BAKER, L., THOMPSON, P. W., MAPLESON, W. W.: Automatic Ventilation of the Lungs. Oxford-Edinburgh: Blackwell 1969.

7. NUNN, J. F.: Applied Respiratory Physiology. London: Butterworths 1972.

8. Proposed draft international standard for breathing machines for medical use, document no. ISO/TC (Secreatriat - 84) 110.

9. SUTER, P. M., FAIRLEY, H. B., ISENBERG, M. D.: New Engl. J. Med. 292, 284 (1975).

Tabelle 2. Einige klassenspezifische Eigenschaften (Einschränkende Eigenschaften umrahmt)

Respirator-Klassifizierung	1 a	1 b	2	3 a	3 b	4 a (Flow-Zerhacker)	4 b (Servog.)
A. Narkosebeatmung im halbgeschlossenen System	ja, auch für geschlossenes System	ja, wie 1 a	nein (Rückatemgas müßte komprimiert werden)	ja, druckloser Puffer und Zusatzdosierung erforderlich	nein, wie 2	nein, wie 2	nein, wie 2
B. Narkosebeatmung im halboffenen System	ja, druckloser Puffer zweckmäßig	ja, wie 1 a	nein, nicht mit Verdunster	ja	ja	nein, wie 2	Druckpuffer erforderlich
C. Sichtkontrolle der Funktion	direkt möglich	direkt möglich	indirekt möglich	direkt möglich	direkt möglich	nein	nein
D. Atemgasversorgung (Primär-Sekundär-System)	Balg ohne Druckgas füllbar, maximales TV durch Primär-Sekundär-System begrenzt	wie 1 a	Druckgas erforderlich, Versorgungsdruck vom Patienten nur durch Ventil getrennt	wie 1 a	wie 2	wie 2	wie 2
E. Einschätzung des technischen Aufwandes	Mittelklasse, gehobene Klasse	Mittelklasse, gehobene Klasse	Mittelklasse, gehobene Klasse	Mittelklasse, gehobene Klasse	Mittelklasse, gehobene Klasse	Mittelklasse, Einfachklasse	(Mittelklasse), gehobene Klasse
F. Innere Gerätecompliance	klein, konstruktiv möglich	TV-abhängig	wie 1 a	wie 1 a	wie 1 a	klein	klein
G. Kopplungsgrad	beliebig	TV-abhängig	starr	beliebig	starr	starr	starr

Notwendige und mögliche Überwachung der Atmung während der Narkose

Von P. M. Suter, M. Gemperle und I. P. Gardaz

Das Ziel dieser Übersicht ist es, eine Standortbestimmung bezüglich der heute vorhandenen, der absolut notwendigen sowie der zusätzlich noch möglichen Methoden und Mittel zur Überwachung der Atmung während der Narkose vorzunehmen. Dies soll in Anbetracht von zwei Hauptforderungen geschehen:

1. Die Sicherheit des Risikopatienten soll zu einem Zeitpunkt, wo der Anästhesist die volle Verantwortung über Sauerstoffzufuhr und CO_2-Ausscheidung übernehmen muß, soweit wie möglich garantiert werden.

2. Während der Operation auftretende Lungenkomplikationen müssen mit einfachen Mitteln frühzeitig erkannt und korrekt diagnostiziert werden, um eine sofortige gezielte Therapie zu ermöglichen.

Es ist einleuchtend, daß zwischen den einfachsten und den optimalen Überwachungsmitteln der Atmung ein weiter Weg liegt. Wir möchten deshalb eine Bestandsaufnahme in drei Kapiteln vornehmen:
Wo sind wir heute?
Was ist unerläßlich?
Was wäre ideal?

Wo sind wir heute?

Welche Überwachung der Atmung ist heute im Operationssaal jedes Krankenhauses gewährleistet, in Betrieb und wird von jedem Anästhesisten und jeder Anästhesieschwester bei allen Narkosen angewendet? Wenn wir sagen "jedes Krankenhaus", schließen wir auch das Kreis- und Regionalspital ein, wo die Allgemeinnarkose zur täglichen Routine gehört, wo jedoch die personellen und materiellen Möglichkeiten nicht denjenigen der Universitätskliniken entsprechen. Es ist aber gerade für diese kleineren Kliniken wichtig, die vorhandenen Überwachungsmittel kritisch zu analysieren, die absolut notwendigen Maßnahmen zu definieren und ihre Realisation zu garantieren.

In einem großen Teil der mitteleuropäischen Operationssäle sind Auge, Ohr und Fingerspitzen des Anästhesisten die einzigen direkten Überwachungsinstrumente von Atmung, Gasaustausch und Sauerstoffangebot an die lebenswichtigen Organe. Dabei stützen wir uns zu einem überwiegenden Teil auf indirekte Zeichen des Funktionszustandes der Atmung: Puls, Blutdruck, Zustand und Reaktion der Pupillen, Farbe der Extremitäten und des Operationsfeldes. Eine Vielzahl extrapulmonaler Faktoren beeinflussen diese Überwachungselemente in hohem Maße - denken wir nur an Herz- und Kreislaufveränderungen, intravaskuläres Volumen, Hämoglobin, zentralnervöse und hormonale Faktoren. All diese "Störelemente" treten während der Narkose häufig auf und können nur in seltenen Fällen mit den im Operationssaal vorhandenen Mitteln sofort erkannt und korrekt diagnostiziert werden.

Aus diesen Überlegungen läßt sich leicht ableiten, daß Auge und Ohr des Anästhesisten für eine korrekte Überwachung der Atmung des Risikopatienten ungenügend sind, um eine optimale Anästhesie zu garantieren und eventuell auftretende Komplikationen frühzeitig zu erkennen und gezielt zu behandeln.

Was ist heute unerläßlich?

In diesem Abschnitt möchten wir die absolut notwendigen Überwachungsmaßnahmen der Atmung während der Narkose diskutieren. Diese können in zwei Kategorien eingeteilt werden:
1. Kontrolle der Sauerstoffversorgung.
2. Überwachung einer adäquaten Beatmung, welche eine genügende CO_2-Ausscheidung ermöglicht.

Die Überwachung der Sauerstoffversorgung des Körpers geschieht am zweckmäßigsten durch eine kontinuierliche Messung der inspiratorischen Sauerstoffkonzentration. Im Meßgerät muß eine optische und akustische Warnanlage eingebaut sein, welche bei Unterschreiten einer individuell einstellbaren Sauerstoffkonzentration anspricht. Eine Alarmeinrichtung für zu hohe Konzentrationen ist weniger wichtig, da 100 % Sauerstoff zwar zu Mikroatelektasen und einer konsekutiven Erhöhung des intrapulmonalen Shunt führen kann, diese Veränderungen aber bei nur kurzer Sauerstoffexposition reversibel sind (1, 4).

Das Monitoring der inspiratorischen Sauerstoffkonzentration kann an irgendeiner Stelle des inspiratorischen Schenkels des Narkosekreislaufsystems geschehen. Die Zuverlässigkeit dieser Überwachung hängt aber entscheidend von zwei Faktoren ab:
a) Die monitorisierte Sauerstoffkonzentration muß auch wirklich die Alveolen des Patienten erreichen.
b) Das überwachte Gasgemisch muß einen kontinuierlichen oder rhythmischen Fluß aufweisen, um die Funktion des Systems sicherzustellen. Es hat sich in der Praxis gezeigt, daß verschiedene Sauerstoffalarmsysteme nicht richtig arbeiten, wenn die zu messende Gassäule im Schlauchsystem stagniert, d. h. nicht regelmäßig in Bewegung gebracht wird.

Diese Eigenschaft der Sauerstoffalarmanlage bringt uns zum zweiten Element der absolut notwendigen Überwachungsmaßnahmen: die Sicherung der Beatmung. Dieser Abschnitt ist etwas schwieriger als eine Einheit abzuhandeln als der vorhergehende, da die Messung des Sauerstoffs einfach, die für die Narkose verwendeten Beatmungssysteme aber uneinheitlich und komplex sind. Die Überwachung der Ventilation kann durch verschiedene Methoden geschehen:
a) Durch den zentralen Reflexbogen des Anästhesisten, welcher den Patienten mittels eines Beutels und einer Maske oder durch einen Endotrachealtubus manuell beatmet;
b) durch das Auge und das Ohr des Anästhesisten, wenn der Patient spontan atmet;
c) durch eine exspiratorische Spirometrie;
d) durch eine kontinuierliche Analyse der zyklischen Druck- und Temperaturänderungen in den Atemwegen des Patienten;
e) durch die Messung der Thoraximpedanz.

Nur wenige dieser Methoden lassen sich mit einfachen Mitteln so monitorisieren, daß Alarmeinheiten verwendet werden können. Bei Narkosen in Spontanatmung sind einzig die Temperaturschwankungen in den Atemwegen und die Thoraximpedanz in dieser Weise auswertbar. Die Impedanzmessung ist allerdings im elektrischen Milieu des Operationssaales sehr störungsanfällig. Wird der Patient maschinell beatmet, kann der Trachealdruck, entweder als Mitteldruck oder als Minimal- und Maximaldruck über eine vorgewählte Zeitspanne, zweckmäßig als Alarmeinheit eingesetzt werden. Im Gegensatz zum Sauerstoffmonitoring ist also bei der Beatmungsdrucküberwachung auch eine obere Alarmgrenze, wenn möglich kombiniert mit einem Überdruckventil, als sinnvoll anzusehen, da diese Sicherheiten eine Überblähung der Lunge bei einer plötzlichen Verminderung der Elastizität des Systems oder eine Erhöhung der Resistenz angeben und so mithelfen, ein Barotrauma der Lunge zu verhindern.

Zusammenfassend erachten wir die Kombination eines Sauerstoff- und Drucküberwachungs- und Alarmsystems als notwendig, um die Sicherheit des Risikopatienten unter der Narkose zu garantieren.

<u>Was wäre ideal?</u>

Ein optimales Monitoring der Atmung schließt die ganze Kette von der Frischgaszufuhr mit dem Narkoseapparat über den Gasaustausch in der Lunge bis zum Sauerstoffverbrauch in der Zelle mit ein. Nun sind jedoch einige Glieder dieser Kette schwer zu erfassen, andere sind schwierig zu interpretieren. Dazu zwei Beispiele: Es bleibt auch heute noch weitgehend unbekannt, wie hoch der intrazelluläre Sauerstoffpartialdruck "in vivo" ist, innerhalb welcher Grenzen ein aerober Stoffwechsel möglich ist und wie weit die Sauerstoffaufnahme in die Zelle, z. B. durch ein interstitielles Ödem, beeinflußt wird. Andererseits sind viele Meßgrößen, wie zum Beispiel die kapilläre Sauerstoffsättigung, nicht nur von der inspiratorischen Sauerstoffkonzentration, sondern ebenso von der Qualität der Lunge als Gasaustauschorgan, vom Herzminutenvolumen, der regionalen Durchblutung und der Sauerstoffextraktion abhängig.

Welches sind nun die wichtigsten Funktionskontrollen einer adäquaten Sauerstoffversorgung des Organismus?

Das <u>Sauerstoffangebot</u> an die Organe kann aus dem arteriellen Sauerstoffgehalt und dem Herzminutenvolumen errechnet werden. Ob der <u>Nachfrage</u> entsprochen wird, kann aus der gemischt-venösen Sauerstoffsättigung geschätzt werden.

Der Sauerstoffpartialdruck im arteriellen Blut spiegelt die inspiratorische Sauerstoffkonzentration, die Gasaustauschfähigkeiten des Lungengewebes sowie kardiovaskuläre Faktoren, wie z. B. intra- und extrapulmonale Shunts, wider. Der venöse Sauerstoffpartialdruck ist einerseits von den für den arteriellen Wert erwähnten Elementen abhängig, zusätzlich ist er jedoch auch eine Funktion des Herzminutenvolumens, des Sauerstoffverbrauches und der Extraktionsmöglichkeiten der Gewebe (3). Dementsprechend gibt uns die venöse Sauerstoffsättigung eine befriedigende Antwort auf die Frage, ob das Sauerstoffangebot der Nachfrage genügt. Die Schwierigkeit besteht nun darin, daß wirklich gemischt-venöses Blut nur aus der rechten Herzkammer oder der Pulmonalarterie entnommen werden kann, was bereits eine relativ aufwendige Technik benötigt. Andererseits geben uns die arteriellen Blutgase eine gute Beurteilungsmöglichkeit von Gasaustausch und Sauerstoffangebot. Dadurch ist diese Überwachungsmethode vom funktionellen Standpunkt her sinnvoll.

<u>Einfache, wertvolle Lungenfunktionsprüfungen</u>

Neben den Blutgasanalysen müssen noch ein paar weitere Messungen erwähnt werden, da sie uns während der Narkose wichtige Hinweise auf Zustand und Veränderungen im respiratorischen System geben können:
Compliance des totalen respiratorischen Systems,
Resistenz der Atemwege,
Totraumanteil (physiologischer Totraum).

Diese Messungen erlauben die Erkennung potentiell gefährlicher Komplikationen ohne aufwendige diagnostische Hilfsmittel. Anhand eines praktischen Beispiels möchten wir ihren Wert zeigen. Bei einer 39jährigen Patientin wurden während der Narkose verschiedene Variablen von Beatmung und Gasaustausch gemessen, und zwar zuerst bei korrekter trachealer Intubation und Beatmung durch einen Doppellumen-Tubus sowie 5, 15 und 60 min nach Ausschluß der linken Lunge, während die rechte Lunge mit dem initialen Modus weiterbeatmet wurde (Atemzugvolumen 700 ml, Frequenz 12/min). Der Trachealdruck stieg nach Ausschluß der linken Lunge deutlich an, und zwar sowohl der Spitzendruck als auch der Plateaudruck nach einer inspiratorischen Pause von einer Sekunde (es wurde ein Engström 200-Respirator verwendet). Die mit Hilfe des Atemzugvolumens und dieser Druckwerte errechnete dynamische (C_{Tdyn}) und statische totale Compliance (C_{Tstat}) des respiratorischen Systems sinken deutlich ab (Tabelle 1). Der Gasaustausch verschlechtert sich: Der arterielle Sauerstoffpartialdruck (PaO_2) sinkt ab und der intrapulmonale Shunt steigt von 12 auf 20 % an. Autoregulatorische Mechanismen verhindern eine höhere venöse Beimischung durch eine Vasokonstriktion in den Lungenbezirken mit erniedrigtem alveolärem Sauerstoffpartialdruck (2). Der leichtgradig verminderte Totraumanteil ist wahrscheinlich durch den Ausschluß von anatomischem Totraum in der linken Lunge bedingt. Alle diese Veränderungen traten sofort auf und blieben über eine Stunde konstant.

Tabelle 1. Effekte der "einseitigen" Intubation

	Tubus in Trachea	Rechte Lunge nach 5 min	15 min	60 min
PaO_2	209 mm Hg	106	108	100
Q_s/Q_t	12 %	19	21	19
V_D/V_T	34 %	30	29	29
C_{Tstat}	87 ml/cm H_2O	43	42	43
C_{Tdyn}	58 ml/cm H_2O	31	31	30
Trachealdruck:				
Spitze	12 cm H_2O		22	
Plateau	8 cm H_2O		16	

Mit diesem Fall wollen wir zeigen, daß so einfache Messungen wie Atemwegsdruck und totale Compliance wichtige Hinweise auf Lungenkomplikationen geben können. Informationen aus Lungenmechanik und Blutgasanalysen sind oft den aufwendigeren Untersuchungsmethoden sogar überlegen; bei unserer Patientin war der röntgenologische Befund 60 min nach Ausschluß der linken Lunge weniger eindrücklich (Abb. 1).

Die totale Compliance kann für den Anästhesisten auch bei anderen Komplikationen als der gezeigten massiven Atelektase ein wertvolles Überwachungsmittel sein. Ein Pneumothorax oder ein Hämothorax können mit Hilfe der erwähnten Messung ebenfalls vermutet, differentialdiagnostisch gegen die Atelektase jedoch nicht abgegrenzt werden. Klinisch und radiologisch lassen sich hingegen diese Komplikationen leicht unterscheiden. Wenn die totale Compliance vom Anästhesisten als diagnostisches Hilfsmittel herangezogen wird, müssen folgende Punkte beachtet werden:

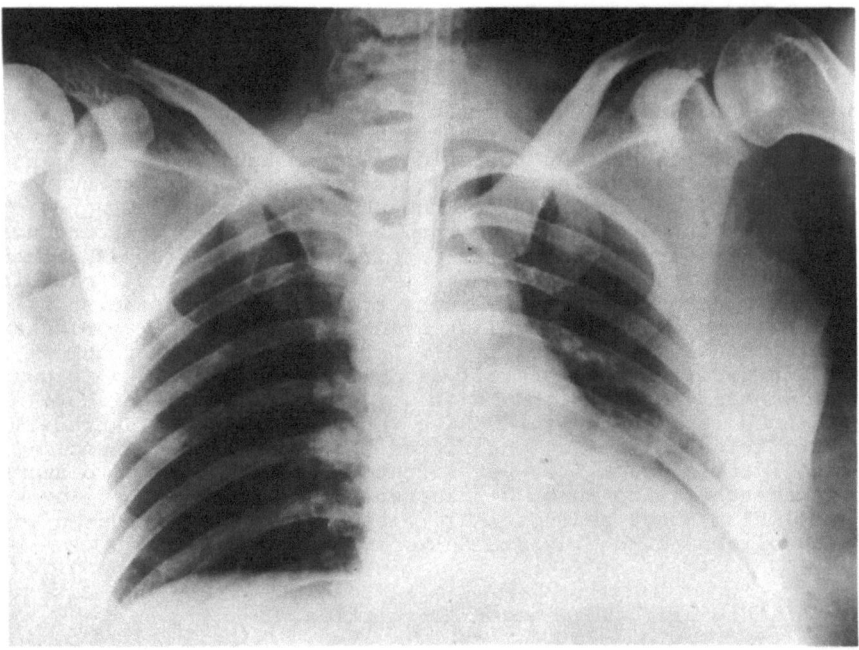

Abb. 1. Thoraxröntgenaufnahme (liegend) einer 39jährigen Frau, welche 60 min lang nur einseitig (rechte Lunge) beatmet wurde. Der Ausschluß der linken Lunge führte zu deutlichen Veränderungen von Gasaustausch und Lungenmechanik. Röntgenologisch sind relativ diskrete Zeichen feststellbar: beginnende diffuse Verschattung des linken Unterfeldes, normaler Aspekt der apikalen Lungenbezirke. Siehe auch Tabelle 1

a) Die Allgemeinnarkose hat eine Erniedrigung der funktionellen Residualkapazität sowie der Lungen- und der totalen Compliance zur Folge (7).
b) Die Compliance sinkt im Laufe der Narkose noch leichtgradig weiter ab (6).
c) Die Messungen müssen bei konstantem Atemzugvolumen gemacht werden, da sich die Compliance mit dem Atemzugvolumen ändert (5).

Die Veränderungen im Laufe der Narkose sowie der Einfluß des Atemzugvolumens sind jedoch leicht von den raschen und deutlichen Änderungen der Compliance zu unterscheiden, welche als Symptom eines akuten Lungenkollapses auftreten.

Eine Erhöhung der Atemwegsresistenz wird durch eine Erhöhung des Beatmungsspitzendruckes erkannt. Eine Abgrenzung gegen eine Complianceerniedrigung kann durch eine erhöhte Differenz zwischen Spitzen- und Plateaudruck in der Inspirationsphase oder durch die starke Verminderung des Inspirationsdruckes bei sehr langsamer Insufflation geschehen, da die Resistenz ja immer vom inspiratorischen Fluß abhängig ist, die (statische) Compliance jedoch nicht. Eine erhöhte Resistenz im Laufe der Narkose ist praktisch immer die Folge einer akuten Obstruktion, z. B. durch einen Bronchospasmus, durch Sekrete oder eine Knickung des Endotrachealtubus. Natürlich spielt bei der Diagnose dieser Komplikationen die klinische Beobachtung, besonders die Auskultation, eine wichtige Rolle; sie wird aber nicht immer in genügender Weise als Überwachungsmittel herangezogen.

Tabelle 2. Pulmonale Komplikationen und ihre Diagnose während der Narkose

Atelektase	Diagnose durch: ↑ Shunt, ↓ PaO_2 ↓ Compliance (↓ FRK, Rx) normal: $PaCO_2$, V_D/V_T
Pneumothorax	Perkussion, Auskultation ↑ Shunt, ↓ PaO_2 ↓ Compliance (↓ FRK, Rx) Mediastinal-, Hautemphysem Kardiovaskuläre Symptome (evtl.): Puls, ZVD, Blutdruck normal: $PaCO_2$, V_D/V_T
Hämothorax	Ähnlich Pneumothorax sowie Zeichen des Blutverlustes
Embolie	Kardiovaskuläre Zeichen: Puls, ZVD, EKG ↑ $PaCO_2$, ↓ $P_E CO_2$, ↑ V_D/V_T normal: Rx (80 %), PaO_2 (meistens)
Obstruktion der Atemwege	Auskultation ↑ Resistenz (↑ intratrachealer Druck) ↓ PaO_2 durch venöse Beimischung durch Störung von V/Q

Die Messung des physiologischen Totraumes während der Narkose wird wohl selten durchgeführt; sie kann jedoch zur Diagnose einer akuten Perfusionsstörung sehr wertvoll sein. Veränderungen des Totraumquotienten können auch indirekt durch die Messung der arteriellen, venösen oder endexspiratorischen CO_2-Spannung geschätzt werden.

In Tabelle 2 sind einige häufige Lungenkomplikationen während der Narkose mit den für den Anästhesisten erkennbaren Symptomen zusammengestellt.

Wir haben in dieser kurzen Übersicht versucht, die heutigen Erfordernisse und Möglichkeiten zur Überwachung der Atmung während der Narkose darzustellen. Es ging uns dabei besonders darum, die einfachsten und wertvollsten Methoden herauszustellen und ihre Anwendung als Mittel zur Atmungsüberwachung und Erkennung von Lungenkomplikationen zu beschreiben.

Literatur

1. DuBOIS, D. V., TURAIDS, T., MAMMEN, R. E. et al.: Pulmonary atelectasis in subjects breathing oxygen at sea level or at simulated altitude. J. appl. Physiol. 21, 828 (1966).
2. FISHMAN, A. P.: Dynamics of the pulmonary circulation. Handbook of Physiology. Section 2: Circulation, Volume II (eds. W. T. HAMILTON, P. DOW), p. 1667. American Physiologic Society. Baltimore: Waverly Press Inc. 1963.

3. PONTOPPIDAN, H., GEFFIN, B., LOWENSTEIN, E.: Acute respiratory failure in the adult (three parts). New Engl. J. Med. 287, 690, 743, 799 (1972).

4. SUTER, P. M., FAIRLEY, H. B., SCHLOBOHM, R. M.: Shunt, lung volume and perfusion during short periods of ventilation with oxygen. Anesthesiology 43, 617 (1975).

5. VISICK, W. D., FAIRLEY, H. B., HICKEY, R. F.: The effects of tidal volume and end-expiratory pressure on pulmonary gas exchange during anesthesia. Anesthesiology 39, 285 (1973).

6. VOIGT, E., WEITZÄCKER, W.: Gasaustausch und Lungenmechanik unter Narkosebeatmung. Anaesthesist 24, 166 (1975).

7. WESTBROOK, P. R., STUBBS, S. E., SESSLER, A. D. et al.: Effects of anesthesia and muscle paralysis on respiratory mechanics in normal man. J. appl. Physiol. 34, 81 (1973).

Zusammenfassung der Diskussion zum Thema:
„Vorbereitung zur Narkose und Operation – Respiratorisches Risiko bei der Narkose"

FRAGE:
Nach welchen Kriterien werden die Patienten ausgesucht, die einer präoperativen Atemtherapie zugeführt werden? Welche zeitlichen Voraussetzungen sind einzukalkulieren und zu beachten?

ANTWORT:
Ganz im Vordergrund stehen bei der Realisation dieser Maßnahmen personelle und zeitliche Probleme. Aus diesen Gründen läßt es sich heute noch nicht vermeiden, das Patientengut so zu selektionieren, daß eine große Zahl von Patienten der ohne Zweifel notwendigen präoperativen Atemtherapie nicht zugeführt werden kann. Abgesehen von den Patienten, bei denen ein thoraxchirurgischer Eingriff notwendig ist, sollten routinemäßig besonders die Patienten atemtherapeutisch vorbehandelt werden, die sich einem Oberbaucheingriff unterziehen müssen. Gerade in dieser Gruppe von Patienten finden sich postoperativ gehäuft pulmonale Komplikationen. Hier stellt die präoperative Atemtherapie ohne Zweifel die beste Prophylaxe dar. Besonders wichtig sind die gezielten therapeutischen Maßnahmen vor der Operation verständlicherweise bei Patienten mit eingeschränkter Lungenfunktion. Hier muß die genaue Diagnostik durch eine sorgfältig überwachte Therapie sinnvoll ergänzt werden. Im Durchschnitt muß für diese Art der Vorbereitung mit drei bis sieben Tagen Dauer gerechnet werden. Neben den bereits erwähnten Oberbaucheingriffen und einer festgestellten eingeschränkten Lungenfunktion müssen als weitere prädisponierende Faktoren für das Auftreten postoperativer pulmonaler Komplikationen hohes Alter und starkes Übergewicht des Patienten sowie starker Zigarettenkonsum angesehen werden.

FRAGE:
Wie kann der Erfolg einer Atemtherapie objektiviert werden?

ANTWORT:
Ähnlich wie bei der Diagnosestellung einer Lungenfunktionsstörung muß auch hier im Vordergrund stehen, daß es sich um eine einfache Methode handeln muß. Außerdem sollte wegen der Vergleichbarkeit der Ergebnisse das gleiche Gerät zur Bestimmung der Funktionsgrößen verwendet werden. Insofern ist die kleine Spirometrie, wie sie in der Diagnostik definiert wurde, als durchaus geeignet anzusehen, auch Effekte der Atemtherapie erkennen zu lassen. Besonders aussagekräftig scheint hier der Atemstoßtest, der Einsekundenwert, zu sein.

FRAGE:
Haben sich präoperativ bei bestimmten Erkrankungen spezielle Lagerungen bewährt und welchen Effekt haben sie?

ANTWORT:
Die Drainagelagerungen zur Verhinderung oder Behandlung von Sekretretentionen und nachfolgenden Atelektasen spielen in der präoperati-

ven Atemtherapie keine so entscheidende Rolle. Sie werden vorwiegend postoperativ eingesetzt und umfassen dann im stündlichen Wechsel die rechts- und linksseitige Lagerung, die Kopftief- und -hochlagerung, die bei Bedarf eventuell ergänzt werden muß durch endotracheales Absaugen.

FRAGE:
Sind durch die präoperative Atemtherapie über die atemmechanischen Erfolge hinaus noch andere Effekte zu beobachten?

ANTWORT:
Besonders bei Patienten mit obstruktiven Atemwegserkrankungen hat sich gezeigt, daß die präoperative Atemtherapie - sowohl die krankengymnastischen Übungen als auch die Inhalationstherapie - sehr wichtig waren im Hinblick auf das Verständnis der im postoperativen Verlauf notwendig werdenden Maßnahmen. Das aktive Training präoperativ und die ausführliche Information des Patienten über den zu erwartenden Eingriff und die Art der Nachbehandlung führen zu einer wesentlich höheren Effektivität der postoperativen Atemtherapie. Es sollte außerdem der psychische Effekt nicht übersehen werden, daß der Patient eine Bezugsperson erhält, die ihn über den gesamten prä- und postoperativen Bereich betreut.

FRAGE:
Wie läßt sich eine präoperative Atemtherapie organisatorisch realisieren?

ANTWORT:
Die allgemeine Bettenknappheit auf chirurgischen Stationen und die hohen Krankenhauskosten machen es unmöglich, außer in wenigen Ausnahmefällen, eine präoperative Atemtherapie stationär durchzuführen. Speziell bei Wahloperationen bietet es sich daher an, den Patienten in einer anästhesiologischen Ambulanz präoperativ zu untersuchen und - falls notwendig - mit Hilfe einer Inhalationstherapie entsprechend vorzubereiten. Dies erfordert ausreichend Personal, das auch entsprechend geschult sein muß. Außerdem ist eine enge Kooperation zwischen Ärzten und Krankengymnasten unumgänglich.

FRAGE:
Welche Methoden und Übungen eignen sich speziell für die präoperative Vorbereitung von obstruktiven und restriktiven Lungenerkrankungen?

ANTWORT:
Ohne auf Einzelheiten eingehen zu können, sollen hier zwei Übungen herausgegriffen sein, die bei erschwerter Ausatmung empfohlen werden. Die Abb. 1 und 2 sind der Broschüre "Atemgymnastische Übungen und abhärtende Maßnahmen zu Hause" entnommen, die von H. BOTTKE und W. GÜNTHNER zusammengestellt wurde.

FRAGE:
Zeigt die Aerosoltherapie Vorteile gegenüber der parenteralen Applikation desselben Medikamentes?

151

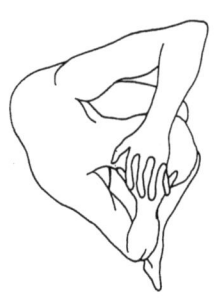

Phase III
Aus der seitlichen Drehung Oberkörper so weit nach vorne fallen lassen, bis der Kopf neben den Knien den Boden berührt. Ellenbogen anwinkeln. Dabei auf den Laut Sch ausatmen (Sch.....).

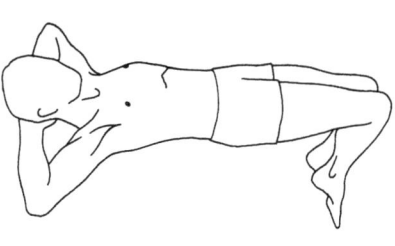

Phase IV
Oberkörper wieder aufrichten. Zurückdrehen. Entspannen. Übung von neuem beginnen.

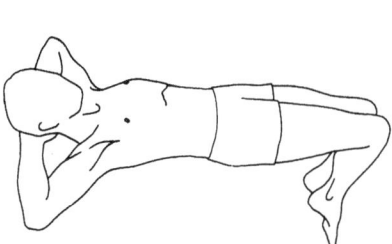

Phase I
Kniestand einnehmen. Hände hinter dem Kopf verschränken. Langsam einatmen, dabei Ellenbogen zurücknehmen.

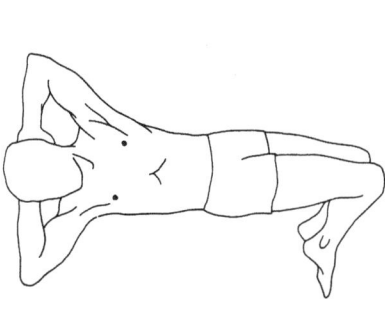

Phase II
Während der Einatmung den aufgerichteten Oberkörper langsam nach rechts oder links drehen. Dabei Becken und Beine nicht mitdrehen.

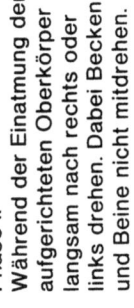

Abb. 1. Übung bei erschwerter Ausatmung. Drehbeuge im Kniestand

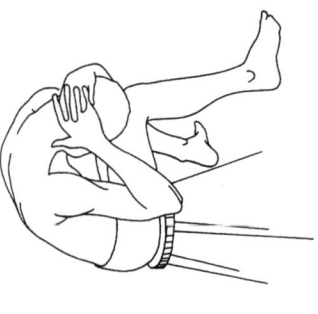

Phase I
Auf einem Stuhl oder Hocker hinsetzen. Beine leicht spreizen. Die Unterschenkel stehen senkrecht. Hände hinter dem Kopf verschränken. Tief einatmen. Dabei Ellenbogen zurücknehmen.

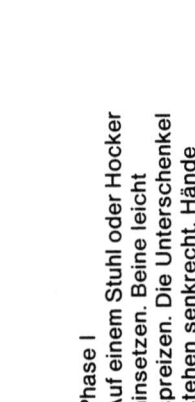

Phase II
Oberkörper nach rechts oder links drehen, dabei weiter einatmen. Becken und Beine nicht mitdrehen.

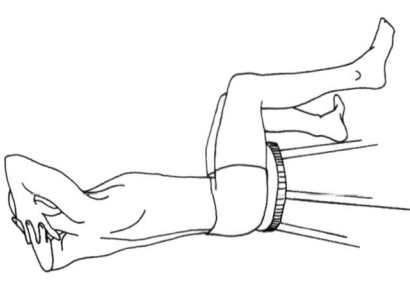

Phase III
Oberkörper so weit wie möglich nach vorne zusammenfallen lassen, bis der Kopf neben den Knien liegt. Ellenbogen anwinkeln. Auf den Laut Sch so tief wie möglich ausatmen. (Sch.....)

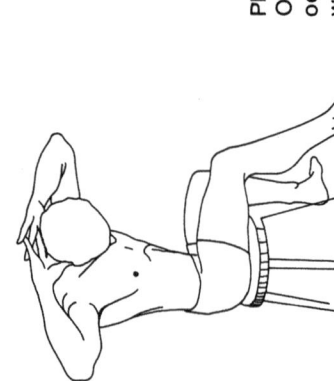
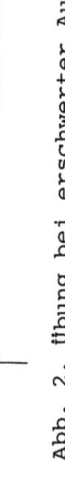

Phase IV
Oberkörper aufrichten. Zurückdrehen. Entspannen. Übung von neuem beginnen

Abb. 2. Übung bei erschwerter Ausatmung. Drehbeuge im Sitzen

ANTWORT:
Es muß beachtet werden, daß von der inhalierten Substanz etwa 80 bis 90 % wieder exhaliert werden, lediglich der Rest wird resorbiert. Außerdem muß gewährleistet sein, daß die Bronchialwege geöffnet sind, damit das Medikament überhaupt an den Wirkort gelangen kann. Bezogen auf die Kriterien eines guten Aerosols, die bereits besprochen wurden, gibt es Medikamente, die günstig zu vernebeln sind, deren Verneblung möglich ist, und Medikamente, deren Verneblung unmöglich ist. Zu beachten ist auch die Art der Applikation: Bei Vorliegen einer Obstruktion wird die intermittierend positive Ventilation sicher besser sein als die Anwendung eines normalen Zerstäubers; liegt keine Obstruktion vor, wird ein normales Aerosol ausreichend sein. Eine Antibiotikuminhalation ist zwar möglich, sie wird jedoch nur als Zusatztherapie zur oralen oder parenteralen Zufuhr zu empfehlen sein.

FRAGE:
Gibt es Untersuchungen, wonach durch eine intermittierend positive Ventilation (IPPV) und Medikamentenzerstäubung ein besserer Effekt zu erzielen ist gegenüber einer reinen Aerosolanwendung?

ANTWORT:
Speziell im amerikanischen Schrifttum wird der Wert einer IPPV angezweifelt. In einer Untersuchung vergleichbarer Kollektive (obstruktive reversible Ventilationsstörungen) konnten SCHMIDT und GÜNTHNER (4) jedoch einen günstigen Effekt der IPPV (bessere alveoläre Belüftung) gegenüber der üblichen Düsen- bzw. Ultraschallzerstäubung nachweisen. Als Indikationen für die IPPV kommen nur chronische Atemwegssyndrome mit mindestens mittelschwerer obstruktiver Ventilationsstörung in Betracht. Die zusätzliche Inhalation geeigneter Pharmaka erleichtert eine medikamentöse Lokaltherapie. So wird die Anfeuchtung der Atemwege, das Verhüten von Sekreteindickung, die Abschwellung der Bronchialschleimhäute, eine Spasmolyse der Bronchialmuskulatur, die Hemmung von Entzündungsvorgängen im Bronchialsystem, vielleicht auch eine Hemmung der Antigen-Antikörper-Reaktion zu den Bereichen gehören, in denen die IPPV zur Anwendung kommen kann.

FRAGE:
Stimmen die Befunde, wonach der Sauerstoffpartialdruck nach IPPV abfällt?

ANTWORT:
Eine sogenannte paradoxe Blutgasreaktion, d. h. Abfall des PO_2 im arteriellen Blut, ist nicht nur nach IPPV beschrieben, sondern man hat diesen Befund vor allem nach Applikation von Betarezeptorenstimulatoren sowie nach Aminophyllin gesehen. Über die Ursache dieses Mechanismus gibt es verschiedene Vorstellungen. So wird nach Applikation von Pharmaka aus den genannten Wirkstoffgruppen eine Zunahme der Belüftungsinhomogenität angenommen und auch darauf hingewiesen, daß nach Anwendung dieser Pharmaka die Hypoxämie bestehen bleiben kann, auch wenn sich die Patienten subjektiv besser fühlen und der Atemwegswiderstand absinkt.

SILL et al. (Literatur bei 6) konnten zeigen, daß Betasympathikomimetika, besonders beta-1-wirksame Substanzen in den Euler-Liljestrand-Mechanismus eingreifen. Unter Wirkung dieser Pharmaka wird der durch die Hypoxie erhöhte pulmonalarterielle Widerstand gesenkt, ohne daß es gleichzeitig zu einer adäquaten Bronchialerweiterung kommt, da dies beim Asthma bronchiale durch die Schleimverstopfung der Bronchien verhindert wird. Auf diese Weise nimmt die Störung des Belüftungs-Durchblutungs-Verhältnisses infolge der Entkoppelung des Euler-Liljestrand-Mechanismus zu und der arterielle PO_2 sinkt ab. WETTENGEL et al. und FABEL (Literatur bei 6) empfehlen, gleichzeitig Sauerstoff zu applizieren. Zumindest ist zu berücksichtigen, daß je stärker die Hypoxie ist, in der sich der Patient befindet, der beschriebene Effekt um so ausgeprägter beobachtet wird. Auf alle Fälle ist eine sorgfältige Überwachung der Blutgase notwendig.

FRAGE:
Es gibt bei allen Medikamenten eine feste Dosis-Wirkung-Relation. Wie erklärt sich die Beobachtung, daß bei einer Aerosolanwendung manche Medikamente, um eine gleiche Wirkung zu erzielen, wesentlich niedriger dosiert werden können als bei parenteraler Applikation?

ANTWORT:
Erklärbar ist dieses Phänomen durch die verschiedenen Konzentrationen am Wirkort. Bei Aerosoltherapie finden sich im Bronchialsystem wesentlich höhere Konzentrationen als bei parenteraler Applikation, da der Verteilungsraum kleiner ist. Damit ist eine niedrigere Applikationsdosis möglich, die spezifischen Nebenwirkungen werden damit auch geringer. Zu beachten ist dabei jedoch, ob z. B. eine Obstruktion reversibel ist oder nicht. Läßt sich eine Atemwegsobstruktion nicht verbessern, so ist eine Dosissteigerung des Medikamentes im Inhalat unsinnig. Es sollte außerdem nicht vergessen werden, daß die Aerosoltherapie jederzeit anwendbar ist, ohne spezielle Voraussetzungen, wie die parenterale Applikation sie erfordert.

FRAGE:
Bringt ein Zusatz von Medikamenten bei einer IPPV Vorteile gegenüber einer reinen Überdruckbeatmung? Wird nicht allein schon durch die Überdruckbeatmung bei der Respiratorinhalation eine Verbesserung erreicht?

ANTWORT:
Es läßt sich in der Tat nachweisen, daß durch die alleinige intermittierende Überdruckbeatmung eine Verbesserung des Gasaustausches erreicht werden kann.

Dazu ein Beispiel: Bei einem 42jährigen Patienten bestand postoperativ eine erhebliche pulmonale Insuffizienz mit Tachypnoe und einem arteriellen PO_2 von 55 mm Hg unter Spontanatmung. Bei einer FRC von 2,01 l wurden für die Stickstoffauswaschung aus der Lunge bis zu einer endexspiratorischen Konzentration von 1 % ein alveoläres Ventilationsvolumen von 49,2 l benötigt. Der inspiratorische Gasverteilungsindex (IDI) war dementsprechend mit einem Wert von 5,55 stark erhöht. Unter intermittierender Überdruckbeatmung stieg die FRC auf 2,79 l an und das für die Auswaschung benötigte alveoläre Ventilationsvolumen sank auf 38,4 l. Daraus resultierte ein Gasverteilungsindex von 3,12. Der arterielle PO_2 stieg auf 65 mm Hg. Alleine durch die Vergrößerung der FRC erfolgte eine Verbesserung der Verteilung des inspiratorischen Gasvolumens auf das Alveolarvolumen und damit eine positive Beeinflussung des Ventilations-Perfusions-Verhältnisses (Abb. 3).

FRAGE:
Welche speziellen Indikationen ergeben sich für die Verwendung eines Ultraschallverneblers im Gegensatz zu einem Aerosol?

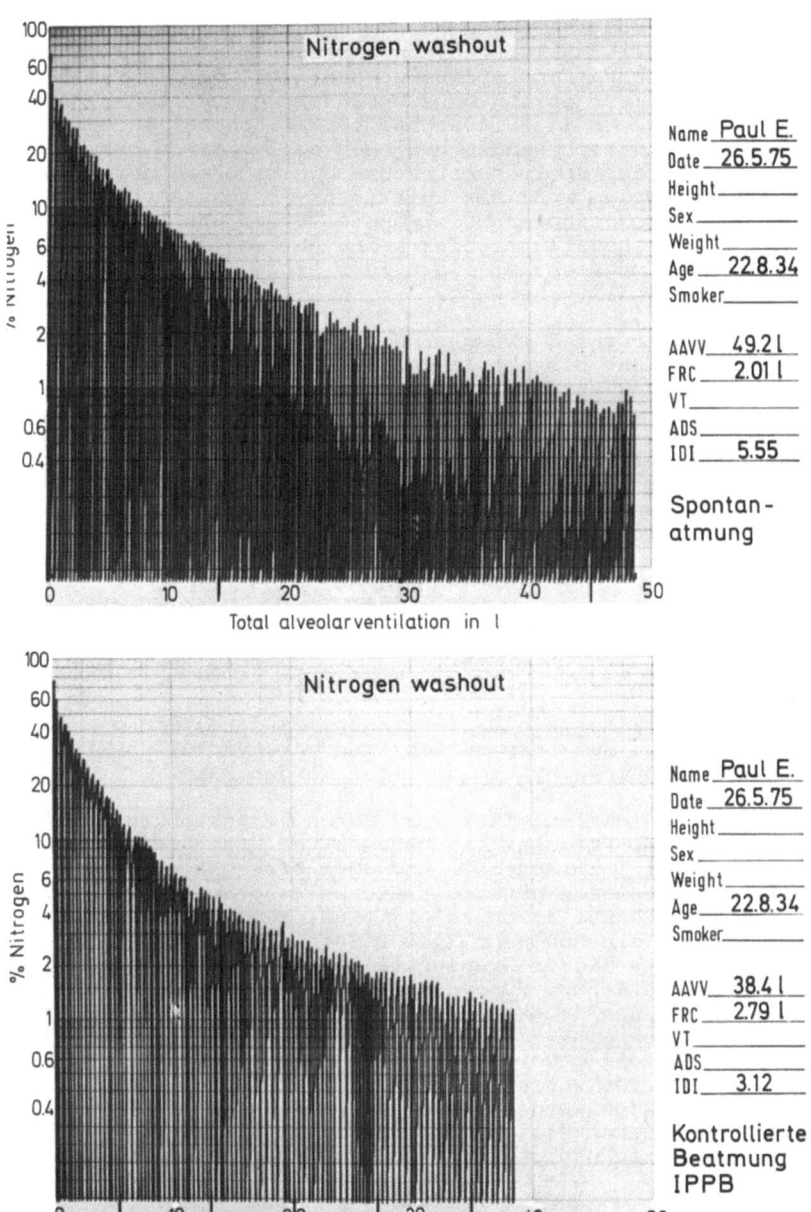

Abb. 3. Stickstoffauswaschkurve der Lungen- und der Sauerstoffatmung.
Y-Achse: logarithmische endexspiratorische N_2-Konzentration.
X-Achse: akkumuliertes alveoläres Ventilationsvolumen (AAVV = Summe aus V_T-V_D) bis zur endexspiratorischen N_2-Konzentration von 1 %. Zeitmarkierung 1 min.
  oben: unter Spontanatmung
  unten: unter kontrollierter manueller IPPV

ANTWORT:
Bei Verwendung von Ultraschallverneblern erreicht man ohne Zweifel
ein sehr homogenes Spektrum an Partikelgrößen; solange die Medikamente diese Ultraschallverneblung ohne Veränderung überstehen, ist
dies sicher ein Vorzug. Ob die Ultraschallverneblung zur Anfeuchtung
der Atemluft bei Respiratorbehandlung dienen soll, ist zu bezweifeln,
da hierbei die Gefahr der Überwässerung und die Erhöhung der Atemwegsresistance beachtet werden muß. Das Auftreten von toxischen Produkten
durch Zerstörung der beigefügten Medikamente scheint bei einer Kurzzeitanwendung der Ultraschallvernebler keine entscheidende Rolle zu
spielen. Sicher nicht möglich ist die Zufuhr eines "Antiatelektasefaktors" durch Ultraschallverneblung.

Der entscheidende Unterschied zwischen der Düsenzerstäubung gegenüber
der Ultraschallverneblung besteht in der Tröpfchengröße des Inhalats:
Mit der Düsenzerstäubung erreicht man Tröpfchengrößen zwischen 5 und
80 u in einer breiten Verteilungskurve, während die Größe der Tröpfchen bei der Ultraschallverneblung wesentlich niedriger, zwischen 5
und 10 u, liegt und wesentlich homogener ist. Zur Anfeuchtung der
Alveolen im Rahmen der Inhalationstherapie empfiehlt sich daher die
Verwendung des Ultraschallverneblers, eine Befeuchtung der Bronchien
ist dagegen besser möglich durch einen Düsenzerstäuber.

FRAGE:
Welches Gerät wird zur Inhalationstherapie empfohlen?

ANTWORT:
Hier hat sich besonders der Minibird bewährt, da durch die 3 s dauernde Anhaltephase während der Inspiration eine gute Verteilung zerstäubter Medikamente im Bronchialsystem erreicht werden kann.

Wie aus der Abb. 4 ersichtlich ist, wird durch Verschiebung des Atemzeitquotienten oder der Frequenz ein hohes alveoläres Atemminutenvolumen bei niedrigem Flow zwischen 15 und 30 l erreicht. Versucht man
jedoch mit dem hämodynamisch günstigen Atemzeitquotienten von 1:2 eine maximale alveoläre Ventilation zu erzielen, so steht bei der vorgegebenen Stenose nur ein schmaler Flow-Bereich zwischen 25 und 30 l/s
zur Verfügung. Jenseits dieser Grenzen fällt die alveoläre Ventilation
sofort steil ab und würde zur Hypoventilation führen. Hier zeigt sich
nun das ganze Dilemma des druckgesteuerten Gerätes. Der Gipfel mit optimalem Flow und gleichzeitig maximalem alveolärem Atemminutenvolumen
ist außerordentlich klein geworden. Es darf deshalb nicht heißen, daß
man das Flow-Optimum frei wählen kann, sondern es muß heißen, das
Flow-Optimum muß gefunden werden, wenn man eine ausreichende alveoläre Ventilation garantieren will. Dabei ist zu bedenken, daß jede Compliance- oder Resistanceänderung eine völlig neue Optimierungskurve
erfordern würde.

Zudem ist noch zu erwähnen, daß druckgesteuerte Respiratoren ein Leck
im Beatmungssystem nicht besser ausgleichen als volumengesteuerte. Im
Gegenteil, volumengesteuerte Geräte sind bei Undichtigkeiten größeren
Kalibers den druckgesteuerten Geräten sogar überlegen.

Faßt man zusammen, so kann im Hinblick auf druckgesteuerte Respiratoren folgendes festgestellt werden:

1. Atemzug- und Atemminutenvolumen bleiben bei einer sehr kleinen
   Leckage ausreichend erhalten.
2. Frequenzanstieg bzw. -abfall sind alarmierende Zeichen für Widerstandserhöhungen bzw. größere Leckagen.

3. Druckgesteuerte Respiratoren sind zur Beatmungsinhalation und zur kurzzeitigen assistierten bzw. kontrollierten Beatmung einzusetzen.
4. Zweifellos größter Vorzug ist der geringe Preis des druckgesteuerten Gerätes.

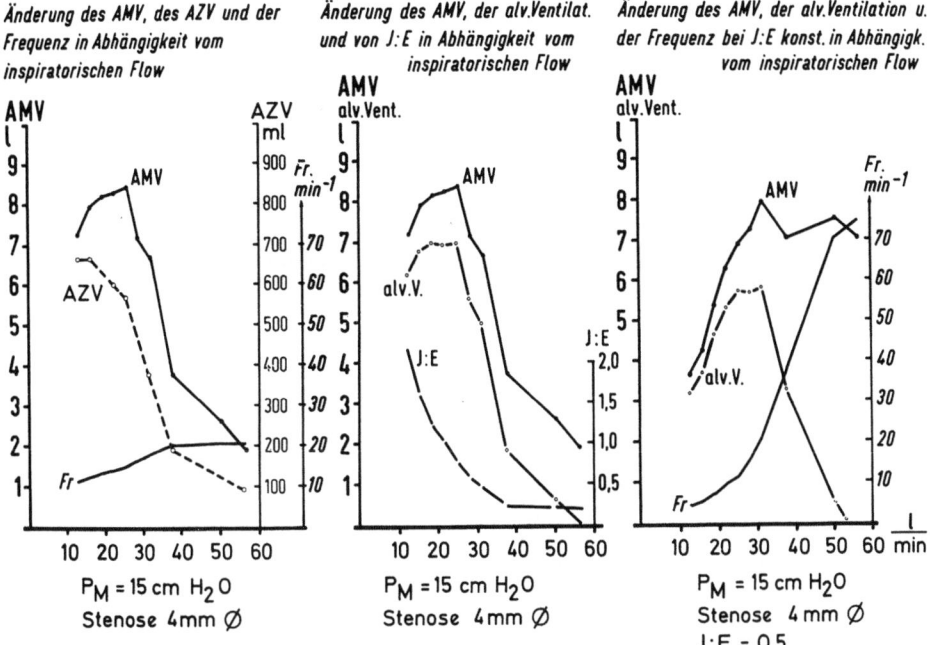

Abb. 4

FRAGE:
Ergeben sich bei Patienten mit eingeschränkter Lungenfunktion Besonderheiten bei der Prämedikation?

ANTWORT:
Eine routinemäßige Bestimmung von Blutgasanalysen nach normaler Prämedikation mit einem Analgetikum ergab auch bei Patienten mit nicht eingeschränkter Lungenfunktion häufig pathologische Werte (DOENICKE). Wegen der bekannten atemdepressorischen Wirkung der Analgetika sollten diese besonders bei pulmonalen Risikopatienten nur mit äußerster Vorsicht angewendet werden. Sie sollten nur dann zum Einsatz kommen, wenn bereits präoperativ starke Schmerzzustände bestehen oder zu erwarten sind (z. B. durch Lagerung). Die neben dem analgetischen Effekt häufig zu beobachtende euphorisierende Wirkung muß mit anderen Medikamenten erreicht werden.

FRAGE:
Läßt sich durch die Anwendung von Phenothiazinen in der Prämedikation ein Bronchospasmus bei der Einleitung der Narkose verhindern?

ANTWORT:
Bei den Phenothiazinen handelt es sich um H_1-Rezeptorantagonisten, die den H_2-Rezeptor jedoch nicht blockieren. Beim Bronchospasmus spielen jedoch beide Komponenten eine Rolle. Weiterhin ist zu bedenken, daß die Phenothiazine selbst auch Histamin freisetzen können. In Zweifelsfällen ist daher dem Diazepam der Vorzug zu geben.

FRAGE:
Wie ist die Verwendung von Rohypnol bei pulmonalen Risikopatienten zu beurteilen?

ANTWORT:
Es hat sich gezeigt, daß bei einer Dosierung von 0,03 mg/kg KG eine Beeinträchtigung der Atemfunktion und ein Blutdruckabfall auftreten kann. Gerade bei pulmonalen Risikopatienten sollte außerdem die ausgeprägte Langzeitwirkung dieses Präparates zur Vorsicht mahnen, da es noch nach Stunden bei Anwendung anderer Medikamente zu einer Potenzierung der Wirkung kommen kann.

FRAGE:
Mit welchen Medikamenten sollte bei pulmonalen Risikopatienten die Narkose eingeleitet werden?

ANTWORT:
Wegen der Gefahr der Auslösung eines Bronchospasmus sollten N-methylierte Barbiturate zur Einleitung nicht routinemäßig verwendet werden. Es bietet sich hier eine Inhalationseinleitung mit Halothan und Sauerstoff an. Messungen des Atemwegswiderstandes haben ergeben, daß es nach Einleitung mit Etomidate zu einer signifikanten Steigerung der Resistance kommt, die Einleitung mit diesem Medikament bei pulmonalen Risikopatienten daher nur mit Einschränkung empfohlen werden kann.

FRAGE:
Ergeben sich im Hinblick auf den pulmonalen Risikopatienten spezielle Indikationsgebiete für die Regionalanästhesie?

ANTWORT:
Speziell bei diesen Patienten hat sich die Regionalanästhesie besonders bewährt, sie wird bei rückenmarksnahen Anästhesien bis zu Th 10 durchgeführt. Dies erlaubt, Eingriffe im Bereich der Hüfte, Gefäßrekonstruktionen im Bereich der Extremitäten und urologische Eingriffe in Lokalanästhesie durchzuführen.

FRAGE:
Wie häufig läßt sich ein Bronchospasmus im Vergleich zu einer Bronchialobstruktion nachweisen?

ANTWORT:
Ein Bronchospasmus ist Teilfaktor des übergeordneten pathophysiologischen Geschehens der Bronchialobstruktion und meist Hauptsymptom beim asthmatischen Geschehen mit oder ohne Allergienachweis (allergisch bedingtes Asthma bronchiale, Asthma bronchiale ohne exogen al-

lergischen Nachweis, auch asthmatisches Syndrom genannt). Ganz allgemein kann gesagt werden, je jünger der Patient ist, um so wahrscheinlicher ist bei einer plötzlich auftretenden Atemwegsobstruktion ein Bronchospasmus als pathophysiologischer Hauptfaktor beteiligt.

Eine Histaminfreisetzung ist allerdings auch bei der Reflexbronchokonstriktion anzunehmen (vermehrte Ausschüttung des Neurotransmitters Acetylcholin) und eine günstige Beeinflussung durch das Anticholinergikum Atropin (neuer Atropinester Atrovent^R) zu erwarten.

FRAGE:
Wann sehen Sie eine Indikation zur kombinierten Anwendung einer epiduralen Anästhesie mit einer Intubationsnarkose?

ANTWORT:
Dieses Verfahren wird sicherlich nicht als Routinemethode zu bezeichnen sein. Ist jedoch beabsichtigt, in der postoperativen Phase die Analgesie durch eine epidurale Anästhesie zu erreichen, so bietet es sich an, diese Art der Leitungsanästhesie bereits präoperativ durchzuführen und die Vollnarkose so leicht wie möglich zu halten.

FRAGE:
Welche pathophysiologischen Veränderungen spielen bei der Entstehung einer chronisch obstruktiven Atemwegserkrankung eine entscheidende Rolle?

ANTWORT:
Als bedeutendste pathophysiologische Störmechanismen sind anzusehen
a) Hyper- und Dyskrinie mit Mukostase,
b) entzündlich hyperergische Schleimhautschwellung,
c) Spasmus der glatten Bronchialmuskulatur.
Die übermäßige Absonderung eines besonders zähflüssigen und adhärenten Schleims durch alle schleimbildenden Strukturen der Bronchialwand wird schließlich über die muköziliare Insuffizienz zur Obstruktion der Bronchiallumina. Dies begünstigt wiederum die Entstehung bronchialer Infekte, verursacht vermehrte Atemarbeit und alveoläre Hypoventilation. Die entzündlich hyperergische Schleimhautschwellung ist charakterisiert durch einen adaptiven Umbau der Bronchialschleimhaut mit Überwiegen der schleimproduzierenden Becherzellen und Hyperplasie der submukösen Drüsen, Verdickung und Hyalinisierung der Basalmembran und Ödem des bronchialen Bindegewebes. Der Spasmus der glatten Bronchialmuskulatur spielt meistens eine untergeordnete Rolle, wobei allerdings zu beachten ist, daß bei der bereits bestehenden bronchialen Obstruktion bereits geringe Muskelkontraktionen genügen, um die Bronchiallumina fast vollständig zu verschließen. Entscheidend bei der Behandlung dieser Störungen ist, daß sie frühzeitig genug einsetzt, bevor Komplikationen in Form des Lungenemphysems und des chronischen Cor pulmonale auftreten.

FRAGE:
Wann ist die intermittierend positive Druckbeatmung bei Vorliegen einer chronisch obstruktiven Erkrankung indiziert?

ANTWORT:
Sie ist spätestens dann angezeigt, wenn alle medikamentös-therapeu-

tischen Maßnahmen keinen ausreichenden Erfolg erzielen konnten. Dies wird der Fall sein, wenn die pathologisch-anatomischen Veränderungen bereits weit fortgeschritten sind und die verabreichten Medikamente teils infolge gestörter lokaler Durchblutung, besonders aber infolge von obstruktiven Ventilationsstörungen nicht oder nicht ausreichend an den Ort der gewünschten Wirkung gelangen. Durch die Abnahme der Atemarbeit kommt es zu einer Verminderung des Sauerstoffverbrauchs für die Atmung und geringerer metabolischer CO_2-Produktion.

FRAGE:
Gibt es Untersuchungen über die Auswirkungen einer intermittierend positiven Druckbeatmung bei Vorliegen eines chronisch obstruktiven Atemwegssyndroms?

ANTWORT:
Untersuchungen von GÜNTHNER, GREINER und SCHMIDT (2, 3) haben gezeigt, daß durch eine IPPV sowohl die Resistance hochsignifikant abfiel als auch der arterielle Sauerstoffpartialdruck hochsignifikant anstieg. Verbunden damit war eine wesentliche Verbesserung im Befinden der Patienten, die ausnahmslos über eine Erleichterung der Atmung und der Expektoration sowie eine Abnahme der Belastungsdyspnoe berichteten. Die IPPV wurde mit Druckluft und ohne Medikamentenzusatz durchgeführt.

Ohne daß darüber exakte Messungen vorliegen, scheinen die positiven Auswirkungen der IPPV nur über einen kurzen Zeitraum anzuhalten. Zu überprüfen wäre, inwieweit bei regelmäßiger Anwendung der IPPV eine Reduzierung der medikamentösen Therapie erreicht werden kann.

FRAGE:
In der Literatur wird häufig von dem sogenannten "best PEEP" gesprochen. Was ist darunter zu verstehen und wie kann er bestimmt werden?

ANTWORT:
Bei den meisten Patienten, welche wegen einer akuten respiratorischen Insuffizienz künstlich beatmet werden müssen, steigt der arterielle Sauerstoffpartialdruck mit zunehmendem positivem endexspiratorischem Druck (PEEP) kontinuierlich an. Dementsprechend nimmt der aus arteriellem und gemischt venösem Blut errechnete intrapulmonale Shunt ab. Der Sauerstofftransport, d. h. das Produkt aus dem Sauerstoffgehalt des Blutes und dem Herzminutenvolumen, steigt mit PEEP an bis zu einem gewissen exspiratorischen Druck, ab dem das Herzminutenvolumen abzunehmen beginnt. Parallel zum Sauerstofftransport steigt die totale statische Lungen-Thorax-Compliance bei diesen Patienten ebenfalls an, und zwar bis zum "optimalen PEEP", definiert als derjenige PEEP, welcher den höchsten Sauerstofftransport ermöglicht. Wird PEEP über diesen Punkt hinaus weiter erhöht, sinkt das Herzminutenvolumen und damit der Sauerstofftransport ab, während sich die Compliance nicht mehr ändert oder sogar absinkt. Diese Beziehung zwischen Sauerstofftransport und Compliance macht aus der einfach zu bestimmenden totalen statischen Compliance eine klinisch brauchbare Messung zur Bestimmung eines optimalen Sauerstofftransportes bei diesen Patienten. Zu beachten ist, daß dieser "optimale PEEP" von Patient zu Patient variiert. So haben z. B. Emphysematiker einen tiefen "optimalen PEEP", der häufig bei 0 liegt; dagegen liegt der "optimale PEEP" bei Patienten mit akuter respiratorischer Insuffizienz und stark erniedrigter funktioneller Residualkapazität überwiegend in sehr hohen Bereichen (12 - 20 cm H_2O). Es besteht außerdem eine Korrelation zwischen alveo-

lärem Totraum und Compliance: Solange die Compliance zunimmt, nimmt der alveoläre Totraum ab. Durch die Anwendung des positiv endexspiratorischen Druckes werden wahrscheinlich noch perfundierte, aber atelektatische Alveolen wieder aufgebläht, sie nehmen damit wieder am Gasaustausch teil (1). Blähen wir die Lungen über einen bestimmten Bereich hinaus weiter auf, werden immer mehr Alveolen überdehnt, ihre Perfusion wird dabei abnehmen, die Totraumventilation entsprechend zunehmen. Der anatomische Totraum steigt mit zunehmendem PEEP durch die Weiterstellung des gesamten Bronchialsystems naturgemäß ebenfalls an, während der Atemwegswiderstand abnimmt.

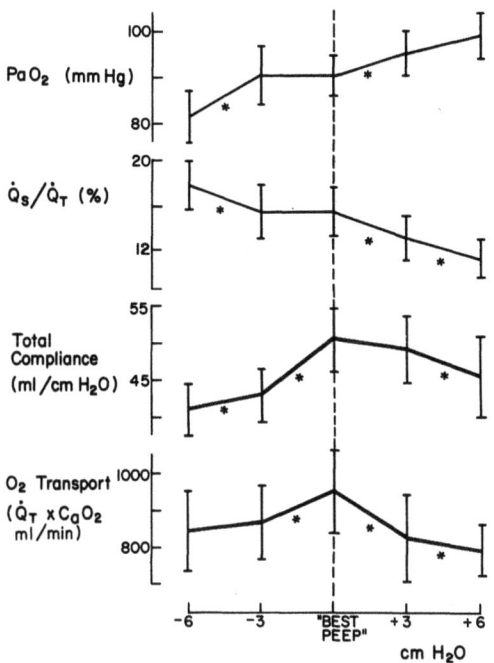

Abb. 5. Veränderungen des arteriellen Partialdruckes, des intrapulmonalen Shunt, der totalen statischen Compliance und des Sauerstofftransportes bei verschiedenen positiven endexspiratorischen Druckwerten (5). Als "best PEEP" wurde der PEEP-Wert bezeichnet, bei dem der Sauerstofftransport am höchsten lag

FRAGE:
Wie kann man praktisch klinisch laufend die Compliance bestimmen?

ANTWORT:
Um eine Vergleichbarkeit der Messung zu ermöglichen, muß zur Bestimmung immer das gleiche Atemzugvolumen verwendet werden. Bereits eine Änderung von 50 - 100 ml kann zu großen Unterschieden führen. Zur Berechnung der totalen statischen Compliance wird mit einem Manometer der Druck am Ende einer inspiratorischen Pause von mindestens 0,6 s, besser jedoch 1 s, und der endexspiratorische Druck gemessen, der vom ersten Wert subtrahiert wird. Der Quotient aus dem Atemzugvolumen und Druckdifferenz entspricht der statischen Compliance. Da auch bei vo-

lumengesteuerten Respiratoren ein absolut konstantes Atemzugvolumen nicht sicher gewährleistet ist, empfiehlt es sich, einen Mittelwert über z. B. zehn Atemzüge zu bilden.

Bei Respiratoren ohne inspiratorische Pause kann aus den endinspiratorischen und endexspiratorischen Druckwerten sowie der Atemzugvolumen die dynamische oder "effektive" Compliance berechnet werden. Dabei muß der inspiratorische Flow konstant und möglichst niedrig gehalten werden, um den Anteil des Atemwegswiderstandes am endinspiratorischen Druck möglichst tief zu halten.

Für klinische Belange wird die Bestimmung der dynamischen Compliance oft ausreichen, eindeutige Ergebnisse sind jedoch nur bei einer Messung der statischen Compliance zu erwarten.

Bei Intensivtherapiepatienten mit fortgeschrittener Lungenkonsolidierung wird es Fälle geben, wo wir gezwungen sind, auch bei bereits abnehmender Compliance einen erhöhten PEEP-Wert aufrechtzuerhalten, um den nötigen Sauerstoffpartialdruck im arteriellen Blut sicherzustellen.

Literatur

1. FALKE, K. J., PONTOPPIDAN, H., KUMAR, A., LEITH, D., GEFFIN, B., LAVER, M. B.: Ventilation with end-expiratory pressure in acute lung disease. J. clin. Invest. 51, 2315 (1972).

2. GÜNTHNER, W., GREINER, L., SCHMIDT, O.-P.: Zur Therapie des chronisch obstruktiven Atemwegssyndroms: die intermittierend positive Druckbeatmung. Fortschr. Med. 92, 857 (1974).

3. SCHMIDT, O.-P.: Zur Inhalationstherapie und -diagnostik bei Atemwegskrankheiten. Atemwegs- und Lungenkrankh. 2, 105 (1975).

4. SCHMIDT, O.-P., GÜNTHNER, W.: Experimentelle Untersuchungen zur sekretolytischen Therapie. In: Chronic Inflammation of the Bronchi (ed. W. T. ULMER). Progr. Resp. Res. 6, 529 (1971).

5. SUTER, P. M., FAIRLEY, H. B., ISENBERG, M. D.: Optimum end-expiratory airway pressure in patients with acute pulmonary failure. New Engl. J. Med. 292, 284 (1975).

6. v. WICHERT, P., MORR, H., LUCKMANN, E.: Die Behandlung der akuten obstruktiven Ventilationsstörung, dargestellt am allergischen Asthma bronchiale (Status asthmaticus). Med. Klinik 69, 17 (1974).

Respiratorische Probleme bei der Säuglingsnarkose

Von J. Wawersik

Narkosen bei Säuglingen und Kleinkindern haben in doppelter Hinsicht Rückwirkungen auf Ventilation und Gaswechsel. Einerseits werden durch Narkotika Atemregulation und Atemantrieb beeinflußt, was zu individuell sehr großen Unterschieden des Ventilationsvolumens und der Atemfrequenz führen kann. Andererseits ist es unvermeidlich, daß sich durch Narkosegeräte Totraum- und Widerstandsverhältnisse in den Atemwegen ändern. Damit stellt sich die Frage, inwieweit ventilatorische und atemmechanische Auswirkungen der Narkosetechnik den wesentlichen Ventilationserfolg, nämlich den Gaswechsel, beeinträchtigen.

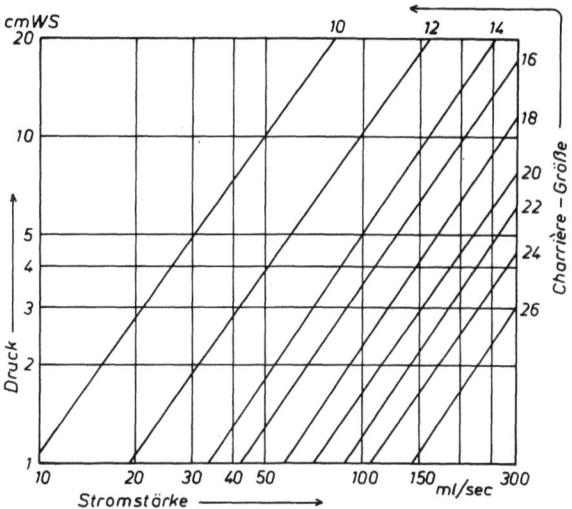

Abb. 1. Strömungswiderstand von Endotrachealkathetern der Größen Charr 10 - 18 (Cole-Tubus) und Charr 20 - 28 (manschettenloser Magill-Tubus)

Besondere Aufmerksamkeit hat seit jeher der apparative Widerstand, insbesondere der Strömungswiderstand von Endotrachealkathetern gefunden. Betrachtet man unter diesem Aspekt Endotrachealkatheter verschiedener Größe (Abb. 1), so ist bei schrittweiser Verkleinerung des Lumens um jeweils 2 Charrière-Größen die Differenz der Widerstände zwischen zwei benachbarten Kathetern bei einem bestimmten Durchströmungsvolumen natürlich um so größer, je kleiner die Durchmesser werden. Die Übertragung dieser Tatsache auf die Situation während Intubationsnarkosen bei Kindern führte zu der Schlußfolgerung, daß eine Einengung der Trachea im Säuglingsalter stärker ins Gewicht fallen muß als zum Beispiel bei vier- bis sechsjährigen Kindern, deren Trachea bereits einen Durchmesser von 8 - 9 mm hat. Infolgedessen wurden für Säuglinge verschiedene Kathetermodifikationen entwickelt, zum Beispiel der sogenannte Cole-Tubus (3), um apparative Widerstände auf ein Minimum zu senken.

Tatsächlich ist die effektive Minderung der Ventilationsbelastung gegen apparative Widerstände jedoch nur gering, wenn man die individuellen Ventilationsverhältnisse bei Säuglingen gegenüber älteren Kindern bedenkt. Der Sachverhalt sei an einem Beispiel erläutert.

Unter Annahme einer erforderlichen Strömungsgeschwindigkeit von 150 ml/s würde der Druck zur Überwindung eines Katheterlumens von Charr 20 etwa 3 cm WS, bei Verwendung des nächstgrößeren Katheters Charr 22 dagegen nur 2,2 cm WS betragen (Abb. 1). Eine Differenz von 0,8 cm WS zwischen den Kathetergrößen Charr 20 und 22 ist also geringfügig, die Einengung der Trachea um 1 - 1,5 mm demzufolge vertretbar. Vergleicht man unter gleichen Bedingungen die Katheter der Charrière-Größen 12 und 14, so stellt sich demgegenüber heraus, daß wiederum bei einer Stromstärke von 150 ml/s der Druck zur Überwindung des Strömungswiderstandes bei dem kleineren Katheter um nahezu 10 cm WS anwachsen muß. Die Feststellung, daß eine Einengung der Trachea um 1 - 2 mm bei kleinem Ausgangsdurchmesser zu einer unverhältnismäßig großen Widerstandszunahme führt, scheint also bestätigt. Hierbei handelt es sich jedoch in dieser Form um einen Trugschluß, denn eine Stromstärke von 150 ml/s wird bei einem Kind, dessen Trachealdurchmesser Charr 12 - 14 entspricht (Abb. 2), in Wahrheit gar nicht erreicht.

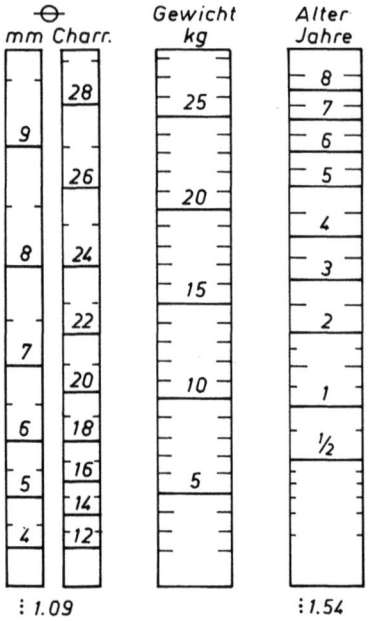

Abb. 2. Leitertafel zur Abschätzung des passenden Endotrachealkatheters (äußerer Durchmesser) bei Säuglingen und Kleinkindern (10)

Ein Endotrachealkatheter der Größe Charr 14 eignet sich für einen Säugling mit einem Körpergewicht zwischen 2,5 bis 3,5 kg (Abb. 2).

Bei diesem Entwicklungsstand liegt aber die durchschnittliche maximale Atemstromstärke in einer Größenordnung von 60 ml/s (Abb. 3), wobei auch an dieser Stelle noch einmal darauf hingewiesen sei, daß zwischen maximaler inspiratorischer Atemstromstärke und Atemminutenvolumen bei Säuglingen und Kleinkindern natürlich ebenso wie beim Erwachsenen eine strenge Korrelation besteht, die nur innerhalb enger Grenzen um einen unterschiedlichen Atemzeitquotienten schwankt (8).

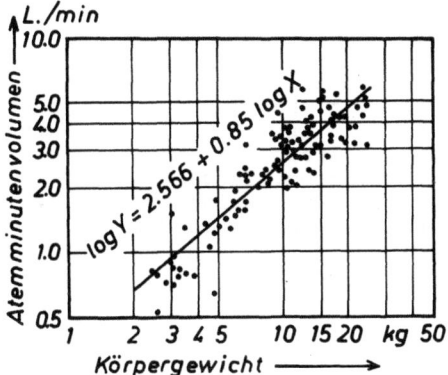 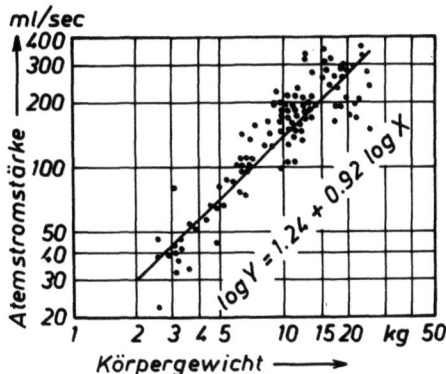

Abb. 3. Atemminutenvolumen und maximale inspiratorische Atemstromstärke bei Säuglingen und Kleinkindern unter Spontanatmung in Narkose (8)

Unter Berücksichtigung dieses Umstandes fällt der Vergleich zwischen den benachbarten Charrière-Größen 12 und 14 aber wesentlich günstiger aus. Bei der Betrachtung von apparativen Widerständen kommt es also gerade bei Säuglingen und Kleinkindern ganz besonders darauf an, ein altersentsprechendes Atemminutenvolumen und die daraus folgende maximale inspiratorische Atemstromstärke zu berücksichtigen (Abb. 3). Unter dieser Voraussetzung zwingt die Einengung der Trachea um 1 - 1,5 mm aber nur zu einer Zunahme der erforderlichen intrathorakalen Druckdifferenz von 2 - 3 cm WS und ist damit bei weitem nicht so gravierend wie aufgrund einer inadäquaten, nicht altersentsprechenden maximalen Atemstromstärke zunächst angenommen.

Eine solche Zunahme liegt aber zweifelsfrei weit innerhalb der atemmechanischen Leistungsreserve auch eines Säuglings. Hierbei sei daran erinnert, daß der adäquate Bezug für die ventilatorische Leistungsreserve nicht die Atemarbeit, sondern die Kraft ist, die zur Ventilationsbewegung führt (9, 10). Der Kraftaufwand der Atemmuskulatur findet seinen Niederschlag in den intrathorakalen Druckschwankungen während der Atmung. Aufgrund der einfachen Beziehung zwischen Kraft, Druck und Oberfläche, nämlich

Kraft (pond) = Druck ($\frac{pond}{cm^2}$) x Fläche (cm^2)

leuchtet es ohne weiteres ein, daß ein Säugling mit kleinem Thoraxinnenraum, also kleiner Oberfläche, zur Erzeugung eines bestimmten Druckes im Alveolarraum wesentlich weniger Kraft aufzubringen hat als ein älteres Kind. Dies ist gleichbedeutend mit dem Tatbestand, daß der Kraftaufwand der Atmung bei konstanter Druckamplitude der wachsenden Oberfläche des Thoraxinnenraums proportional ist. Diesem Sachverhalt entspricht der Befund, daß die ventilationsbedingten intrathorakalen Druckamplituden bei Kindern unterschiedlichen Alters annähernd in der gleichen Größenordnung liegen (Abb. 4). Zwar beträgt der Durchschnittswert bei Säuglingen etwa 8 cm WS und ist damit höher als bei älteren Kindern mit etwa 5 cm WS. Dieser Tatbestand und die große Streuung mit zahlreichen Einzelwerten zwischen 10 - 15 cm WS sind aber auf narkosebedingte charakteristische Veränderungen der Atmung zurückzuführen und Zeichen für intrapulmonale funktionelle Reaktionen auf die Narkose, denen gegenüber apparativ bedingte Widerstände nur eine geringe Rolle spielen. Jedenfalls sind auch bei Säuglingen unter bestimmten Krankheits- oder Belastungssituationen intrathorakale Druckamplituden bis zu 30 cm WS beobachtet worden (9), ein sicherer Hinweis, daß auch in diesem Lebensalter bereits eine beträchtliche atemmechanische Leistungsreserve besteht. Ein zusätzlicher Kraftaufwand bis zu Druckamplituden von 4 - 6 cm WS ist deshalb unbedenklich zumutbar. Die Verwendung spezieller Endotrachealkatheter in der Säuglingsanästhesie ist demzufolge nicht zwingend. Tatsächlich dominiert insbesondere auch bei der prolongierten Intubation zur Behandlung respiratorischer Störungen im Intensivpflegebereich der einlumige Endotrachealkatheter nach Magill, gegen dessen Verwendung atemmechanische Bedenken endgültig ausgeräumt sein sollten.

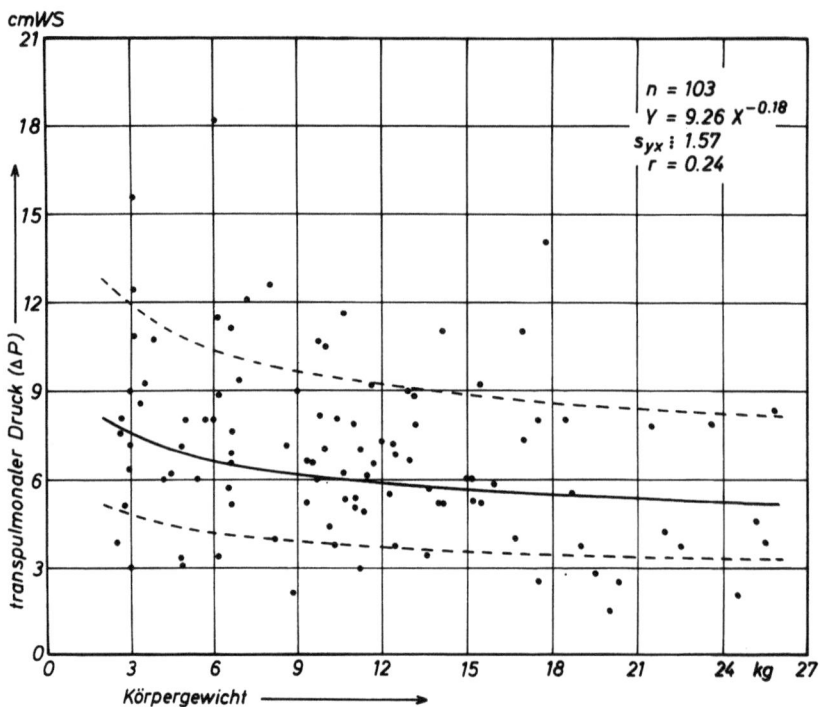

Abb. 4. Transpulmonale Druckamplitude bei Säuglingen und Kleinkindern unter Spontanatmung in Narkose (9)

Weit größere Bedeutung für die atemmechanischen Widerstandsverhältnisse haben dagegen intrapulmonale Veränderungen, die im Verlauf einer Narkose vor allem bei Säuglingen eintreten können. Zum Verständnis sei zunächst eine Meßgröße eingeführt, mit der im vorliegenden Falle visköse und elastische Widerstände in ihrer Gesamtheit unter Narkosebedingungen gemessen wurden. Anknüpfend an das Modell zur Bestimmung von Strömungswiderständen bei Trachealkathetern ergibt sich der Widerstand R ersichtlich aus dem Quotienten $dP/d\dot{V}$, also dadurch, daß die Druckdifferenz zwischen zwei Meßpunkten durch die im gleichen Augenblick zwischen diesen Meßpunkten herrschende Strömungsgeschwindigkeit dividiert wird.

Weil zwischen Atemstromstärke und Atemminutenvolumen unabhängig von der Atemfrequenz direkte Proportionalität besteht, ist es aus meßtechnischen Gründen einfacher, den Widerstand aus dem Verhältnis zwischen Beatmungs- bzw. intrathorakaler Druckamplitude und Atemminutenvolumen zu bestimmen und durch geeignete Umrechnung in $dyn \cdot s \cdot cm^{-5}$ anzugeben (9). Dabei zeigt sich, daß der Widerstand bei einem 6 - 7 kg wiegenden Säugling zwischen 100 - 120 $dyn \cdot s \cdot cm^{-5}$ liegt (Abb. 5).

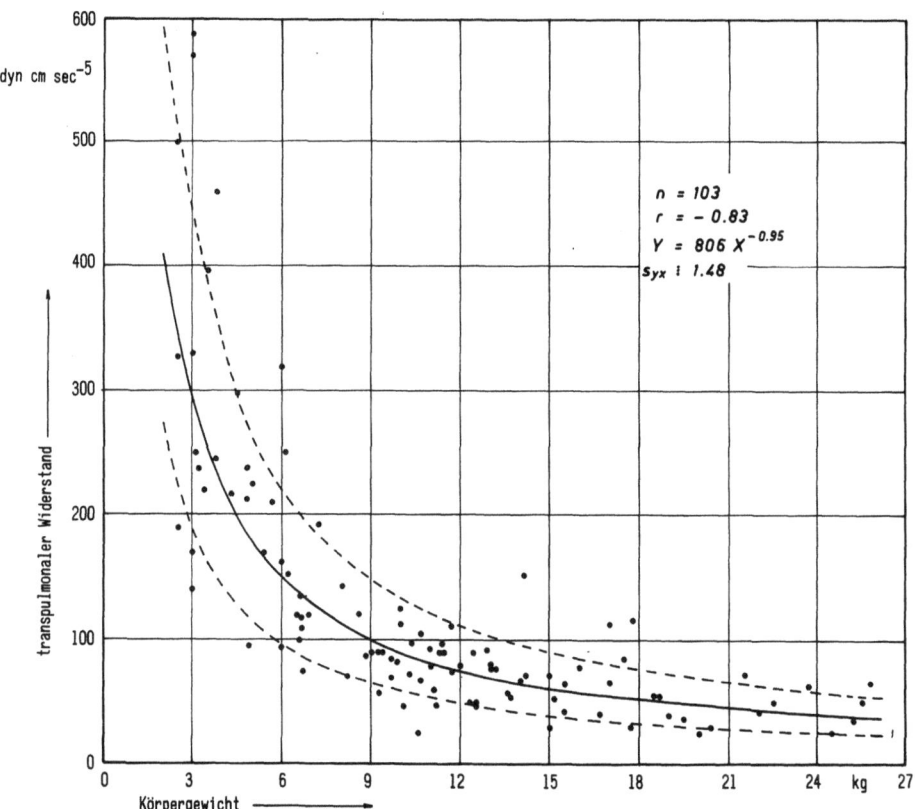

Abb. 5. Transpulmonaler Widerstand als Summe elastischer und visköser Widerstände bei Säuglingen und Kleinkindern in Narkose (Erläuterung der Meßgröße $dyn \cdot s \cdot cm^{-5}$ im Text)

Dieser Wert entspricht also einem durchschnittlichen Atemwegswiderstand bei äußerlich unauffälliger Ventilation in Narkose. Gegenüber

diesem Durchschnittsverhalten kommt es gerade im Säuglingsalter aber
relativ häufig zu einer beträchtlichen Widerstandserhöhung, was zu
intrathorakalen Druckamplituden führt, die gegenüber dem Durchschnitt
um ein Vielfaches erhöht sind.

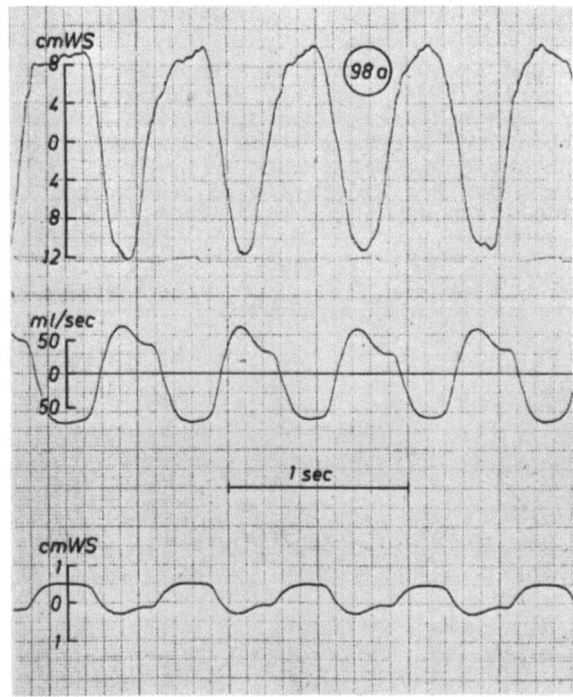

Abb. 6. Ösophagusdruckamplitude (obere Kurve) und Pneumotachogramm
(mittlere Kurve) bei einem Säugling unter Spontanatmung in Narkose.
Transpulmonale Druckamplitude = 21 cm WS, Atemminutenvolumen = 1.600
ml/min (BTPS). Die große Druckamplitude ist Ausdruck eines um das
Vierfache erhöhten transpulmonalen Widerstandes: 390 dyn · s · cm^{-5}
(Th. A., 3 1/2 Monate, 6,7 kg)

Bei einem 3 1/2 Monate alten Säugling (Abb. 6) wurde trotz einer
Druckamplitude von 21 cm WS nur ein Atemminutenvolumen von 1,6 l/min
ventiliert. Das entsprach einem mittleren Atemwegswiderstand von
390 dyn · s · cm^{-5}, also einer Steigerung des Widerstandes um das
Vierfache. Bei Maskennarkosen liegt ein Teil dieser Widerstandszunahme häufig im Bereich der oberen Luftwege und schlägt sich dann
symptomatisch in einem hörbaren inspiratorischen Stridor nieder. Aber
auch unter Intubation und manueller Beatmung (Abb. 7) mit einem annähernd altersentsprechenden Hubvolumen von 30 - 40 ml war der Atemwegswiderstand im vorliegenden Fall mit 184 dyn · s · cm^{-5} deutlich
erhöht, nach Intubation ein zweifelsfreier Beweis dafür, daß intrapulmonale Veränderungen im Bereich der peripheren Luftwege und der
Alveolen zu viskösen und elastischen Widerstandserhöhungen geführt
hatten. Eine Besserung wird oft allein durch Ventilation mit einem
erhöhten Hubvolumen (Abb. 8) erreicht. Im vorliegenden Fall wurde unter Steigerung der Beatmungsdruckamplitude auf 18 cm WS das Hubvolumen auf 80 - 85 ml vergrößert. Der Widerstand war bei dem gleichen

Kind danach auf 123 dyn · s · cm^{-5} abgefallen und befand sich damit im Normalbereich.

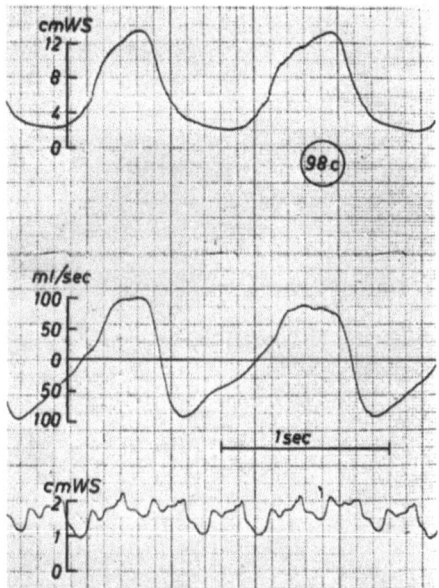

Abb. 7. Beatmungsdruckamplitude (obere Kurve) und Pneumotachogramm (mittlere Kurve) bei dem gleichen Patienten wie Abb. 6 nach orotrachealer Intubation und Beatmung mit einem Minutenvolumen von 1.770 ml/min (BTPS). Transpulmonale Druckamplitude = 11 cm WS, Widerstand = 183 dyn · s · cm^{-5}

Diese Befunde deuten also darauf hin, daß es während einer Narkose bei Säuglingen und Kleinkindern zu intrapulmonalen Störungen der Atemmechanik kommen kann, die mindestens intermittierend eine manuelle Ventilation mit vergrößertem Hubvolumen fordern. Geschieht dies nicht, muß nicht nur eine Hypoventilation, sondern vor allem auch eine über das Ausmaß einer alveolären Hypoventilation weit hinausgehende Hypoxämie befürchtet werden.

Mindestens gleichbedeutend mit atemmechanischen Veränderungen sind Änderungen der Ventilation, die sich bei Säuglingen und Kleinkindern während einer Narkose ereignen. Auch hierbei sind offensichtlich jüngere Kinder nachdrücklicher als ältere betroffen. So zeigt das Beispiel eines siebenjährigen Kindes (Abb. 9), daß die Atemfrequenz im Verlauf einer Narkose trotz operationsbedingter Einflüsse annähernd konstant bleibt, während das Atemhubvolumen eher zunimmt, so daß in diesem Lebensalter in der Regel keine negativen Rückwirkungen auf die alveoläre Ventilation zu erwarten sind.

Bei Säuglingen und Kindern bis etwa zum zweiten Lebensjahr kommt es demgegenüber jedoch fast regelmäßig zu einer beträchtlichen Steigerung der Atemfrequenz, die mit einem erheblichen Abfall des Atemhubvolumens verbunden ist. Eine Vertiefung der Narkose führt dabei im allgemeinen nicht nur zu einer Senkung der Atemfrequenz, sondern zugleich auch zu einem weiteren Abfall des Atemhubvolumens gegenüber dem Ausgangswert (Abb. 11). Dies bleibt nicht ohne Rückwirkungen auf

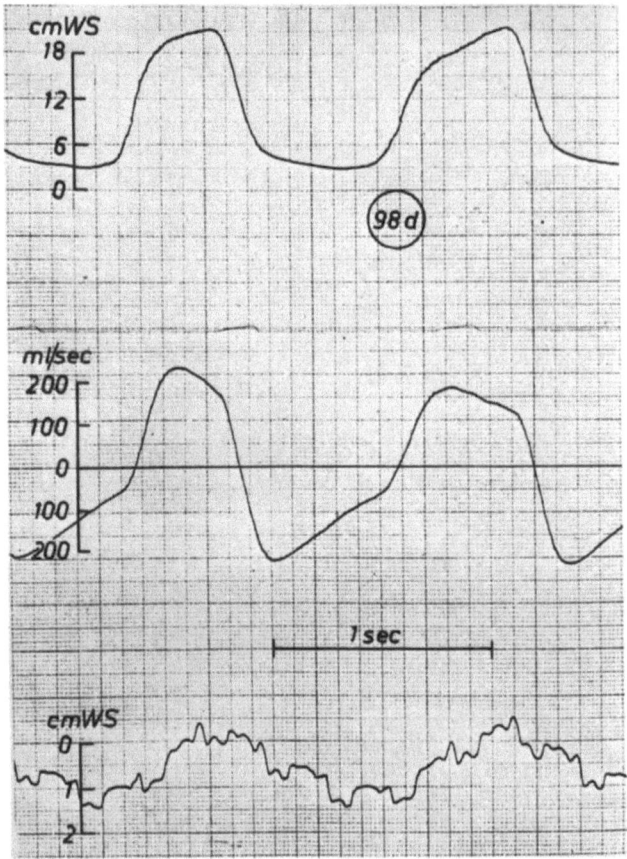

Abb. 8. Beatmungsdruckamplitude und Pneumotachogramm des gleichen Patienten wie in Abb. 6 und 7 unter einem Beatmungsvolumen von 3.969 ml/min (BTPS). Bei einer Druckamplitude von 16,6 cm WS beträgt der transpulmonale Widerstand jetzt nur noch 123 dyn · s · cm^{-5}

die Kohlensäureelimination. Von einem normalen Grundumsatz ausgehend, müßte die alveoläre Ventilation für die Erhaltung eines PCO$_2$-Wertes von 35 mm Hg bei Säuglingen in einer Größenordnung zwischen 400 - 1.300 ml liegen (Abb. 10). Im Fall eines sechs Monate alten Säuglings, bei dem während der Narkose eine pneumotachographische Ventilationskontrolle durchgeführt wurde (Abb. 11), darf als minimaler funktioneller Totraum ein Volumen von 5 ml angenommen werden. Selbst bei vorsichtigem Ansatz sind diesem Totraumvolumen mindestens noch einmal 2 ml für apparativen Totraum hinzuzufügen. Daraus ergibt sich bei einer Atemfrequenz von 88 Atemzügen/min, die im vorliegenden Fall beobachtet wurde, eine Totraumventilation von 600 ml. Die alveoläre Ventilation dürfte demzufolge nur etwa 200 ml betragen haben. Normalen Grundumsatz voraussetzend, entsteht bei diesen Ventilationsverhältnissen eine Hyperkapnie mit PCO$_2$-Werten um 60 mm Hg.

Tatsächlich haben Messungen der arteriellen Kohlensäurespannung bei Säuglingen und Kleinkindern gezeigt, daß der PCO$_2$-Wert in der Tat in sehr vielen Fällen die Grenze von 45 mm Hg überschreitet und in Einzelfällen sogar über 60 mm Hg liegt (Abb. 12). Es sei hinzugefügt, daß es sich auch hier zweifellos um narkosespezifische atemregulatorische Veränderungen handelt, die nicht auf apparativ-technische Wi-

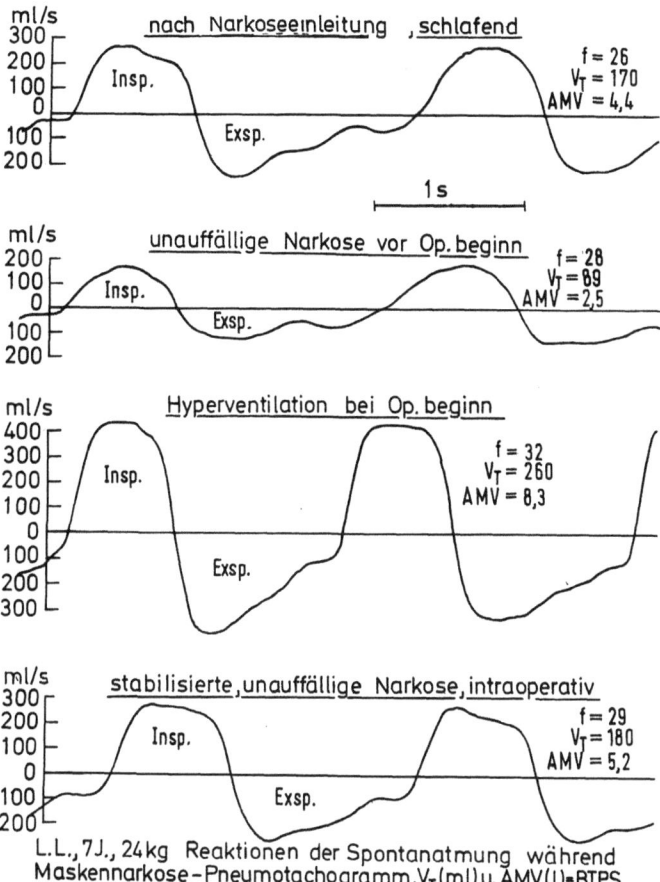

Abb. 9. Pneumotachogramme eines siebenjährigen Kindes. Reaktion der Spontanatmung während Maskennarkose

derstände zurückgeführt werden können. Dagegen sprechen jedenfalls Beobachtungen bei der prolongierten Intubation im Intensivpflegebereich. Hier ist durch ausgiebige Erfahrung empirisch belegt, daß die Intubation an sich das Hubvolumen und die Atemfrequenz keineswegs negativ beeinflußt, sondern im Falle mechanischer Atemwegsbehinderungen auch bei Säuglingen unmittelbar zu einer Normalisierung der Atmung führt. Tachypnoe und sinkendes Atemhubvolumen sind also zweifelsfrei narkose- und operationsbedingte Erscheinungen.

Es kommt hinzu, daß während einer Narkose ganz offensichtlich nicht nur Veränderungen der äußeren Ventilation eintreten. Man muß vielmehr annehmen, daß die Voraussetzung für den Gaswechsel infolge intrapulmonaler Belüftungs- und Verteilungsstörungen verschlechtert werden. Diese Schlußfolgerung ergibt sich zwingend aus einer Gegenüberstellung der gemessenen äußeren Ventilation und der arteriellen PCO_2- und PO_2-Werte. Aufgrund des beobachteten Hubvolumens bei Säuglingen und Kleinkindern (9) sollte der arterielle PCO_2-Wert trotz einer unvermeidlichen apparativ bedingten Vergrößerung des Totraumes Größenordnungen von 40 - 45 mm Hg nicht überschreiten. Das trifft im Einzelfall in der Tat auch zu (Abb. 12). In anderen Fällen ergibt

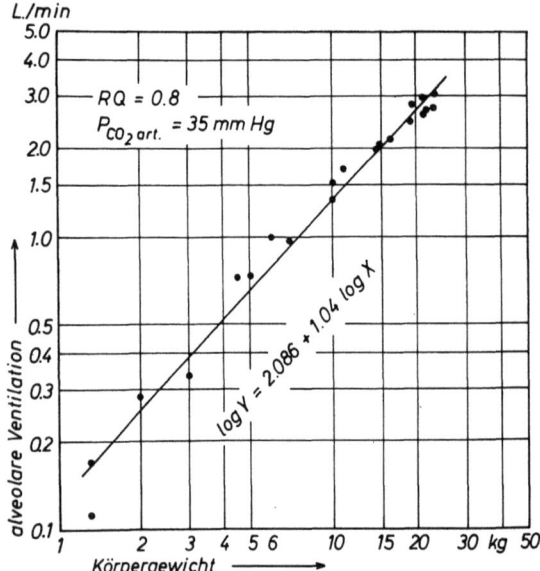

Abb. 10. Alveoläre Ventilation bei Säuglingen und Kleinkindern auf der Basis eines normalen altersentsprechenden Grundumsatzes (9), einem RQ = 0,8 und einem arteriellen PCO_2-Wert von 35 mm Hg

sich aber aus beobachteten PCO_2-Werten, daß der funktionelle Totraum die rechnerisch ermittelten kritischen Grenzen für den maximal zulässigen Totraum offensichtlich weit überschreiten kann, so daß der Totraum-Quotient $V_D : V_T$ Werte von 0,6 - 0,7 erreicht gegenüber Normalwerten von 0,3 - 0,4.

Es kommt hinzu, daß im Narkoseverlauf bei vielen Kindern neben einer Hyperkapnie auch eine beträchtliche alveolo-arterielle PO_2-Differenz besteht. PO_2-Werte zwischen 60 - 80 mm Hg sind vor allem auch bei intubierten Kindern keine Seltenheit (Abb. 12). Diese Befunde sind in Anbetracht einer rechnerischen alveolären Sauerstoffkonzentration von 140 - 150 mm Hg nur durch eine inhomogene alveoläre Ventilation zu erklären. Atemmechanische und blutgasanalytische Befunde lassen demzufolge keinen Zweifel daran, daß eine Spontanatmung nur für kurze Intervalle zugelassen werden darf, wenn es nicht zu beträchtlichen Gaswechselstörungen kommen soll.

Die Notwendigkeit zur künstlichen Beatmung oder einer assistierten Spontanatmung sei noch einmal am Narkoseverlauf eines Einzelfalles demonstriert. Bei einem einjährigen Kind war während einer Kraniotomie und präoperativ gänzlich ungestörter Atmung sehr bald nach Narkoseeinleitung unter Spontanatmung ein PCO_2-Wert von 44 mm Hg zu beobachten (Abb. 13), während der PO_2-Wert nur 79 mm Hg betrug. Unter Beatmung stieg der PO_2-Wert sofort auf 150 mm Hg. Eine beträchtliche alveolo-arterielle PO_2-Differenz ließ sich also durch manuelle Beatmung sofort beseitigen, allerdings um den Preis einer erheblichen Hypokapnie. Auch der weitere Verlauf zeigt große Unterschiede im PO_2-Wert zwischen Phasen mit Spontanatmung und kontrollierter oder assistierter Beatmung (Abb. 13). Man kann aus solchen Beobachtungen nur die Konsequenz ziehen, Säuglinge und Kleinkinder während der Narkose grundsätzlich kontrolliert zu beatmen.

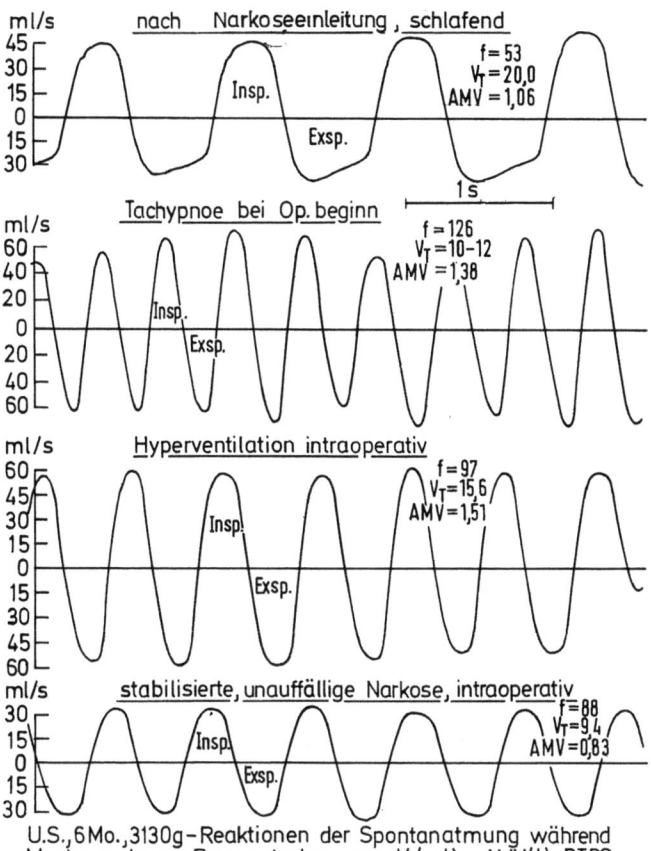

Abb. 11. Pneumotachogramme bei einem sechs Monate alten Säugling (3,1 kg KG). Reaktion der Spontanatmung während Maskennarkose

Die Erfüllung dieser Forderung ist allerdings nicht ganz unproblematisch insofern, als hierbei sehr leicht zugunsten einer besseren Oxygenierung eine Hypokapnie erzeugt wird, die die Grenzen der Unbedenklichkeit wahrscheinlich überschreitet. Die Kontrolle kleiner Atemhubvolumina zwischen 20 - 100 ml macht jedenfalls im Routinefall Schwierigkeiten. Eine Einstellung des Hubvolumens nach dem Beatmungsdruck allein ist offensichtlich nicht ausreichend, denn Widerstand und Totraumverhältnisse weichen im Einzelfall so weit voneinander ab, daß die PCO_2-Werte eine Variationsbreite von 20 mm Hg haben (Tabelle 1). Diese Tatsache muß zum Anlaß genommen werden, für die Durchführung von Säuglingsnarkosen volumengesteuerte Beatmungsgeräte zu verwenden, die eine exakte Ventilationskontrolle gestatten. Soweit solche Geräte nicht verfügbar sind, ist es ratsam, eine Beatmung bei adäquatem Beatmungsdruck zwischen 10 - 20 cm WS mit niedriger Atemfrequenz durchzuführen und zugleich einen geringen positiv endexspiratorischen Druck aufrechtzuerhalten.

Es sei erläuternd hinzugefügt, daß in der Tat unter dem Aspekt des Gaswechsels eine niedrige Atemfrequenz auch bei Säuglingen die Gleichmäßigkeit der alveolären Belüftung begünstigt. Blutgasanalytische Be-

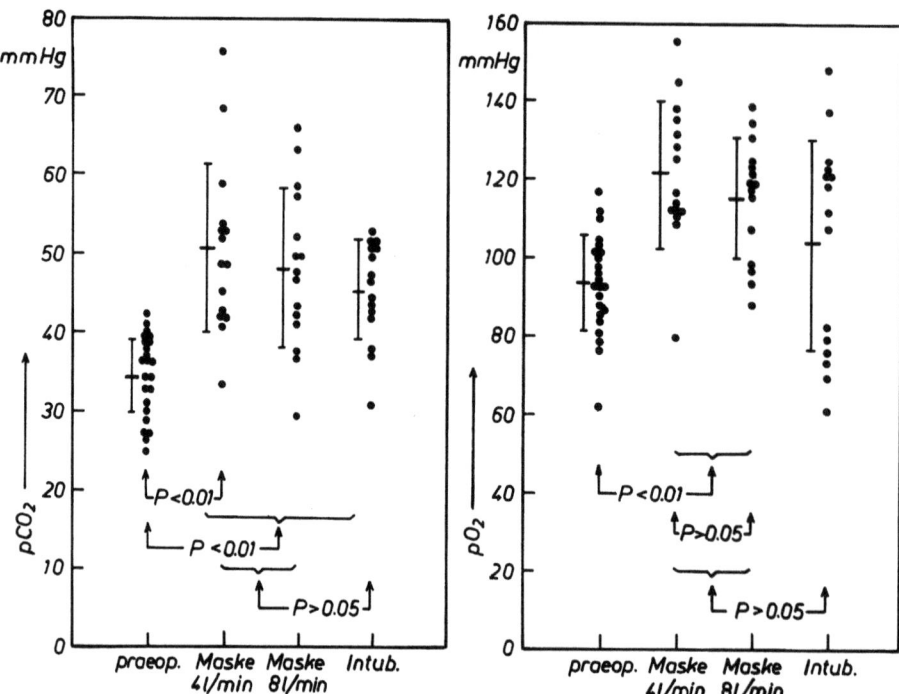

Abb. 12. Arterielle PCO_2- und PO_2-Werte unter verschiedenen Narkosebedingungen bei Säuglingen und Kleinkindern während Spontanatmung im Vergleich zu präoperativen Werten (WAWERSIK 1970)

funde, die inzwischen in Kombination mit atemmechanischen Untersuchungen gemacht wurden, führen im Gegensatz zu einer rein atemmechanischen Betrachtungsweise zu dem Schluß, daß der Nachteil einer höheren Beatmungsdruckamplitude mit entsprechenden hämodynamischen Rückwirkungen durch den Vorteil einer besseren Oxygenierung aufgewogen wird. Diese Einsicht steht in der Tat im Gegensatz zu früheren Überlegungen (8), die zu der Empfehlung geführt hatten, Säuglinge mit hohen Atemfrequenzen zu beatmen.

Die Abschätzung des erforderlichen Ventilationsvolumens ex ante bleibt schwierig, weil bereits geringe Abweichungen des funktionellen Totraumes und der Widerstände des Thorax-Lungen-Systems von den Normalwerten beträchtliche Rückwirkungen auf die alveoläre Ventilation bei einem gegebenen Atemminutenvolumen haben. Es gibt unter diesen Umständen keine Möglichkeit, eine adäquate Ventilation bei Säuglingen und Kleinkindern mit einfachen Hilfsmitteln einzustellen, so daß zumindest bei längeren Narkosen die Durchführung von Blutgasanalysen zwingend gefordert werden muß.

Im Zweifelsfall ist daran zu erinnern, daß die Toleranzbreite gegenüber einer mäßigen Hyperkapnie größer als gegenüber einer mäßigen Hypoxämie ist. Der Sicherheitsspielraum unter Spontanatmung oder vorsichtiger assistierter Beatmung vergrößert sich deshalb unter Spontanatmung beträchtlich, wenn dem Frischgaszustrom entsprechend mehr Sauerstoff zugesetzt wird. Dadurch verliert man zwar einen Teil des analgetischen Effektes, den Lachgas als Narkotikum mit vergleichs-

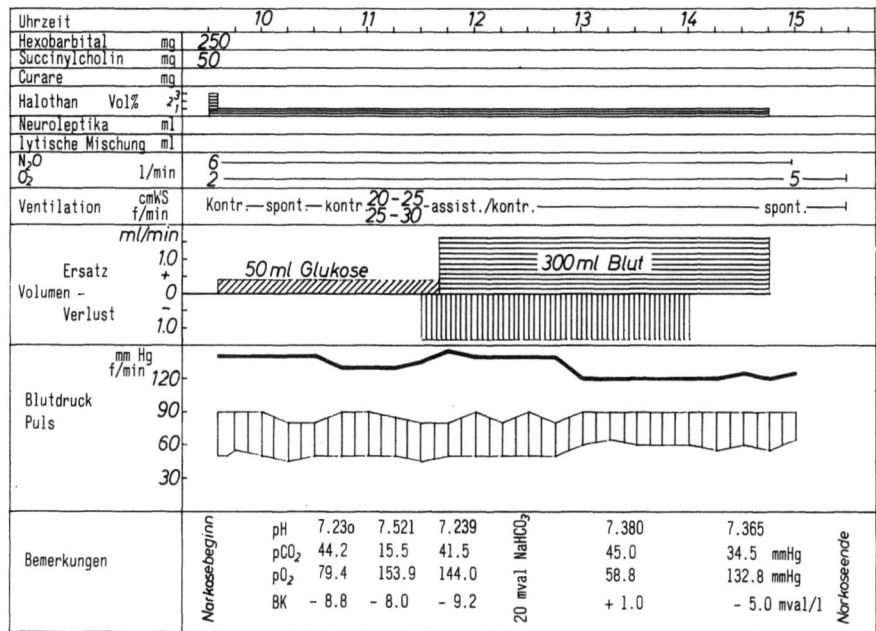

K-S.O. - 1 J. - 12 kg - Protokoll - Nr. 2642/76 - Narkose zu einer Kraniotomie wegen medio-occipitalem Neoplasma

Abb. 13. Narkoseprotokoll einer Kraniotomie wegen mediookzipitalem Neoplasma bei einem einjährigen Kind (Protokoll Nr. 642/76 - K. S. O., 12 kg). Die Blutgasanalysen zeigen beträchtliche Schwankungen, vor allem aber große Unterschiede der PO_2-Werte während Spontanatmung (1. und 4. Analyse) und assistierter Beatmung (2., 3. und 5. Analyse)

Tabelle 1. PCO_2-Werte im arteriellen Blut in Narkose unter künstlicher Beatmung mittels Dräger-Pulmomat bei einer Beatmung von 15 - 18 cm WS und einer Atemfrequenz von 14 - 18 P/min

Name Krankenblattnummer	Alter Jahre	Dauer der automatischen Ventilation Narkosebeginn - Blutentnahme min	PCO_2 art. mm Hg
M. Z. 7535/62	5	54	15,8
G. L. 8191/62	5	30	23,8
R. B. 4319/62	6	22	20,4
A. V. 278/63	6	32	23,0
M. B. 752/63	6	28	24,6
St.E. 6594/62	6	45	21,1
W. R. 8296/62	7	37	30,6
P. P. 7104/62	7	73	21,5
I. E. 7361/62	9	68	11,9
N. M. 6192/62	10	37	11,0
A. N. 6671/62	12	45	21,1

weise geringen Nebenwirkungen besitzt; der Sicherheitszuwachs durch eine Sauerstoffkonzentration von 50 Vol% im Frischgaszustrom ist jedoch höher einzuschätzen, nachdem die blutgasanalytischen Befunde keinen Zweifel daran lassen, daß unter einer Sauerstoffkonzentration von nur 25 Vol% im Frischgaszustrom, die bislang bevorzugt wurde, eine Hypoxämie ohne blutgasanalytische Kontrolle nicht auszuschließen ist.

Zusammenfassung

1. Widerstandsbedingte Rückwirkungen der Narkosetechnik auf die Ventilation sind nicht zu befürchten. Endotrachealkatheter, Verbindungsteile und Narkosesysteme haben einen Strömungswiderstand, der durchweg innerhalb zumutbarer Grenzen liegt. Dies gilt insbesondere für Endotrachealkatheter.

2. Während einer Narkose kommt es zu Veränderungen der Ventilationsgrößen. Dabei wird trotz eines minimalen apparativen Totraums die kritische Grenze für den funktionellen Totraum überschritten. Deshalb kann bei Säuglingen und Kleinkindern bis etwa zum dritten Lebensjahr eine Hyperkapnie bis zu PCO_2-Werten von 60 mm Hg eintreten.

3. Intrapulmonale Veränderungen der viskösen und elastischen Eigenschaften des Thorax-Lungen-Systems führen zu Störungen des Gaswechsels. In Einzelfällen kann deshalb eine beträchtliche Hypoxämie mit PO_2-Werten unter 60 mm Hg entstehen.

Für die Narkosetechnik ergeben sich aus diesen Umständen folgende Schlußfolgerungen:

1. Säuglinge und Kleinkinder sind intraoperativ nach Möglichkeit kontrolliert zu beatmen. Spontanatmung ist jedenfalls nur in Intervallen, die durch kontrollierte oder assistierte Beatmung unterbrochen werden, zuzulassen.

2. Die O_2-Konzentration im Frischgaszustrom sollte unter Spontanatmung zwischen 30 - 50 Vol% liegen.

3. Bei langen Narkosen ist eine blutgasanalytische Kontrolle der Ventilation durchzuführen.

Literatur

1. AHNEFELD, F. W., BURRI, C., DICK, W., HALMAGYI, M.: Anästhesie im Kindesalter. Klinische Anästhesiologie, Bd. 2. München: Lehmanns 1973.

2. AHNEFELD, F. W., HALMAGYI, M.: Anaesthesie und Wiederbelebung bei Säuglingen und Kleinkindern. Anaesthesiologie und Wiederbelebung, Bd. 71. Berlin-Heidelberg-New York: Springer 1973.

3. COLE, F.: An endotracheal tube for babies. Anaesthesiology 6, 627 (1945).

4. INKSTER, J. S.: Pediatric anaesthesia and intensive care. In: Recent Advances in Anaesthesia and Analgesia (eds. C. L. HEWER, R. S. ATKINSON). New York: Churchill Livingstone 1976.

5. LOUGH, M. D., DOERSHUK, C. F., STERN, R. C.: Pediatric Respiratory Therapy. Chicago: Year Book Medical Publishers 1974.

6. SCARPELLI, E. M.: Pulmonary Physiology of the Fetus, Newborn, and Child. Philadelphia: Lea & Febiger 1975.

7. SCHOEPPNER, H.: Anaesthesie und Reanimation in der Kinderneurologie. Leipzig: VEB-Thieme 1975.

8. WAWERSIK, J.: Besondere Beatmungsprobleme bei Säuglingen und Kleinkindern. In: Die Ateminsuffizienz und ihre klinische Behandlung (ed. O. H. JUST). Stuttgart: Thieme 1967.

9. WAWERSIK, J.: Ventilation und Atemmechanik bei Säuglingen und Kleinkindern unter Narkosebedingungen. Anaesthesiologie und Wiederbelebung, Bd. 24. Berlin-Heidelberg-New York: Springer 1967.

10. WAWERSIK, J., STRÜWING, H. W.: Intubationsnarkosen bei Säuglingen und Kleinkindern. Z. prakt. Anaesth. $\underline{1}$, 215 (1966).

11. WILTON, T. N. P., WILSON, F.: Neonatal Anaesthesia. Oxford: Blackwell 1965.

Respiratorische Notfälle als Anästhesierisiko
Von W. Dick

Der Begriff "respiratorischer Notfall" beinhaltet - streng genommen - einen Widerspruch in sich, da jede akute respiratorische Störung gleichzeitig zur Mitbeteiligung der übrigen Vitalfunktionen führt oder führen kann. Die Erörterung von Notfällen der Respiration als Anästhesierisiko muß daher immer grundsätzlich im Zusammenhang mit den Auswirkungen am Herz-Kreislauf-System, dem Wasser-, Elektrolyt- und Säure-Basen-Haushalt etc. gesehen werden. Der Begriff Notfall beinhaltet weiterhin, daß eine prätherapeutische diffizile Diagnostik in der Regel nicht möglich ist, der respiratorische Notfall bietet damit nach P. FREY das Problem des unbekannten Patienten.

Der Versuch, die Vielfalt respiratorischer Notfälle mit Bezug für die Anästhesie klassifizieren zu wollen, eröffnet nahezu unerschöpfliche Alternativen und Möglichkeiten.

Es sei daher eine Unterteilung vorgenommen, die davon ausgeht, daß
1. ein Patient mit akuten präexistenten respiratorischen Störungen einem dringlichen Eingriff in Narkose unterzogen werden muß,
2. ein Patient durch Anästhesie und Operation zum respiratorischen Notfall werden kann (Tabelle 1).

Tabelle 1

---
1. Respiratorische Notfälle
   mit Konsequenzen für Narkose und Operation
2. Respiratorische Notfälle
   als Konsequenzen von Narkose und Operation

Nahezu allen respiratorischen Notfallpatienten der ersten Kategorie ist der Symptomenkomplex Dyspnoe-Zyanose gemeinsam; ihm können pathologische Atemtypen, Bewußtseinsstörungen, kardiozirkulatorische, metabolische und andere Veränderungen zugeordnet sein.

Grundsätzlich kann der respiratorische Notfall seinen Ausgang nehmen von
a) zentralen Veränderungen wie Traumen, Durchblutungsstörungen, Vergiftungen, Medikationsfolgen, Stoffwechselstörungen etc.,
b) thorakopulmonalen Affektionen wie Obstruktion, Verletzungen, degenerativen Erkrankungen, Infektionen etc.,
c) kardiozirkulatorischen Störungen wie Lungenstauung, Lungenödem, Lungenembolie usw..

Den unterschiedlichsten traumatischen Folgen am Schädel-Hirn-Gefüge gemeinsam sind mechanische Atembehinderungen durch Wegfall protektiver Reflexe, Störungen der zentralen Atemregulation mit Atemstillstand, Hypo- oder Hyperventilation sowie deren Folgen Hypoxämie, Azidose oder Alkalose, Aspiration, Atelektase, erhöhter venöser Beimischung, Schocklunge usw.. Wenn auch durch präoperative Korrektur der quantitativen Ventilations- (und Perfusions-)größen vordergründig den akutesten Veränderungen entgegengesteuert werden kann, so bleiben vielfach Gewebshypoxie, definitive Gewebsschädigung, erhöhte Shuntdurchblutung sowie Aspirationsfolgen und Belüftungs-Durchblutungs-Veränderungen als Narkoserisiken bestehen. Im Zusammenhang mit positiv endexspiratorischer Druckbeatmung, negativ inotrop wirkenden Substanzen, zerebralen Durchblutungsstörungen und gegebenenfalls Hyperventilationsfolgen können sie ihrerseits neue, sekundäre Notfallsituationen heraufbeschwören (Tabelle 2).

Tabelle 2. Respiratorischer Notfall - zentrale Störungen

Atemstillstand
Hypoventilation
Hyperventilation
Erhöhter Shunt
Aspiration
Schocklunge
Liquorfistel

So mag zwar die präoperative therapeutische Hyperventilation beim erhöhten Hirndruck zur Verhinderung regionaler Hirnischämien beitragen; die dadurch gegebenenfalls iatrogen ausgelöste Veränderung der Ventilations-Perfusions-Relation ihrerseits anderweitige Notsituationen provozieren.

Traumatische Läsionen des knöchernen Schädels sind bisweilen mit diagnostizierten oder unbekannten basalen Liquorfisteln vergesellschaftet. Sie bergen bei O_2-Insufflation oder Maskenbeatmung das Risiko in sich, Luft bzw. Beatmungsgase und infektiöses Material in die Schädelhöhle zu transportieren.

Stoffwechselstörungen etwa im Gefolge verschiedener Komaformen sind geeignet, präoperative Maßnahmen zur Reduktion des Anästhesierisikos in respiratorische Notfallsituationen umzufunktionieren. Wird eine metabolische Azidose mit kompensatorischer Hyperventilation in Anwesenheit einer Pneumonie durch kurzfristige Alkalitherapie korrigiert, so kann die damit verbundene Minderung des Atemantriebes und damit der alveolären Ventilation zur plötzlichen Hypoxämie und Hyperkapnie führen. Wird umgekehrt die Hyperventilation mechanisch eingeschränkt oder der kompensatorische Effekt medikamentös aufgehoben, so schlägt der latente respiratorische Notfall in einen manifesten metabolischen und kardiozirkulatorischen Notfall um.

Das gilt erst recht für die Narkoseeinleitung, wenn die Intubationsapnoe bzw. eine anschließende relative Hypoventilation zum plötzlichen Zusammenbruch des Organismus durch Wegnahme der respiratorischen Kompensation führen.

Ähnliche immanente respiratorische Notfälle finden sich bei einer Vielzahl anderer Stoffwechselentgleisungen, bei denen die respiratorische Kompensation metabolischer Azidosen oder Alkalosen gerade eben das Existenzminimum sicherstellt. Nur am Rande erwähnt seien hier bereits die erheblichen Gefahren von Regurgitation und Aspiration bei zentral und metabolisch ausgelösten respiratorischen Notfällen.

Unter den thorakopulmonal ausgelösten respiratorischen Notfällen im weitesten Sinne beinhalten Obstruktionen ein hohes Narkoserisiko besonders dann, wenn sie zum totalen Verschluß im Einröhrensystem führen (Tabelle 3). Die Lokalisationsmöglichkeiten derartiger obstruktiver Hindernisse reichen, z. B. in Abhängigkeit von der Größe eines Fremdkörpers, vom Racheneingang bis zur Bifurcatio tracheae. Der totale Verschluß stellt eine respiratorische Katastrophe dar, die nur durch sofortige endoskopische Entfernung des Fremdkörpers oder Dislozierung desselben in einen Stammbronchus, z. B. mit Hilfe eines Endotrachealtubus bzw. durch Konikotomie, beseitigt werden kann. Erst im Anschluß an die Dislokation des Corpus alienum in einen Stammbronchus wird die Frage des Anästhesierisikos für diesen respiratorischen Notfall wieder evident, wenn in Allgemeinanästhesie endoskopisch vorgegangen werden muß.

Tabelle 3. Respiratorischer Notfall - Obstruktion

Einröhrensystem	
Glottisödem	Fremdkörper
Abszesse	Verletzungen
Tumoren	Verbrennungen
Lymphknoten	

Restfolgen der totalen Obstruktion in Form von Hypoxie, metabolischer Azidose und kardiovaskulären Veränderungen, permanenter ventilatorischer Ausfall einer Lunge bei zwar eingeschränkter, aber erhaltener Lungenperfusion und damit erhöhter venöser Beimischung markieren das präoperative Risiko. Hinzu tritt das unmittelbare Risiko der Anästhesie über _eine_ Lunge, das Risiko der kardiozirkulatorischen Nebenwirkungen der Anästhetika und Adjuvantien etc..

Die endoskopische Entfernung älterer Fremdkörper bietet prinzipiell die gleichen Risiken, wenngleich hier zusätzlich mit Organisation des Fremdkörpers, mit Sekretstau und Infekten hinter dem Fremdkörper sowie distalen multiplen Atelektasen und regionalen Pneumonien mit ihren Auswirkungen gerechnet werden muß.

Besonders problematisch werden Eingriffe und Anästhesien bei partieller Obstruktion in beiden Stammbronchien (Tabelle 4), wie sie nach Aspiration von Erdnußkernen und ähnlichem beobachtet werden, resultiert doch daraus vielfach - abgesehen von den bereits erwähnten Risikofaktoren - die Notwendigkeit einer lang dauernden Anästhesie.

Tabelle 4. Respiratorischer Notfall - Obstruktion

Mehrröhrensystem	
einseitig	akut
doppelseitig	chronisch

Obstruktionen der respiratorischen Röhrensysteme können - neben Fremdkörperaspiration - Glottisödem, infektiöse und abszedierende Prozesse, Lymphknotenschwellungen und -proliferationen, Nekrosen, Tumoren etc. zur Ursache haben, die bisweilen spezielle Probleme aufwerfen, wenn Blutungen, Aspiration von nekrotischem und infektiösem Material hinzutreten.

Nachblutungen nach Operationen im Halsbereich, Struma etc. können wie mechanische Obstruktionen wirken, wenn durch Kompression, Trachealverschluß und Larynxkippung die Luftwege total verlegt werden.

Mechanisch und pathophysiologisch gegenteilige Aspekte bieten Verletzungen der Trachea im Rahmen suizidaler Maßnahmen sowie Rupturen der Trachea und großen Bronchien.

Durchtrennungen der Trachea von außen schließen in der Regel Verletzungen der großen Halsgefäße ein. Die hier artifizielle freie Luftpassage wird durch Aspiration großer Blutmengen und gegebenenfalls durch eine Luftembolie über die eröffneten Halsvenen kompliziert.

Komplette Rupturen der Trachea und der proximalen Stammbronchien führen zum Luftaustritt aus dem respiratorischen Röhrensystem in die umgebenden Weichteile hinein. Dabei sind Trachealrupturen und Rupturen des linken proximalen Bronchus immer mit einem Mediastinalemphysem, jedoch nicht regelmäßig mit einem Pneumothorax verbunden (Tabelle 5). Rupturen des rechten proximalen Bronchus und des linken distalen Stammbronchus ziehen jedoch zwangsläufig einen Pneumothorax nach sich. Sie werden zudem in der Regel durch Aspiration von Blut kompliziert. Die Symptomatik dieser Verletzungen - Schmerzen, Dyspnoe, Zyanose, Preßatmung, Hämoptoe, Schockzeichen - sind uncharakteristisch, zumal andere Verletzungen vielfach dominieren und ebenso das Mediastinalemphysem oder den Pneumothorax erklären können. Mediastinalemphysem und Pneumothorax werden durch anästhesiologische Maßnahmen, speziell Intubation und Beatmung, verstärkt, eine Trachealruptur kann jedoch ebenso durch die endotracheale Intubation maskiert bleiben.

Tabelle 5. Respiratorischer Notfall - Verletzungen

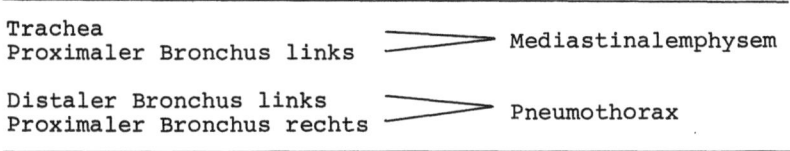

Derartige Rupturen können letztlich nur durch endoskopische Kontrolle verifiziert bzw. ausgeschlossen werden. Die Indikation zur Endoskopie ist bereits im Verdachtsfalle gegeben, besonders dann, wenn nach der Intubation und Beatmung die Symptome des Mediastinalemphysems oder eines Pneumothorax auftreten bzw. nach Drainage eines Pneumothorax während der Beatmung ständiger "Luftverlust" erfolgt. Die Mortalität der konservativen Behandlung der Bronchusrupturen liegt bei 50 %, die der operativen bei 5 %.

Eine ähnliche Problematik werfen bronchopleurale Fisteln - etwa auf der Basis von Tumoren, aber auch Verletzungen - auf. Die akute Ausbildung einer derartigen Fistel äußert sich lediglich in uncharakteristischen Symptomen wie Dyspnoe, Zyanose und Tachykardie, die letztlich auf die Entstehung des Pneumothorax zurückzuführen sind. Charakteristisch ist auch hier wieder die Verstärkung unter Beatmung. Ist die Fistel präoperativ drainiert, bieten sich zwei Hauptprobleme: Zum einen kann die entsprechende Lunge wegen Luftverlustes kaum beatmet werden, zum anderen besteht jederzeit die Gefahr des Überschwappens von Sekret, Blut und Nekrosematerial aus der kranken in die gesunde Lunge. Einzige Maßnahme zur Verhinderung beider Komplikationen ist die einseitige endobronchiale Intubation mit Bronchusblockade der kranken Seite, die jedoch die Existenz der erhöhten venösen Beimischung nicht eliminieren kann.

Respiratorische Notfälle durch Behinderung der pulmonalen Ausdehnungsfähigkeit von außen entstehen in akuter Form beim Pneumothorax, chronisch progressiv durch Ansammlung von Flüssigkeit oder Blut im Pleuraraum (Tabelle 6). Der Pneumothorax kann auf der Basis eines sogenannten Spontanpneu, durch Verletzungen, perforierende Tumoren, Alveolarruptur etc. entstehen. Eine nicht so seltene Genese ist die versehentliche Pleurapunktion bei der Installation eines Subklaviakatheters, die geradezu katastrophale Formen annimmt, wenn beiderseits punktiert worden ist.

Tabelle 6. Respiratorischer Notfall - Pneumothorax

"Hypoventilation"
Pendelluft
Verteilungsstörungen
Ventilations-Perfusions-Störungen

Die Symptome des einfachen Pneumothorax sind vielfach uncharakteristisch. MATTHYS weist darauf hin, daß der Pneumothorax mit einfachen Hilfsmitteln sicher zu diagnostizieren sei, wenn man nur daran denke. Der undrainierte Pneumothorax führt zur Pendelluft, zur O_2-Untersättigung und respiratorischen Azidose. Diese Risikofaktoren können durch Drainage weitgehend beseitigt werden, der drainierte Pneumothorax ist kaum mehr als respiratorischer Notfall mit Bezug zur Anästhesie zu werten.

Anders der nicht so seltene, nicht erkannte und folglich nicht drainierte Pneumothorax.

Tabelle 7. Respiratorischer Notfall - Spannungspneu

"Hypoventilation"
Kompression
Mediastinalverschiebung
"Vaskuläre Blockade"
↓
Kardiozirkulatorischer Notfall

Eine vital bedrohliche Entwicklung ergibt sich dann, wenn ein nicht diagnostizierter Pneumothorax mit der Intubation und Beatmung zum Ventilpneumothorax wird (Tabelle 7). Jedes Beatmungsvolumen addiert sich zur bereits vorhandenen Luftmenge im Pleuraraum, die Kompression der Lunge schreitet fort, ihre ventilatorische Leistung sinkt auf Null, es entstehen Mediastinalverschiebungen, gegebenenfalls Mediastinalflattern, Verschlechterung der Ventilation auch der kontralateralen Seite, Behinderung des venösen Rückflusses, damit eine akute respiratorische und hämodynamische Insuffizienz. Wenn auch die akute Elementargefährdung mit der Drainage des Spannungspneumothorax zunächst beseitigt wird, so kann bei zu rascher Entlastung durch die akute Steigerung des venösen Rückstroms bei latent herzinsuffizienten Patienten sekundär eine akute Rechtsherzinsuffizienz mit tödlichen Rhythmusstörungen auftreten.

Pneumothorax und Spannungspneumothorax sind in der Regel Begleitsymptome anderweitiger Verletzungen, von denen Tracheal- und Bronchusrupturen sowie Fisteln bereits erwähnt wurden. Sie entstehen traumatisch schon bei einfachen Rippenfrakturen, erst recht aber bei Serien- und Stückfrakturen durch Perforation.

Zu den klinisch imponierendsten respiratorischen Notfallsyndromen ist der instabile Thorax zu zählen, der durch Serienstückfrakturen der Rippen und des Sternums ausgelöst wird, wodurch die Stabilität des knöchernen Thoraxgerüstes aufgehoben ist.

Die klinische Symptomatik äußert sich durch ein Nebeneinander von Schmerzen, Blutungen, Pneumothorax, Hämothorax, Hypoxie und Schock. Die Risikofaktoren thorakopulmonal ausgelöster respiratorischer Notfälle können geradezu beispielhaft am instabilen Thorax abgelesen werden (Tabelle 8). Die Aussprengung eines Teils der Thoraxwand führt zur paradoxen Atmung und damit zur Hypoventilation. Die ventralen oder anterolateralen Zwerchfellansätze verlieren ihren Angriffspunkt, dadurch werden zusätzlich bis zu 60 % der Zwerchfellbewegungen stillgelegt, die Folge ist eine Verstärkung der Hypoventilation. Im Gefolge der paradoxen Atmung bildet sich Pendelluft zwischen verletzter und unverletzter Lunge aus, die zu einer Verschlechterung des Gasaustausches auch der zunächst nicht betroffenen Seite führt. Die betroffenen Lungenareale werden in ihrer Kapazität durch Kompression, Atelektasen, Blutungen etc. eingeschränkt. Der Euler-Liljestrand-Reflex - Durchblutungsdrosselung der minderbelüfteten Lunge - wird nicht sofort etabliert, es resultiert eine zunehmende venöse Beimischung. Aufgrund dieser hier nur ausschnittshaft dargestellten Abläufe entwickelt sich in kürzester Zeit eine lebensbedrohliche Hypoxie und Hyperkapnie, die durch Mitbeteiligung mediastinaler Organe, durch Aspiration, Blutungen und Schock verstärkt werden. In der Regel ist ein Mediastinalemphysem zu beobachten, das seinerseits zu Einflußstauungen Anlaß gibt.

Tabelle 8. Respiratorischer Notfall - instabiler Thorax

Paradoxe Atmung
Zwerchfellausfall
Verminderung der Vitalkapazität
Pendelluft
Kontusion
Schock

Die sogenannten anterioren Formen des instabilen Thorax mit Aussprengung von Sternum und Rippenanteil haben die höchste Mortalität, die lateralen Stückfrakturen sind in ihren Auswirkungen zwar weniger dramatisch, aber vielfach mit den anterioren Formen vergesellschaftet.

Wie bereits erwähnt, sind Rupturen der knöchernen Thoraxwand in der Regel mit pulmonalen Verletzungen verknüpft. Es bedarf jedoch andererseits nicht einer Fraktur des knöchernen Thoraxgerüstes, um Lungenkontusionen unterschiedlichen Ausmaßes hervorzurufen. Diese bedeuten letztlich einen Ausfall von Ventilationsfläche, führen zu Änderungen der Lungencompliance und damit zu Störungen der Verteilung der Inspirationsluft und zu Ventilations-Perfusions-Veränderungen. Die Folge ist zunächst eine Hypoxämie, die später als Resultat der unterschiedlichen Lösungskoeffizienten von O_2 und CO_2 von einer Hyperkapnie begleitet wird. Diffus verteilte Kontusionsherde können eine akute respiratorische Insuffizienz nach sich ziehen.

Ebenfalls ohne knöcherne Verletzung können im Rahmen von Lungenkontusionen und Thoraxkompressionen alveoläre Rupturen auftreten, die letztlich wiederum in Pneumothorax, interstitielles Emphysem und Hämothorax münden.

Die Verletzung von Herz und Gefäßen kann neben der kardiozirkulatorischen Notfallsituation respiratorische Konsequenzen durch Behinderung der Ausdehnungsfähigkeit der Lunge, durch Mediastinalverschiebung etc. hervorrufen.

Respiratorische Notfälle auf der Basis kardiopulmonaler Störungen wie Lungenstauung, Lungenödem und Lungenembolie seien an dieser Stelle nur erwähnt, sie wurden bereits in Band 11 ausführlich diskutiert.

Eine kombinierte respiratorisch-kardiozirkulatorische Notfallsituation entsteht im Gefolge traumatischer, meist linksseitiger Zwerchfellrupturen (Tabelle 9); abgesehen davon, daß damit der Ausfall einer Zwerchfellhälfte verbunden ist, kommt es bei den ausgeprägtesten Formen - dem Enterothorax - zur kompletten Kompression der jeweiligen Lunge, zur Mediastinalverschiebung und damit zur Behinderung der Ventilation auch der kontralateralen Lunge. Die pathophysiologischen Auswirkungen wurden bereits erwähnt, die Reduktion der Risikofaktoren ist jedoch präoperativ - im Gegensatz zu den vielen bisher genannten respiratorischen Notfällen - so gut wie ausgeschlossen. Hinzu kommt die Gefahr der Aspiration aus dem dislozierten und komprimierten Magen, so daß die Zwerchfellruptur mit Enterothorax als der klassische akute respiratorische Notfall mit Bezug zur Anästhesie anzusehen ist.

Tabelle 9. Respiratorischer Notfall - Zwerchfellruptur

Lungenkompression
Mediastinalverschiebung
Zwerchfellausfall
Schock
Aspiration

Eine Vielzahl nicht traumatischer thorakopulmonaler Veränderungen können gleichfalls zu respiratorischen Notfallsituationen führen. Beispielhaft sei hier nur das Asthma bronchiale - insbesondere der Status asthmaticus - angeführt, das mit hochgradiger exspiratorischer Dyspnoe als klinisch imponierendstem Symptom einhergeht. Wenn auch der Status asthmaticus eine absolute Kontraindikation gegen jegliche Anästhesie darstellt, so kann doch ein solcher Zustand mit der Anästhesieeinleitung zusammenfallen bzw. durch diese ausgelöst werden. Intubation und künstliche Beatmung, gegebenenfalls mit PEEP, bringen zwar pulmonal eine entsprechende Besserung, können jedoch zu einer Rechtsherzinsuffizienz führen. Nahezu alle Asthmatiker weisen ein latentes oder manifestes Cor pulmonale auf.

Die künstliche Beatmung wird ergänzt durch die medikamentöse Therapie, die ihrerseits nicht selten erhebliche Nebenwirkungen entfaltet - Isoprenalin z. B. Tachykardien und Hypotension, Aminophyllin Hypotension, Adrenalin und Ephedrin Rhythmusstörungen in Kombination mit halogenierten Anästhetika. Zudem stehen Asthmatiker meist unter einer Steroid- und Digitalisdauermedikation. Das Mittel der Wahl in derartigen Fällen ist die Halothan-Inhalationsanästhesie, die jedoch unter Umständen zur Interferenz mit Sympathikomimetika führen kann.

Opiate, Barbiturate, Propanidid, Curare etc. lösen nicht selten eine Verschlechterung der Situation aus.

Das chronisch obstruktive Lungenemphysem - vielfach Endzustand des Asthma bronchiale - kann zum akuten respiratorischen Notfall mit Beginn der Beatmung werden, wenn die chronisch erhöhte CO_2-Spannung plötzlich beseitigt wird.

Daß Fettembolien, Hypokaliämien, die Myasthenia gravis und akute Erkrankungen in prä-, intra- und postoperative respiratorische Notfälle münden, sei nur am Rande erwähnt.

Respiratorische Notfälle durch Anästhesie und Operation entstehen gegebenenfalls schon durch die Operationslagerung. So schränken Nierenlage, Steinschnitt- und Trendelenburg-Lagerung die Ventilation um 14 - 24 % ein, Anti-Trendelenburg- und Gallenblasenlagerung um 6 - 10 %. Eine derartige Reduktion der Ventilation kann, insbesondere beim stark vorgeschädigten Patienten, durchaus zu einer respiratorischen Notfallsituation führen (Tabelle 10).

Tabelle 10. Respiratorischer Notfall - Anästhesie

Lagerungen
Punktions-Pneu
Ruptur-Pneu
Luftembolie
Trachealruptur
Mendelson-Syndrom
etc.

Weiterhin seien summarisch diejenigen Notfälle erwähnt, die dadurch entstehen, daß präoperativ latente respiratorische Notfälle nicht erkannt bzw. nicht behandelt werden und mit Beginn der Anästhesie bzw. in ihrem Verlauf manifest werden. Hierzu zählt das klassische Beispiel, der Pneumothorax unterschiedlicher Genese, aber auch der Infusionsthorax nach Fehlposition eines zentralvenösen Katheters. Ein Pneumothorax kann jedoch ebenso im Gefolge operativer Maßnahmen (Nierenoperation) oder der Beatmung (Alveolarruptur) entstehen, wobei der second gas effect durch den Zusatz von Lachgas komplizierend wirkt.

Trachealeinrisse mit Mediastinalemphysem und Ösophagotrachealfistel als Folge der endotrachealen Intubation sind vereinzelt beschrieben worden.

Respiratorische Notfälle werden schließlich auch durch akzidentelle Luftembolien ausgelöst.

Einer der klassischen respiratorischen Notfälle im Verlauf einer Anästhesie ist die Aspiration von Mageninhalt bzw. Magensaft, letzteres als Mendelson-Syndrom bekannt. Auf Pathomechanismus und Pathophysiologie sei hier nicht näher eingegangen. Immerhin bleiben die Aspirationsfolgen - besonders nach stiller Aspiration während des operativen Eingriffs - unter Umständen über Stunden als respiratorische Notfallsituation bestehen.

Die Prinzipien der Behandlung respiratorischer Notfälle sowohl in der prä- als auch in der intraoperativen Phase ergeben sich aus dem pathophysiologischen Ablauf und entsprechen den allgemeinen Grundlagen der Anästhesie und Intensivtherapie bei Störungen der Vitalfunktionen.

Literatur

1. AHNEFELD, F. W., BURRI, C., DICK, W., HALMAGYI, M.: Anästhesie in der Geburtshilfe und Gynäkologie. Klinische Anästhesiologie, Bd. 4. München: Lehmanns-Verlag 1974.

2. AHNEFELD, F. W., BERGMANN, H., BURRI, C., DICK, W., HALMAGYI, M., RÜGHEIMER, E.: Notfallmedizin. Klinische Anästhesiologie und Intensivtherapie, Bd. 10. Berlin-Heidelberg-New York: Springer 1976.

3. COMROE, J. H.: Physiologie der Atmung. Stuttgart-New York: Schattauer-Verlag 1968.

4. FREY, P.: Anästhesie bei respiratorischen Notfällen. Anästh. Inform. $\underline{3}$, 110 (1973).

5. FREY, R., HÜGIN, W., MAYRHOFER, O.: Lehrbuch der Anaesthesiologie und Wiederbelebung. 2. Aufl.. Berlin-Heidelberg-New York: Springer 1971.

6. FUCHSIG, P.: Die Fettembolie - ein Epiphänomen des traumatischen Schocks. Dtsch. med. Wschr. $\underline{96}$, 1210 (1971).

7. GARSTKA, G., STRAATEN, H. G.: Klinik des Mediastinalemphysems. Anästh. Inform. $\underline{4}$, 156 (1973).

8. GEIGER, J. P., GIELCHINSKY, I.: Acute pulmonary insufficiency: treatment in Vietnam casualties. Arch. Surg. $\underline{102}$, 400 (1971).

9. HALMAGYI, M., FREY, R., ISRANG, H.: Intensivtherapie der akuten respiratorischen Insuffizienz. Internist $\underline{10}$, 209 (1969).

10. JUNGE-HÜLSING, D.: Interne Notfallmedizin. München: Lehmanns-Verlag 1973.

11. KUCHER, R., STEINBEREITHNER, K.: Intensivstation, Intensivpflege, Intensivtherapie. Stuttgart: Thieme-Verlag 1972.

12. LEE, J. A., ATKINSON, R. S.: A Synopsis of Anaesthesia. Bristol: John Wright and Sons 1964.

13. NUSSER, E., DONATH, H.: Alarmsymptome seitens Beatmungsorgane. Internist $\underline{11}$, 51 (1970).

14. REHM, J.: Unfallverletzungen bei Kindern. Berlin-Heidelberg-New York: Springer 1974.

15. THORNTON, H. L., KNIGHT, P. F.: Emergency Anaesthesia. London: Edward Arnold Ltd. 1965.

Pathophysiologie des postoperativen Lungenversagens
Von H. Bergmann

Der Begriff des "postoperativen Lungenversagens" schließt die Tatsache mit ein, daß ein operativer Eingriff vorausgegangen und der Patient damit dem komplexen Spektrum von respiratorischen Schädigungsmöglichkeiten durch die Operation selbst und durch die eigentliche postoperative Phase ausgesetzt war und daß das Erscheinungsbild eines Lungenversagens als voll ausgebildetes uniformes "pulmonales Reaktionssyndrom" (39) als Antwort auf eine verwirrende Fülle von auslösenden Faktoren vorliegt.

Der Nomenklatur-Vorschlag "akutes Lungenversagen" wurde für einen solchen Zustand bereits geprägt (3), der Begriff "Versagen" hat dabei die notwendige dynamische Bedeutung des Ablaufes, er führt zum funktionellen Zustand der "Insuffizienz". Mit "akut" ist auch die Abgrenzung zu den Endzuständen chronisch-obstruktiver Lungenerkrankungen gegeben, als sprachliches Analogon kann schließlich das akute Nierenversagen herangezogen werden.

Definitionsgemäß handelt es sich dementsprechend um eine plötzlich auftretende und rasch fortschreitende respiratorische Insuffizienz als Folge einer akuten Lungenparenchymschädigung.

Tabelle 1. Initialfaktoren für "respiratory distress" (nach BLAISDELL und SCHLOBOHM)

Aneurysma, rupturiert
Arterielle Embolie
Aspiration
Karzinomatose
Darmgangrän
Eklampsie
Extrakorporaler Kreislauf
Fettembolie
Frakturen
Fruchtwasserembolie
Gefäßerkrankung, peripher
Hitzschlag
Höhenluft-Lungenödem
Kreislaufinsuffizienz, Linksherzinsuffizienz
Malaria
Massivtransfusion
Operationen, ausgedehnt
Schock
Sepsis
Transfusionsreaktion
Transplantation
Trauma (Thorax-, Schädel-, Polytrauma)
Verbrennung
Vergiftung (Rauchgas, Rauschgift, O_2)
Viruspneumonie

Daß auch ein operativer Eingriff zu den Initialfaktoren für einen akuten "respiratory distress" gehört, geht aus der von BLAISDELL und SCHLOBOHM (4) zusammengestellten Übersicht (Tabelle 1) nochmals hervor.

Aufgabe der nun folgenden Ausführungen wird es daher sein,
1. die Ätiologie und Pathogenese des akuten Lungenversagens zu skizzieren,
2. die jeweiligen pathophysiologischen Mechanismen auch von der Funktionsseite her zu beleuchten und
3. vor allem diejenigen Faktoren dabei herauszuheben, die mit den Besonderheiten der postoperativen Phase in Verbindung gebracht werden können.

Auslösende Mechanismen des akuten Lungenversagens

Bei der Auslösung eines akuten Lungenversagens sind nun aerogene und hämatogene Mechanismen zu berücksichtigen: Über die Luftwege werden sich mechanische Faktoren, wie oberflächliche Atmung, mangelndes Abhusten, mangelhafte Befeuchtung der Atemgase, ein Mangel an Surfactant und etwaige Lungentraumata, oder toxische Momente wie das "Giftgas" Sauerstoff, die Aspiration und meist sekundär auftretende Luftwegsinfekte bemerkbar machen.

Über den Blutweg auslösend werden bei nicht erhöhtem Lungenkapillardruck der Schock, die Fettembolie, Massivtransfusionen, anaphylaktische Reaktionen - transfusions- oder medikamentös bedingt -, eine etwaige Hämolyse nach extrakorporaler Zirkulation und eine Einschwemmung partikulärer Substanzen bei Fruchtwasserembolie zum Tragen kommen. Flüssigkeitsüberladung mit erhöhtem Lungenkapillardruck und ein zentrales Lungenödem, etwa nach Schädeltrauma, runden das Bild der auslösenden Faktoren ab.

Stellen wir nun dieser Übersicht all diejenigen Faktoren gegenüber, welche in der postoperativen Phase einschlägige Bedeutung gewinnen können, so werden weitgehende Ähnlichkeiten zu der vorher genannten allgemeinen Zusammenstellung zu finden sein: Schmerz, Sedierung und Furcht vor dem "Aufreißen der Wunde" werden zur oberflächlichen Atmung und zum mangelnden Abhusten führen; eine Dehydrierung, die Immobilisation des Patienten in Rückenlage und einengende Verbände werden die pulmonalen Komplikationsmöglichkeiten in der postoperativen Phase weiter fördern; Atemwegsinfekte, eine Aspiration, Schock, Massivtransfusion, Wundinfekte und Flüssigkeitsüberladung werden schließlich ein komplexes Schadensspektrum zu erzeugen imstande sein, zu dessen Verhütung und Bekämpfung alle Maßnahmen bis zur Beatmung eingesetzt werden müssen.

Pathophysiologie des akuten Lungenversagens

Bei der Besprechung der eigentlichen Pathomechanismen des akuten Lungenversagens sollen nun Funktionskreise wie mechanische Faktoren (I), neurohumorale Faktoren (II), die Mikrozirkulationsstörung (III), die Flüssigkeitsüberladung (IV), die Surfactantstörung (V) und die Sauerstoff-"Toxizität" (VI) kurz angedeutet werden. Eine gewisse Schematisierung wird dabei nicht zu umgehen sein, positive Rückkoppelungen zwischen den einzelnen Funktionskreisen sind als gegeben anzunehmen.

I. Funktionskreis: Mechanische Faktoren
Zunächst nun zu den mechanischen Faktoren: Scheinbar so triviale me-

chanische Vorgänge wie postoperative Schonatmung, mangelnde Atemgasbefeuchtung und daraus resultierende, durch Dehydration und Viskositätssteigerung noch begünstigte Sekreteindickung und -retention führen zur Störung der pulmonalen Selbstreinigung und zum Vollbild der Mukoziliarinsuffizienz (26) mit entsprechend herabgesetzter Alveolar-Makrophagen-Aktivität (5). Morphologisch entwickeln sich eine Bronchialobstruktion, die bis zum Verschluß, und eine zunehmend mangelhafte Alveolarbelüftung, die bis zum Alveolarkollaps führen kann. Durch gas trapping und Absorption der Atemgase kommt es schließlich zur Ausbildung von Atelektasen, auf die sich sekundär infektiöse Prozesse wie Bronchiolitis und Bronchopneumonie aufpfropfen können. Rückkoppelungen bestehen sowohl innerhalb dieses Kreises zwischen Infektion und Obstruktion als auch zu den noch zu besprechenden Pathomechanismen (8).

Funktionell wirkt sich dieses Geschehen vor allem in einer Störung der Atemmechanik aus. Es kommt zur Abnahme von Compliance und funktioneller Residualkapazität als Maß für die Kontaktgröße Blutstrom - offene Alveolen, zur Zunahme des Verschlußvolumens, also jenes kritischen Lungenvolumens, bei dem es zum ersten Verschluß von Luftwegen kommt, und zur Erhöhung des pulmonalen Gefäßwiderstandes. Das Verhältnis Ventilation zu Perfusion wird zu ungunsten der Ventilation verschoben und sinkt unter den Normwert von 0,8 ab, Shuntvolumen und AaDO$_2$ als Ausdruck einer verminderten Wirksamkeit der Oxygenierung steigen an (31, 43).

Als weiterer mechanischer Faktor kommt die Schwerkraft in Betracht: Bei Patienten in Rückenlage werden die abhängigen Lungenpartien weniger belüftet und mehr perfundiert. Das Verschlußvolumen nimmt zu, die FRC und die Totalcompliance nehmen ab, $\dot{V}_A/\dot{Q}_C$ verringert sich in Richtung eines erhöhten Shuntvolumens. Lagewechsel ist imstande, diese negativen Gravitationseinflüsse zu vermindern (1, 20).

Schließlich kann sich bei der Beatmung auch der zweifelsohne unphysiologische Druckablauf in der Lunge mechanisch auswirken (IPPV, CPPV/PEEP): Der Alveolardruck ist erhöht, Totraumventilation und pulmonaler Gefäßwiderstand können zunehmen, das HZV kann sich vermindern. PEEP, in zuträglichem Maße angewandt, wird aber durch Öffnung vorher nicht ventilierter Alveolen solch negative Effekte mehr als wettmachen: Pulmonales Verschlußvolumen, pulmonaler Gefäßwiderstand, Shuntvolumen und die alveolo-arterielle O$_2$-Differenz nehmen ab, die FRC, die Compliance und das arterielle PO$_2$ steigen an. Ausmaß und Effizienz der Oxygenierung werden dann optimal sein, wenn Maximalwerte für Totalcompliance, für gemischt venöses PO$_2$ und für O$_2$-Transport erreicht sind (10, 11, 18, 40).

II. Funktionskreis: Neurohumorale Faktoren
Gehen wir nun zum zweiten Funktionskreis, den neurohumoralen Faktoren, über, so soll vorausgeschickt werden, daß Schmerz und Streßeinwirkungen durch Trauma oder in der postoperativen Phase etwa von Intensivpatienten die Lunge nicht nur zum Schockorgan, sondern auch zum Streßorgan (21) werden lassen.

Der Ablauf einer solchen Notfall- (7) bzw. Alarmreaktion (36) mit Stimulierung der Hypothalamus-Hypophysen-Nebennieren-Achse und sympathikoadrenerger Reaktion mit Ausschüttung von Katecholaminen ist als allgemein bekannt vorauszusetzen und entspricht in seinen Auswirkungen in etwa auch dem von RÜGHEIMER (33) bearbeiteten Problem eines sympathischen Übergewichtes nach Vagusdurchtrennung.

Die hämodynamischen Folgen (21, 25) machen sich in einer allgemeinen Vasokonstriktion bemerkbar, die im Bereich der Lungenendstrombahn sowohl Arteriolen als auch Venolen betrifft und damit zu einer aktiven Stauung bzw. Überfüllung der Lungengefäße, zur Erhöhung des pulmonalen Widerstandes, zur Steigerung des hydrostatischen Lungenkapillardruckes und zur Volumenbelastung des linken Herzens führt.

Das bestehende periphere Abflußhindernis erhöht zusätzlich die Nachbelastung des linken Herzens, insgesamt kann sich daraus eine passagere akute Linksherzinsuffizienz ergeben.

Die Steigerung des Filtrationskoeffizienten schließlich gemeinsam mit einer toxischen Endothelläsion, etwa durch Einwirkung der freien Fettsäuren, führt zum interstitiellen Ödem und damit zum Ausgangspunkt für weitere schon besprochene Schadenssetzungen. Rückkoppelungsmechanismen zu und Vergesellschaftung mit Mikrozirkulationsstörungen ergeben sich zwanglos.

III. Funktionskreis: Mikrozirkulationsstörung

Damit sind wir beim Funktionskreis der Mikrozirkulationsstörung selbst angelangt. Als Ausgangspunkte dieses komplexen Geschehens sind zunächst der traumatisch-hämorrhagische und der septisch-toxische Schock, die Fettembolie und auch die Massivtransfusion zu nennen. Thrombozytenaggregate, fibrinös hyaline Mikrothromben und Fettglobuli, die dabei vornehmlich als Ausdruck einer disseminierten intravaskulären Gerinnung bzw. einer Entgleisung des Fettstoffwechsels in den Lungenkapillaren nachzuweisen sind, könnten an sich auf rein mechanischem Weg zu Zirkulationsstörungen in der terminalen Lungenstrombahn führen. Dies scheint jedoch quantitativ nicht im Vordergrund zu stehen, zumal da eine mindest 60%ige Verlegung von Lungengefäßen erforderlich ist, um zu einer Erhöhung des pulmonalen Gefäßwiderstandes zu führen (15).

Ausschlaggebend ist vielmehr ein im Gefolge dieser Initialzündung auftretender humoraler Mechanismus, der zur Freisetzung vasoaktiver Substanzen vornehmlich aus Thrombozyten und Mastzellen führt. Serotonin, ATP-ADP, Histamin, Bradykinin, die slow reacting substance und der pulmonary lesion factor werden im Rahmen dieses "Release-Syndroms" wirksam und führen zur Permeabilitätssteigerung des Kapillarendothels und zur Widerstandserhöhung im Lungenkreislauf. Hypoxie, Azidose und gesteigerte Katecholaminausschüttung tragen zur Kapillarendothelschädigung bzw. zur Fettmobilisation bei. An der Widerstandserhöhung sowohl des arteriolären als auch des venösen Bereiches der Lungenstrombahn scheint auch Prostaglandin, das in großen Mengen im Lungengewebe selbst und auch in den Thrombozyten gebildet wird, eine gewisse Rolle als Mittlersubstanz zu spielen (6, 22, 23, 41, 44, 45). Die Entwicklung zum interstitiellen bzw. alveolären Ödem ist damit auch hier gebahnt.

Ein Blick auf die Morphologie und Funktion des Interstitiums der Lunge als primär betroffener Bereich scheint an dieser Stelle angebracht: Dieses Interstitium ist als Raum zwischen den Basalmembranen des Kapillarendothels und des Alveolarepithels zu definieren, der sich um die Bronchien und die pulmonalen Blut- sowie Lymphgefäße herum ausbreitet. Anatomisch bildet dieser Raum das Stroma der Alveolarsepten (14), funktionell kann er als Teil der "Blut-Gas-Schranke" (32) angesehen werden. Ein solches Septum enthält neben Kapillaren auch Bindegewebszellen, Kollagen und elastische Fasern. Eine Funktionsbeeinträchtigung des an sich beschränkten Raumes auch durch geringe Mengen Wasser ist vorstellbar, Abflußmöglichkeiten bestehen nur über die Alveole oder über nahegelegene Lymphgefäße. Ein Kontakt zwischen

Intravasalraum, Interstitium und Alveolarbereich wird vor allem durch
Poren hergestellt, die alveolär einen Durchmesser von 8 - 10 A, kapillär von 40 - 50 A aufweisen. Der normale Druck im Lungeninterstitium
beträgt -15 Torr (13).

Tabelle 2. Starling-Gleichung (1896)

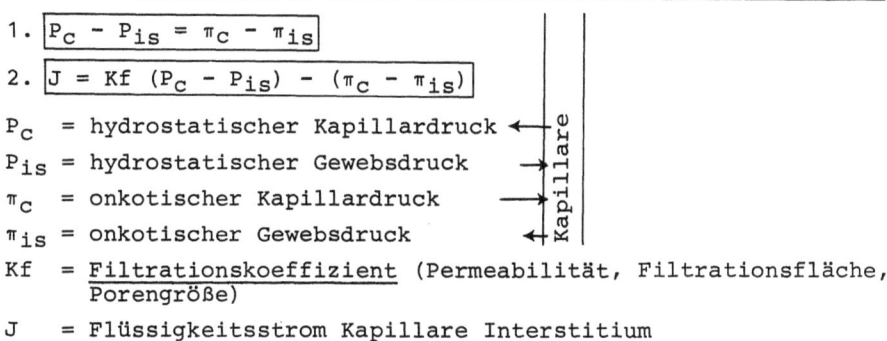

1. $P_C - P_{is} = \pi_C - \pi_{is}$

2. $J = Kf (P_C - P_{is}) - (\pi_C - \pi_{is})$

P_C = hydrostatischer Kapillardruck

P_{is} = hydrostatischer Gewebsdruck

π_C = onkotischer Kapillardruck

π_{is} = onkotischer Gewebsdruck

Kf = <u>Filtrationskoeffizient</u> (Permeabilität, Filtrationsfläche, Porengröße)

J = Flüssigkeitsstrom Kapillare Interstitium

Die bekannte Starling-Gleichung (38) bildet die Grundlage aller Austauschmechanismen zwischen Gefäßsystem und Interstitium (Tabelle 2).
Im Gleichgewicht gilt Formel 1 (die Differenz zwischen hydrostatischem Kapillar- und Gewebsdruck ist gleich der Differenz zwischen onkotischem Kapillar- und Gewebsdruck). Im Ungleichgewicht kommt es
nach Formel 2 zum Flüssigkeitsstrom, dessen Richtung und Größe vom
Filtrationskoeffizienten und vom Ausmaß der entsprechenden Druckänderungen abhängt. Pro mm kapillärem Druckanstieg treten z. B. 0,09 ml
Flüssigkeit pro g Trockengewicht pro Stunde in das Interstitium aus
(11).

Schon beim Gesunden kommt es nun nach körperlicher Anstrengung zur
vorübergehenden Erhöhung des Lungenkapillardruckes und zum Flüssigkeitsaustritt in das Interstitium. Dort befindliche und auf Dehnung
empfindliche J-Rezeptoren (27) werden damit stimuliert und sind am
Zustandekommen der Anstrengungsdyspnoe mitbeteiligt.

Folgende Pathomechanismen des interstitiellen Ödems sind nun aus der
Starling-Gleichung abzuleiten (Tabelle 3):
- Vergrößerung der hydrostatischen Druckdifferenz durch Anstieg des
  Kapillardruckes bei Linksherzinsuffizienz oder Überinfusion bzw.
  bei Abfall des Gewebsdruckes, z. B. bei forcierter Inspiration bei
  Obstruktion oder Ergußpunktion,
- Verkleinerung der onkotischen Druckdifferenz durch Minderung des
  Kapillardruckes bei Hypalbuminämie infolge Wasserretention bzw.
  durch Erhöhung des gewebsonkotischen Druckes durch den Abbau interstitiell ausgewanderter Proteine,
- Vergrößerung des Filtrationskoeffizienten vornehmlich durch Vergrößerung der Poren bei Endothelschaden und
- Verminderung des Lymphabflusses bei Immobilisierung der Lunge, narbigen Lungenveränderungen, Beatmung mit PEEP (29) und bei Druckabfall.

Gehen wir nun zurück zum Funktionskreis Mikrozirkulationsstörung, so
führt funktionell der Circulus vitiosus auch hier über Atelektase und
Hypoperfusion zur Erhöhung von Shuntvolumen und Totraumventilation.

Tabelle 3. Pathomechanismen des interstitiellen Ödems

1.	$\uparrow P_c - P_{is}$	**Vergrößerung der hydrostatischen Druckdifferenz**
		$\Delta + 1$ mm Hg: 0,09 ml Flüssigkeit pro g Trockengewicht/h
	a. $\uparrow P_c$:	Linksherzinsuffizienz Überinfusion
	b. $\downarrow P_{is}$:	forcierte Inspiration bei Obstruktion Ergußpunktion
2.	$\downarrow \pi_c - \pi_{is}$	**Verkleinerung der onkotischen Druckdifferenz**
	a. $\downarrow \pi_c$:	Hypalbuminämie Wasserretention
	b. $\uparrow \pi_{is}$:	Abbau interstitieller Proteine (Vermehrung der Teilchenzahl) iatrogen: Humanalbumin, Permeabilitätsstörung
3.	Kf $\uparrow$	**Vergrößerung des Filtrationskoeffizienten**
	a.	**Filtrationsfläche** (Kapillarvolumen) $\uparrow$
	b.	**Endothelschaden** (Porengröße $\uparrow$) Toxininhalation Fettembolie Urämie Aspiration Vasoaktive Substanzen (Histamin etc.)
4.		**Verminderung des Lymphabflusses** (Pumpmechanismen $\downarrow$)
	a.	Immobilisierung der Lunge (Diffusionsoxygenation, Verschwartung)
	b.	Narbig-fibröse Veränderungen der Lunge
	c.	Beatmung mit PEEP (PILON und BITTAR)
	d.	Druckabfall (Gefäßpulsation $\downarrow$)

Verteilungsstörungen erster und zweiter Art ($\dot{V}/\dot{Q}$ bzw. $D_L/\dot{Q}$) sind gemeinsam für die Verschlechterung der Oxygenierung verantwortlich zu machen, Rückkoppelungen zu mehreren anderen Funktionskreisen ergeben sich zwanglos.

IV. Funktionskreis: Flüssigkeitsüberladung

Und nun weiter zur Flüssigkeitsüberladung, die etwa durch postoperativ überschießende Volumentherapie oder bei Beatmungspatienten durch die bekannte Tendenz zur Wasserretention (37) zustandekommen kann.

Eine mangelhafte oder falsche Bilanzierung kann dabei am ehesten ursächlich angenommen werden, insbesondere dann, wenn man bedenkt, daß es bei Beatmungsfällen nicht nur zu keinem Wasserverlust über die Lunge, sondern eher noch - bei der Verwendung von erwärmten Verneblern - zu einem Gewinn von 300 bis 500 ml pro Tag kommen kann.

Ein Anstieg des antidiuretischen Hormons im Plasma ist als nächster
Faktor zu diskutieren (19). An den Wirkungsmechanismus des ADH mit
Permeabilitätssteigerung für Wasser im distalen Tubulus und im Sammelrohr und an die daraus resultierenden Konsequenzen Antidiurese,
Abfall des Harnvolumens und der Na^+-Konzentration im Harn sei dabei
erinnert (24).

Streß und Schmerz (16) oder Hyperkapnie (28) in der postoperativen
Phase führen nun zu einem solchen ADH-Anstieg. Die geänderte Hämodynamik bei etwaiger Beatmung mit möglichem Abfall des HZV, insbesondere bei Verwendung von PEEP, wird darüber hinaus imstande sein,
renale Effekte sowohl über Baro- und Volumenrezeptoren auf die ADH-
Sekretion selbst als auch über eine Hypoperfusion der Niere auszuüben. Schließlich führen auch Hypoxie und Hyperoxie zur Abnahme von
glomerulärer Filtration, renalem Plasmastrom, Harnvolumen und Na^+-Exkretion (17). Rückkoppelungen im Sinne von Begünstigung der Ödembildung kommen zu allen anderen Pathomechanismen hinzu.

V. Funktionskreis: Surfactantstörungen
Die bereits mehrfach erwähnte Einbeziehung des Surfactant in die komplexen Pathomechanismen des Lungenversagens macht es notwendig, sich
auch kurz mit Störungen in diesem Bereich auseinanderzusetzen.

Beim Surfactant handelt es sich bekanntlich um einen Stoffkomplex,
der die Alveolen flächenhaft als Film auskleidet und die zur Atelektase führende Oberflächenspannung reduziert. Als Bildungsort dieses
Antiatelektasefaktors werden die osmiophilen Lamellarkörperchen der
Alveolarzellen des Typ II angenommen, er setzt sich aus Phospholipiden, möglicherweise anderen Lipiden und auch Proteinen zusammen (35).

Als Störmechanismen (2) lassen sich primärer Mangel, Verluste, Inhibition und Produktionshemmung durch Synthesestörung annehmen.

Die unreifen Alveolarzellen der Frühgeburt weisen einen primären Mangel an Surfactant auf, das respiratory distress syndrome des Neugeborenen ist bekannt. Surfactantverluste kommen durch Lungenspülung,
durch Aerosolverdünnung und auch durch Lungenödem zustande. Monotone
IPPV oder Wechseldruckbeatmung wirken in derselben Richtung, führen
zum Alveolenkollaps und zum nun schon bekannten Circulus vitiosus mit
Atelektase und Ödem. PEEP verhindert eine solche Entwicklung.

Zur Inhibition eines normal gebildeten Antiatelektasefaktors führen
freie Fettsäuren, Fibrinogen, aspiriertes Fruchtwasser und auch bestimmte Aerosole. Ob hohe O_2-Konzentrationen direkt inhibieren, bleibt
offen. Eine Produktionshemmung schließlich durch Störung der Surfactantsynthese kommt durch Stoffwechselstörungen der Alveolarzelle,
insbesondere bei Hypoxie oder Hyperkapnie zustande, pulmonale Perfusionsstörungen durch Emboli, Aggregate oder beim extrakorporalen Kreislauf haben denselben Effekt.

Rückkoppelungen bestehen auch hier zu anderen Funktionskreisen, mögliche Verbindungen führen zum Grad der Oxygenierung, so daß abschließend
noch einige Worte zum Problem der Sauerstoff-"Toxizität" verloren werden sollen, die beim postoperativen Lungenversagen nur dann eine Rolle spielen wird, wenn eine Beatmung schon eingeleitet werden mußte und
zur Aufrechterhaltung einer ausreichenden Oxygenierung immer höhere
F_IO_2-Werte erforderlich sind.

VI. Funktionskreis: Sauerstoff-"Toxizität"
Die möglichen Ursachen einer schädlichen Wirkung molekularen Sauerstoffs auf zellulärer Ebene (30) sind durch oxydative Enzyminhibition,

durch eine Störung der Zellatmung bei Änderung des Redoxpotentials, durch intrazelluläre oder membranäre Peroxydationsvorgänge bei Lipiden und durch einen gesteigerten Lysosomenzerfall mit Freisetzung von Proteasen und Proteindestruktion gegeben.

Die Auswirkungen hoher Sauerstoffkonzentrationen auf die Lunge machen sich auch in einer Schädigung der Endothelzellen der Lungenkapillaren und in einer Zerstörung der alveolären Epithelzellen bemerkbar. Es kommt zum Austritt von Flüssigkeit zunächst in das Interstitium, dann auch in den Alveolarbereich. Funktionell nehmen Shuntvolumen und $AaDO_2$ zu, Vitalkapazität, Compliance und arterieller PO_2 ab. Regenerativ bilden sich fibrotische Septen und kubische Alveolarepithelien aus, die ödematös bedingt schon vorhandene Abnahme der Diffusionskapazität wird damit vor allem durch eine Zunahme der Diffusionsstrecke und des Diffusionswiderstandes weiter verstärkt, das Diffusions-Perfusions-Verhältnis nimmt ab, eine Verteilungsstörung zweiter Art pfropft sich auf die bestehende Ventilations-Perfusions-Störung auf (12, 42).

Das interstitielle Lungenödem als neuerlicher Ausgangspunkt des Circulus vitiosus kommt in diesem Fall durch eine Vergrößerung des Filtrationskoeffizienten nach Endothelschaden und ohne kapilläre Druckerhöhung zustande.

Hält man sich nun die Toleranzgrenzen für O_2 vor Augen (30, 34), so lassen sich diese formelmäßig und aus Kurven festlegen. Die Dickens-Formel gilt dabei allerdings für gesunde Lungen, aus der Guyton-Kurve ist ersichtlich, daß 100 % Sauerstoff bei atmosphärischem Druck bis zu 24 h ohne Schaden verabreicht werden können.

Praktisch-klinisch spricht man bei länger dauernder O_2-Applikation allerdings von einer "kritischen" Grenze schon bei einem F_IO_2 von 0,6 und einem PaO_2 von 150 Torr. Die O_2-Sättigung soll als aussagekräftiger Parameter dem Sauerstoffdruck dabei allerdings vorgezogen werden. Kann doch das Hb in keinem Fall mehr als 100 % gesättigt werden und ist jeder arterielle PO_2, der über den hierzu notwendigen Wert hinausgeht, als echte Luxusoxygenierung anzusehen, die nur mehr den nicht ins Gewicht fallenden physikalisch gelösten O_2-Anteil weiter erhöht, gleichzeitig aber auch Schaden anrichten kann.

Da sich die Zellschädigung primär anscheinend am Kapillarendothel abspielt, wird hinsichtlich der Beurteilung des Schädigungsrisikos dem arteriellen O_2-Partialdruck aber mehr Bedeutung als dem alveolären Wert beizumessen sein. Ohne F_IO_2-Messung sollte jedenfalls keine länger dauernde Beatmung mehr durchgeführt werden.

Zusammenfassung

Fassen wir nunmehr zusammen, so war es - wie schon eingangs festgestellt - unser Anliegen, die Pathomechanismen des akuten Lungenversagens unter besonderer Berücksichtigung der postoperativen Phase abzuhandeln und funktionelle Probleme dabei mit einzubauen.

Folgende Schlüsse lassen sich aus unserer Darstellung ziehen:

1. Das "pulmonale Reaktionssyndrom" als Antwort auf eine Reihe verschiedenartigster Angriffe auf die Integrität des Lungenparenchyms läuft klinisch und funktionell-morphologisch weitgehend einheitlich und unspezifisch ab. Es wurde von uns als "akutes Lungenversagen" bezeichnet. Auch in der postoperativen Phase lassen sich eine Reihe auslösender Faktoren herausarbeiten, die es zu kennen,

zu vermeiden und zu bekämpfen gilt, will man die Entwicklung zum
Vollbild des Lungenversagens hintanhalten.

2. Die schematisch nebeneinandergestellten Funktionskreise mechanischer und neurohumoraler Faktoren, der Mikrozirkulationsstörung, der Flüssigkeitsüberladung, einer Surfactantstörung und der Sauerstoff-"Toxizität" verzahnen sich naturgemäß in vivo ineinander und beeinflussen sich gegenseitig im Sinne positiver Rückkoppelungsvorgänge. In der Unterbrechung eines daraus resultierenden Circulus vitiosus an geeigneter Stelle kann die eigentliche Aufgabe jeder therapeutischen Maßnahme gesehen werden.

3. Aufgrund der Tatsache, daß das Funktionsbild der Einzelstörung durch eine Reihe von Parametern jeweils quantitativ charakterisiert werden kann, legen wir abschließend Wert auf die Aussage, daß auch die Überwachung der Respiration in der postoperativen Phase in möglichst quantitativer Form angestrebt werden muß.

Ohne den oft wertvollen Begriff der Erfahrung damit abwerten zu wollen, sind wir der Meinung, daß gerade zur gezielten Verhütung und Behandlung des postoperativen Lungenversagens dem Meßwert absolute Vorrangstellung gegenüber Eindruck und klinischem Blick eingeräumt werden muß.

Literatur

1. BENDIXEN, H. H., EGBERT, L. D., HEDLEY-WHYTE, J., LAVER, M. B., PONTOPPIDAN, H.: Respiratory Care. St. Louis: C. V. Mosby Comp. 1965.

2. BENZER, H., BAUM, M.: Bedeutung des Antiatelektasefaktors für die Dauerbeatmung. In: Lungenveränderungen bei Langzeitbeatmung (eds. K. WIEMERS, K. L. SCHOLLER), p. 214. Stuttgart: G. Thieme 1973.

3. BERGMANN, H.: Die Pathophysiologie der Beatmungslunge (Einführungsreferat). In: Kongreßbericht. Jahrestagung der Deutschen Gesellschaft für Anaesthesie und Wiederbelebung, 2. bis 5. Oktober 1974, Erlangen (ed. E. RÜGHEIMER), p. 419. Erlangen: Perimed-Verlag 1975.

4. BLAISDELL, F. W., SCHLOBOHM, R. M.: The respiratory distress syndrome. A review. Surgery $\underline{74}$, 251 (1973).

5. BRAIN, J. D.: Free cells in the lung. Arch. Int. Med. $\underline{126}$, 477 (1970).

6. BRÜCKE, P.: Die Pathophysiologie der Lungen bei experimenteller Fettembolie. In: Lungenveränderungen bei Langzeitbeatmung (eds. K. WIEMERS, K. L. SCHOLLER), p. 282. Stuttgart: G. Thieme 1973.

7. CANNON, W. B.: Die Notfallfunktion des sympathico-adrenergen Systems. Erg. Physiol. $\underline{27}$, 380 (1928).

8. COLLINS, J. A.: The causes of progressive pulmonary insufficiency in surgical patients. J. Surg. Res. $\underline{9}$, 685 (1969).

9. FALKE, K.: Wirkungsweise und klinische Anwendung der Beatmung mit positivem endexspiratorischem Druck. Z. Prakt. Anästh. u. Wiederbel. $\underline{6}$, 286 (1971).

10. FALKE, K. J., PONTOPPIDAN, H., KUMAR, A., LEITH, D. E., GEFFIN, B., LAVER, M. B.: Ventilation with end-exspiratory pressure in acute lung disease. J. clin. Invest. 51, 2315 (1972).

11. GAAR, K. A., TAYLOR, A. E., OWENS, L. J., GUYTON, A. C.: Effect of capillary pressure and plasma protein on development of pulmonary edema. Amer. J. Physiol. 213, 79 (1967).

12. GOULD, V. E., TOSCO, R., WHEELS, R. F., GOULD, N. S., KAPANCI, Y.: Oxygen pneumonitis in man. Ultrastructural observations on the development of alveolar lesions. J. Labor. Invest. 26, 499 (1972).

13. GUYTON, A. C.: Interstitial fluid pressure-volume relationships and their regulation. In: Circulatory and Respiratory Mass Transport. London: J. & A. Churchill 1969.

14. v. HAJEK, H.: Die menschliche Lunge. Berlin-Heidelberg-New York: Springer 1970.

15. HISSEN, W., SWANK, R. L.: Screen filtration pressure and pulmonary hypertension. Amer. J. Physiol. 209, 715 (1965).

16. KHAMBATTA, H. J., BARATZ, R. A.: IPPB, plasma ADH and urine flow in conscious man. J. appl. Physiol. 33, 362 (1972).

17. KILBURN, K. H., DOWELL, A. R.: Renal function in respiratory failure. Effect of hypoxia, hyperoxia and hypercapnia. Arch. Int. Med. 127, 754 (1971).

18. KUMAR, A., FALKE, K. J., GEFFIN, B., ALDREDGE, C. F., LAVER, M. B., LOWENSTEIN, E., PONTOPPIDAN, H.: Continuous positive pressure ventilation in acute respiratory failure. New Engl. J. Med. 283, 1430 (1970).

19. KUMAR, A., PONTOPPIDAN, H., BARATZ, R., LAVER, M. B.: Inappropriate response to increased plasma ADH during mechanical ventilation in acute respiratory failure. Anesthesiology 40, 215 (1974).

20. LAVER, M. B., AUSTEN, W. G.: Lung function: Physiologic considerations applicable to surgery. In: The David-Christopher Textbook of Surgery (ed. D. SABISTON), 10th ed., p. 1744. Philadelphia: Saunders 1972.

21. METZ, G.: Sympathico-adrenerge Stimulation und Lungenveränderungen. Ein Beitrag zur Pathogenese der Schocklunge. (Im Druck).

22. MITTERMAYER, C., VOGEL, W., BURCHARDI, H., BIRZLE, H., WIEMERS, K., SANDRITTER, W.: Pulmonale Mikrothrombosierung als Ursache der respiratorischen Insuffizienz bei Verbrauchskoagulopathie (Schocklunge). Dtsch. med. Wschr. 95, 1999 (1970).

23. MITTERMAYER, C., PFRIEME, B., VOGEL, W., ZIMMERMANN, W. E.: Funktionelle und morphologische Veränderungen der Lunge im Schock. Arch. klin. Chir. 329, 664 (1971).

24. MORAN, W. H., ZIMMERMANN, B.: Mechanisms of antidiuretic hormone (ADH) control of importance to the surgical patient. Surgery 62, 639 (1967).

25. MOSS, G.: Shock lung: A disorder of the central nervous system. p. 77. Hosp. Pract., August 1974.

26. OTTO, H.: Die Atmungsorgane. Handbuch der allgemeinen Pathologie, Bd. III/4 (ed. H.-W. ALTMANN). Berlin-Heidelberg-New York: Springer 1970.

27. PAINTAL, A. S.: The mechanism of excitation of type J-receptors and the J-reflex. In: Breathing: Hering-Breuer Centenary Symposium. London: J. & A. Churchill 1970.

28. PHILBIN, D. M., BARATZ, R. A., PATTERSON, R. W.: The effect of carbon dioxide on plasma antidiuretic hormone levels during intermittent positive pressure breathing. Anesthesiology 33, 345 (1970).

29. PILON, R. N., BITTAR, D. A.: The effect of PEEP on thoracic-duct lymph flow during controlled ventilation in anesthetised dogs. Anesthesiology 39, 607 (1973).

30. PODLESCH, I.: Allgemeine Probleme der Sauerstofftoxizität. Anaesthesiologie und Wiederbelebung 64, 18 (1972).

31. PONTOPPIDAN, H., LAVER, M. B., GEFFIN, B.: Acute respiratory failure in the surgical patient. In: Advances in Surgery (ed. E. C. WELCH), vol. 4. Chicago: Year Book Medical Publ. Inc. 1970.

32. ROBIN, E. D., CROSS, C. E., ZELIS, R.: Pulmonary edema. New Engl. J. Med. 288, 239 (1973).

33. RÜGHEIMER, E.: Folgen der hohen Vagusdurchtrennung. Arch. klin. Chir. 308, 881 (1964).

34. RÜGHEIMER, E.: Prophylaxe und Therapie des Sauerstoffmangels im Schock. In: Praxis der Schockbehandlung (eds. Th.-O. LINDENSCHMIDT, E. RÜGHEIMER, H. WILLENEGGER), p. 106. Stuttgart: G. Thieme 1971.

35. SCARPELLI, E. M.: The Surfactant System of the Lung. Philadelphia: Lea & Febiger 1968.

36. SELYE, H.: The evolution of the stress concept. Amer. J. Cardiol. 26, 289 (1970).

37. SLADEN, A., LAVER, M. B., PONTOPPIDAN, H.: Pulmonary complications and water retention in prolonged mechanical ventilation. New Engl. J. Med. 279, 448 (1968).

38. STARLING, E. H.: On the absorption of fluids from the connective tissue spaces. J. Physiol. (London) 19, 312 (1896).

39. STEINBEREITHNER, K., KRENN, J., LECHNER, G.: Zur Problematik der sogenannten Transfusionslunge. Infusionstherapie 1, 433 (1973/74).

40. SUTER, P. M., FAIRLEY, H. B., ISENBERG, M. D.: Optimum end-expiratory airway pressure in patients with acute pulmonary failure. New Engl. J. Med. 292, 284 (1975).

41. VOGEL, W., WALTER, F., MITTERMAYER, C., BÖTTCHER, D., ZIMMERMANN, W. E., BIRZLE, H.: Pulmonale Mikrothrombosierung bei Hyperkoagulabilität. In: Lungenveränderungen bei Langzeitbeatmung (eds. K. WIEMERS, K. L. SCHOLLER), p. 289. Stuttgart: G. Thieme 1973.

42. WEIBEL, E. R.: Toxische Auswirkungen erhöhter Sauerstoffspannung auf die Lunge. In: Lungenveränderungen bei Langzeitbeatmung (eds. K. WIEMERS, K. L. SCHOLLER), p. 214. Stuttgart: G. Thieme 1973.

43. WILSON, R. S., PONTOPPIDAN, H.: Acute respiratory failure: diagnostic and therapeutic criteria. Critical Care Med. $\underline{2}$, 293 (1974).

44. ZIMMERMANN, W. E., WALTER, W., VOGEL, W., MITTERMAYER, C.: Funktionell-klinische Untersuchungen der Lunge im Schock. Arch. klin. Chir. $\underline{329}$, 671 (1971).

45. ZIMMERMANN, W. E., MITTERMAYER, C., VOGEL, W., BIRZLE, H., HIRSCHAUER, M., BÖTTCHER, D.: Die Auswirkungen der pulmonalen Fettembolie auf die Lungenfunktion. In: Lungenveränderungen bei Langzeitbeatmung (eds. K. WIEMERS, K. L. SCHOLLER), p. 265. Stuttgart: G. Thieme 1973.

Veränderungen der Lungenfunktion während und nach Narkose und Operation

Von E. Voigt und R. Schorer

Mit der Verfügbarkeit von Elektroden zur Messung der arteriellen Blutgase sind zahlreiche Publikationen erschienen, die sich mit der Veränderung der Lungenfunktion und damit ihrer Rückwirkung auf die arteriellen Blutgase befassen. Die frühen Beobachtungen von BJORK (5), MAIER (18) und BERGGREN (4), welche nachweisen konnten, daß der arterielle PO_2 bei hospitalisierten Patienten häufig niedriger als erwartet lag und durch Thorakotomien weiter gesenkt wurde, konnten durch viele nachfolgende Untersuchungen bestätigt werden, wobei die Ursachen dieser Veränderungen komplexer Natur sind und zu vielfältigen Diskussionen Anlaß geben.

Eine wesentliche Bedeutung für das Auftreten arterieller Hypoxämien kommt den Störungen im Ventilations-Perfusions-Verhältnis $\dot{V}_A/\dot{Q}_t$ zu (40). So finden wir im Normalzustand eine alveolo-arterielle Sauerstoffdifferenz ($AaDO_2$) von etwa 2 bis 4 Torr, welche einer ungleichmäßigen Verteilung im Ventilations-Perfusions-Verhältnis zugeordnet werden kann. Unter pathologischen Bedingungen, wie z. B. bei obstruktiven Lungenerkrankungen, kann die $AaDO_2$ 50 Torr und mehr betragen (39).

Unter Narkose sowohl bei Spontanatmung als auch bei kontrollierter Beatmung wird häufig ein deutlicher Anstieg der $AaDO_2$ und somit der venösen Beimischung $\dot{Q}_s/\dot{Q}_t$ % beobachtet (3, 6, 19, 22, 25, 26, 28, 29, 31, 33).

Eine unterschiedliche Wirkung auf den arteriellen PO_2 wird dabei der Prämedikation zugeschrieben. So wurde nach Meperidin, Morphin und Fentanyl sowohl keine Beeinflussung (12, 14, 23) als auch eine Abnahme des PaO_2 beschrieben (8, 27).

Weiterhin wurde angenommen, daß der Atropinmedikation (34) eine bedeutende Rolle im Zustandekommen der postoperativen Hypoxämie zukommt, zumal Untersuchungen darauf hinweisen, daß der anatomische Totraum (38) und die Compliance (10) ansteigen sowie die Diffusionskapazität und das intrathorakale Blutvolumen abfallen (10).

Alle diese angeführten Einflüsse der Prämedikation geben keine hinreichende Erklärung für die gelegentlich beobachteten erheblichen intra- und auch postoperativen Shuntvolumina.

Aus der Literatur (Übersicht bei MARSHALL (20)) läßt sich entnehmen, daß es während einer Allgemeinnarkose
1. zu einer Zunahme der venösen Beimischung unterschiedlichen Grades kommt,
2. daß diese Veränderungen bei einem Atemzugvolumen von mehr als 8 ml/ kg KG geringer sind,
3. daß mit zunehmendem Alter diese Veränderungen zunehmen und
4. daß Störungen im Ventilations-Perfusions-Verhältnis und daher die $AaDO_2$ zunehmen.

Für die Zunahme der venösen Beimischung werden im wesentlichen vier Faktoren diskutiert:
1. die Bildung von Mikroatelektasen,

2. Störungen im Ventilations-Perfusions-Verhältnis,
3. airway closing,
4. Öffnung arteriovenöser Kurzschlußgefäße.

Alle diese Störungen können am Zustandekommen der postoperativen und auch intraoperativen Hypoxämie beteiligt sein.

Während der Narkose kommt es zu einer deutlichen Abnahme der funktionellen Residualkapazität (FRC) in der Größenordnung von 10 bis 25 % (11, 30) sowohl unter Spontan- als auch unter kontrollierter Beatmung. Mit abnehmendem Lungenvolumen und damit verbunden mit einer Zunahme des transpulmonalen Druckes von 1 bis 4 cm H_2O (1) kann es in den abhängigen Lungenpartien während des Atemzyklus zu einem mehr oder minder ausgeprägten Einschluß von Luftvolumen kommen. Das Lungenvolumen, bei welchem solch ein Verschluß der Luftwege auftritt, das "closing volume", ist abhängig vom Alter (1) und auch von der Lagerung (7, 9).

Je früher dabei ein Verschluß der terminalen Bronchiolen eintritt und je größer das dadurch eingeschlossene Luftvolumen ist, desto mehr muß die Verteilung des inspiratorischen Gasvolumens auf das Alveolarvolumen gestört sein und aus dieser Störung mit Beeinflussung des Ventilations-Perfusions-Verhältnisses eine Hypoxämie resultieren.

Von ANTHONISEN (1) sowie von DON (9) und CRAIG (7) konnte nachgewiesen werden, daß zwischen der funktionellen Residualkapazität (FRC) und der closing capacity (CC) sowie dem arteriellen PO_2 ein enger Zusammenhang besteht. Mit abnehmender FRC und somit einem kleiner werdenden Faktor FRC-CC wird eine zunehmende Hypoxämie beobachtet, die auf ein gestörtes Ventilations-Perfusions-Verhältnis hinweist. Diese Veränderungen sind sowohl alters- als auch lagebedingt.

Wenn wir die ventilatorische Gasverteilung mittels N_2-Auswaschkurven untersuchen (35), können wir aus diesen Kurven einen sogenannten "inspiratorischen Gasverteilungs-Index (IDI)" ableiten, welcher ein gutes Maß für eine gestörte ventilatorische Gasverteilung darstellt. Dieser Index berechnet sich aus dem Verhältnis des auswaschenden Volumens zum ausgewaschenen Raum und ist für die ideale Lunge als "single compartment" gleich 1,00. Für eine normale Lunge gelten Werte von 1,8 $\pm$ 0,2 als Normwert (Abb. 1).

Dieser Verteilungsindex zeigt eine gute Korrelation zum arteriellen PO_2 (Abb. 2) und zur alveolo-arteriellen Sauerstoffdifferenz $AaDO_2$ (Abb. 3). Daraus läßt sich eine enge Beziehung zwischen dem Index und dem Anteil der venösen Beimischung aus vermindert ventilierten Alveolarbezirken ableiten (Abb. 4).

Betrachten wir das Verhältnis FRC-CC und seine Beziehung zum IDI, so läßt sich feststellen, daß mit kleiner werdendem Faktor FRC-CC die ventilatorische Gasverteilung schlechter wird (36) und daraus dann eine Hypoxämie resultiert (Abb. 5).

Mit zunehmendem Alter beobachten wir eine Abnahme des Faktors FRC-CC, die durch Lagewechsel von der sitzenden in die liegende Position noch verstärkt wird, verbunden mit einem weiteren Abfall des arteriellen PO_2 (Abb. 6 und 7).

Während der Narkose selbst ist noch eine weitere Verkleinerung der Lungenvolumina zu erwarten, die im wesentlichen durch eine Verminderung der FRC hervorgerufen wird. Dadurch kann es zu einem "airway closing" kommen und, in Abhängigkeit von der inspiratorischen Gaszusammensetzung, zu einem mehr oder minder großen "gas trapping" mit

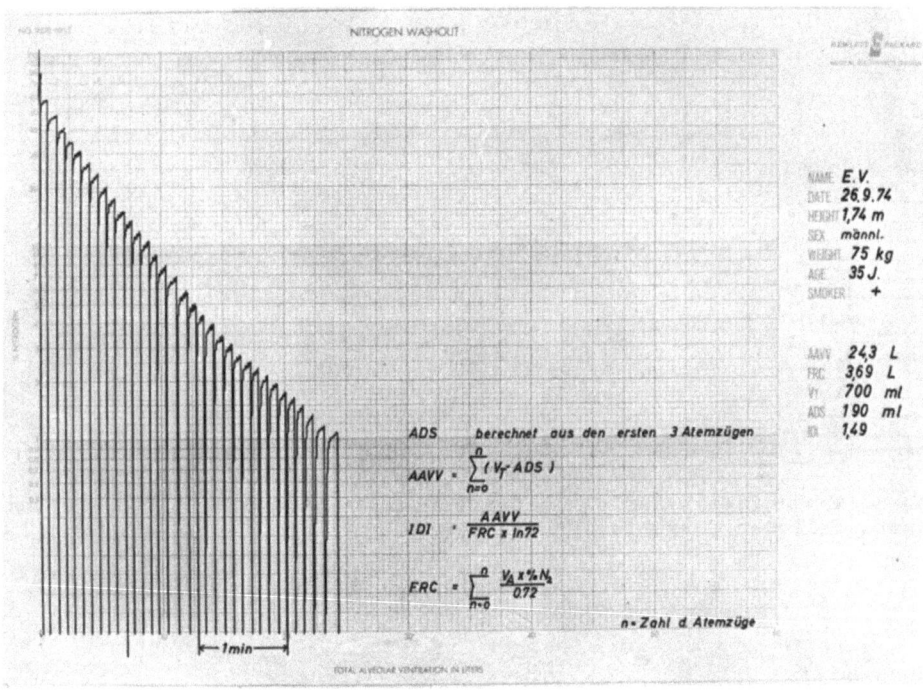

Abb. 1. Stickstoffauswaschkurve der Lunge bis zu einer exspiratorischen N_2-Konzentration von 1 %. Auf der X-Achse die akkumulierte alveoläre Ventilation und Zeitmarkierung, auf der Y-Achse semilogarithmisch die N_2-Konzentration

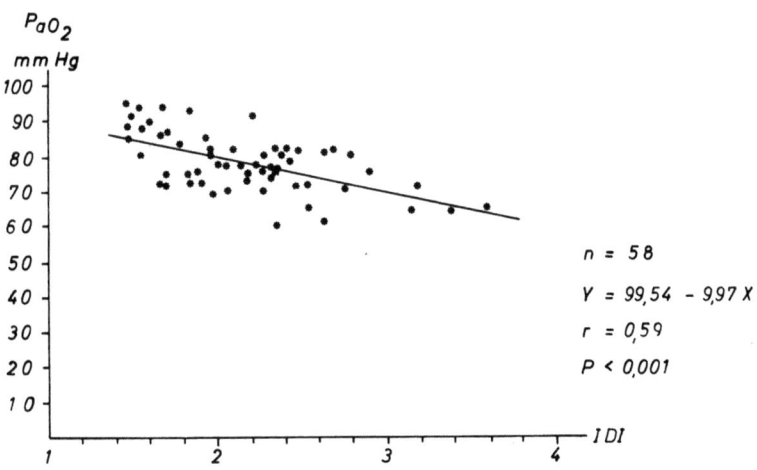

Abb. 2. Beziehung zwischen dem inspiratorischen Gasverteilungs-Index und dem arteriellen PO_2

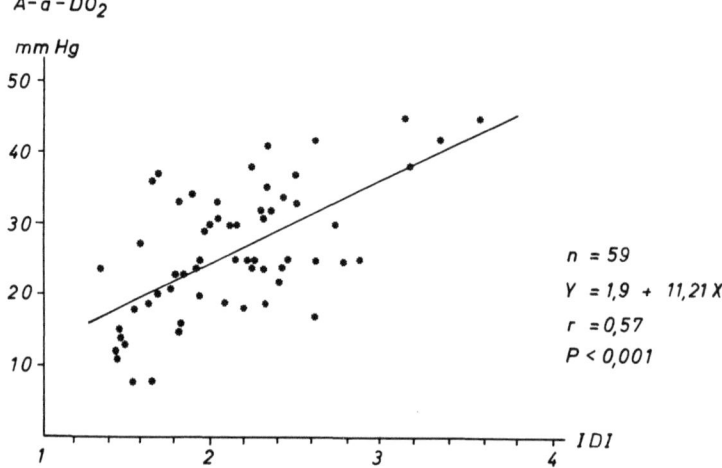

Abb. 3. Abhängigkeit der alveolo-arteriellen Sauerstoffdifferenz vom inspiratorischen Gasverteilungs-Index

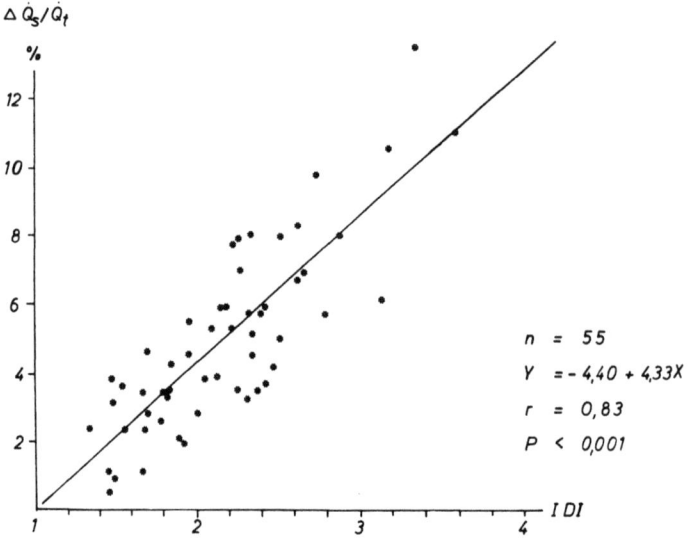

Abb. 4. $\Delta \dot{Q}_s/\dot{Q}_t$ % kennzeichnet die Differenz der venösen Beimischung unter Luftatmung (F_IO_2 = 0,21) und unter 100 % Sauerstoffatmung (F_IO_2 = 1,00) und dient als Maß für den Anteil der venösen Beimischung aus Alveolarbezirken mit einem niedrigen $\dot{V}_A/\dot{Q}$-Verhältnis

einem alveolären Kollaps und der Ausbildung von Mikroatelektasen (21). In diesem Zusammenhang ist allerdings zu diskutieren, ob diese Lungenbezirke nicht über eine kollaterale Ventilation (16, 17) belüftet werden können. Wenn im Normalzustand die Kohnschen Poren eine kollaterale Ventilation sicherstellen, so stellt sich bei einem verklei-

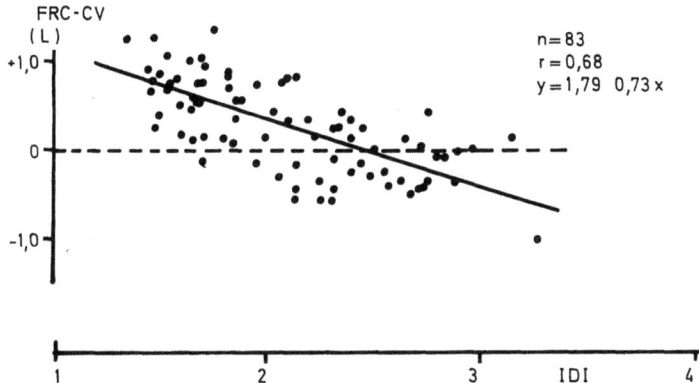

Abb. 5. Mit kleiner werdendem Faktor FRC-CV (hier CV = CC) nehmen die ventilatorischen Verteilungsstörungen zu. Die Meßwerte wurden in liegender Position gewonnen

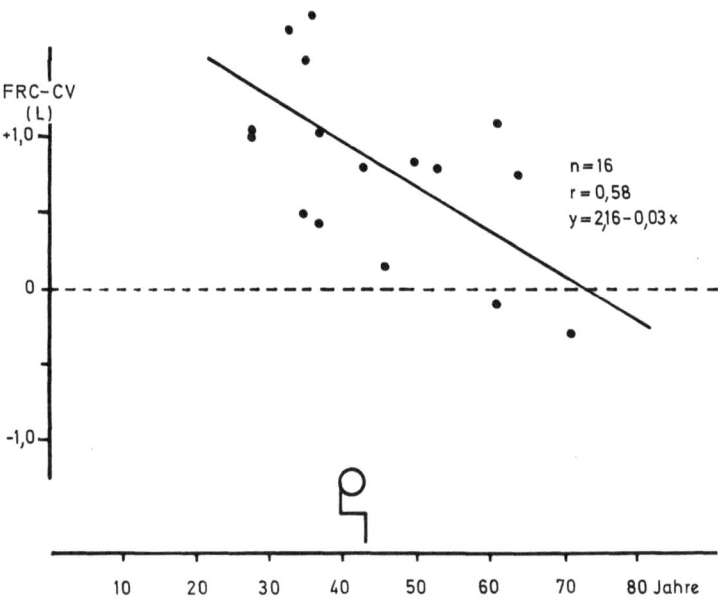

Abb. 6. Mit zunehmendem Alter nimmt der Faktor FRC-CV ab

nerten Lungenvolumen die Frage, ob sich hierbei die kollateralen Kanäle nicht ebenfalls verkleinern und nun eine ausreichende Belüftung der Alveole durch eine vergrößerte Zeitkonstante gewährleistet ist.

Ob eine Beeinträchtigung des Surfactant-Systems durch Inhalationsnarkotika eintritt, erscheint bei den angewandten Konzentrationen unwahrscheinlich. Es konnte zwar eine Verminderung des Surfactant in vitro bei Exposition mit anästhetischen Dämpfen nachgewiesen werden (41), die sich in vivo jedoch nicht bestätigte (15).

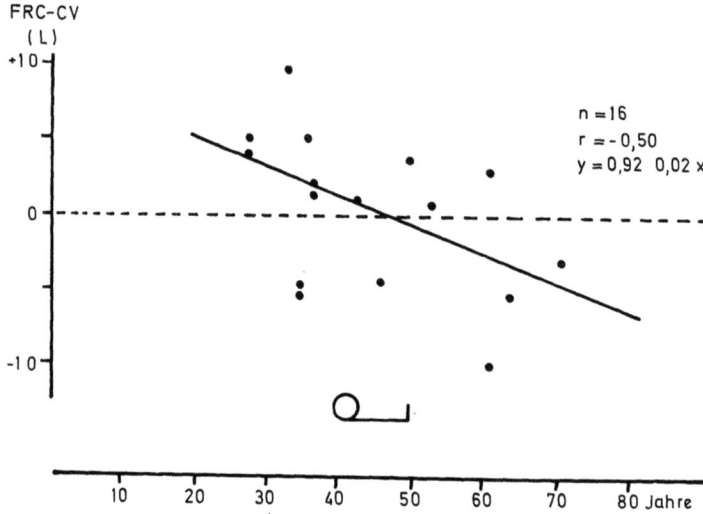

Abb. 7. Beim Übergang von der sitzenden in die liegende Position wird der Faktor FRC-CV kleiner, im wesentlichen bedingt durch eine Abnahme der FRC

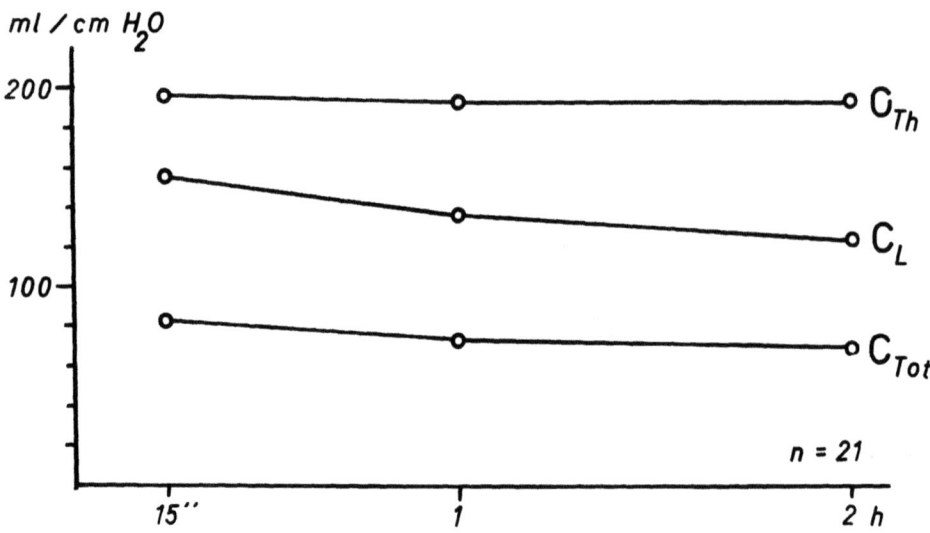

Abb. 8. Während der Narkose kommt es zu einer signifikanten Abnahme der statischen Lungencompliance C_L, während sich die statische Gesamt- und Thoraxcompliance nicht ändert

Die Abnahme der Lungencompliance während der Narkose muß im Zusammenhang mit der Verminderung der FRC gesehen werden (37), da sich die Lunge nun auf einem anderen Anteil der Druck-Volumen-Kurve bewegt (Abb. 8). Die Abnahme der statischen Lungencompliance um 15 ml/cm H_2O während einer zweistündigen Narkose ist in diesem Beispiel signifikant, während sich die statische Gesamt- und auch Thoraxcompliance in dieser Patientengruppe nicht veränderten. Etwas andere Verhältnisse finden wir bei Oberbauchoperationen; durch die Lagerung des Patienten auf einer Gummirolle unter der unteren Brustwirbelsäule kommt es zu einer Streckung der Brustwirbelsäule und zu einer deutlichen Abnahme auch der Thoraxcompliance (Abb. 9).

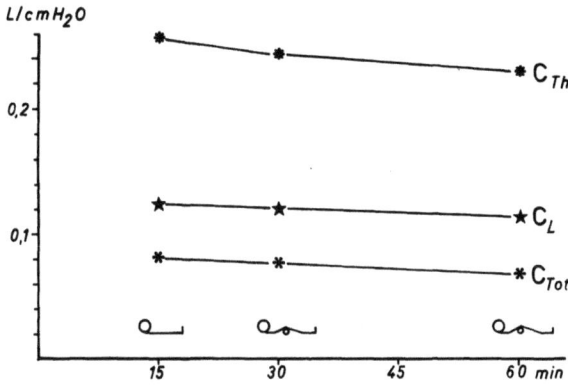

Abb. 9. Bei Oberbauchoperationen kommt es lagerungsbedingt auch zu einer Abnahme der Thorax- und der Gesamtcompliance

Die Verminderung der FRC und damit Abnahme des Faktors FRC-CC sowie die Abnahme der Compliance kann zu ventilatorischen Verteilungsstörungen führen, welche dann das Ventilations-Perfusions-Verhältnis beeinflussen mit einer Zunahme der venösen Beimischung, die um so stärker wird, je geringer das Atemzugvolumen ist. Atemzugvolumina größer als 8 ml/kg KG haben eine positive Wirkung und vermindern die venöse Beimischung. Allerdings sind der Steigerung des Atemzugvolumens Grenzen gesetzt, da bei Respiratoren mit einem festen Atemzeitverhältnis von 1:1 oder 1:1,2 sich der intrathorakale Mitteldruck erhöht und dadurch eine negative Wirkung auf das Herzzeitvolumen ausgeübt wird.

Bei einer sechsstündigen Narkose anläßlich einer Laryngektomie und Neck-dissection wurden die arteriellen Blutgase fortlaufend kontrolliert (Abb. 10). Bei einer gleichbleibenden inspiratorischen Sauerstoffkonzentration und einer Normoventilation mit einem arteriellen PCO_2 von 39 mm Hg und einem Atemzugvolumen von 8 ml/kg KG fiel der arterielle PO_2 während der ersten 1 1/2 Stunden der Narkose kontinuierlich ab bei einem gleichzeitigen Anstieg der venösen Beimischung und der $AaDO_2$. Nach dieser Zeit traten dann praktisch keine weiteren Veränderungen mehr auf.

Neben der Verminderung der FRC und der Abnahme des Faktors FRC-CC sowie den daraus resultierenden ventilatorischen Verteilungsstörungen kommt der veränderten Zwerchfellbeweglichkeit unter Narkose besonders beim relaxierten Patienten eine wesentliche Bedeutung zu, wie die Untersuchungen von FROESE und BRYAN (13) zeigten.

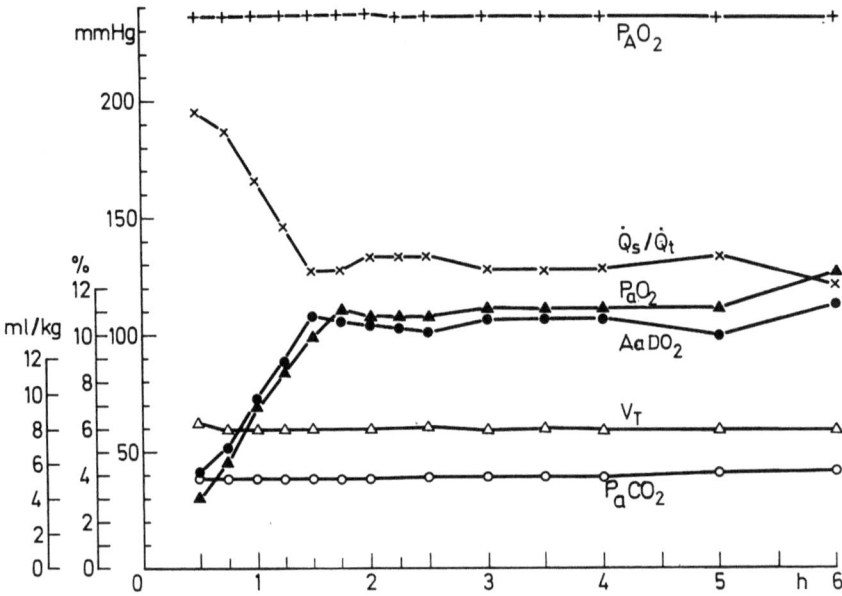

Abb. 10. Änderung des arteriellen Sauerstoffdruckes, der alveolo-arteriellen Sauerstoffdifferenz und der venösen Beimischung während einer sechsstündigen Narkose (Valium^R, Fentanyl^R, Pancuronium^R, N_2O: O_2) bei einem 52jährigen Patienten anläßlich einer Laryngektomie und Neck-dissection

Während der mechanischen Beatmung wird ein relativ gleichförmiger Druck auf die thorakale Seite des Zwerchfells ausgeübt. Diesem Beatmungsdruck wirkt der hydrostatische Druck des Abdomens entgegen. Aus diesem Grunde werden die nicht abhängigen Lungenpartien besser ventiliert, d. h. das inspiratorische Gasvolumen verteilt sich zunächst in die Lungenpartien mit dem geringsten Umgebungsdruck, welche unter diesen Bedingungen auch die geringer perfundierten Lungenbezirke sind. Aus der veränderten Zwerchfellbeweglichkeit und somit einer anderen intrathorakalen Druckverteilung resultiert ein anderes Verteilungsmuster des Ventilations-Perfusions-Verhältnisses beim relaxierten narkotisierten und beatmeten Patienten gegenüber dem spontan atmenden Patienten.

Mit zunehmenden Atemzugvolumina und somit mit steigendem transpulmonalem Druck kann dann allerdings die Gasverteilung gleichmäßiger werden, weil nun der transpulmonale Druck in Relation zum hydrostatischen abdominellen Druck relativ höher wird. Dies würde die Abnahme der alveolo-arteriellen Sauerstoffdifferenz und die Zunahme des arteriellen PO_2 bei Atemzugvolumina größer als 8 ml/kg erklären.

In der postoperativen Phase müssen wir zwischen einer frühen und einer späten Hypoxämie unterscheiden. Die frühe postoperative Hypoxämie muß in Zusammenhang mit der Narkose gesehen werden. Diffusionshypoxämie, nachwirkende Relaxantienwirkung und Dämpfung des Atemzentrums mit erhöhtem arteriellem PCO_2 sind die Ursachen, die normalerweise in den ersten drei Stunden postoperativ abklingen.

Die späte Phase der postoperativen Hypoxämie ist gekennzeichnet durch eine anhaltende Hypoxämie. Die Wahl des Narkosemittels und auch die Narkosetechnik haben keinen Einfluß auf die späte Hypoxämie (32). Andere Faktoren wie Alter, Geschlecht, körperliche Konstitution, Dauer der Operation sowie vorbestehende pulmonale Erkrankungen üben einen wesentlich stärkeren Einfluß auf diese postoperativen Veränderungen aus.

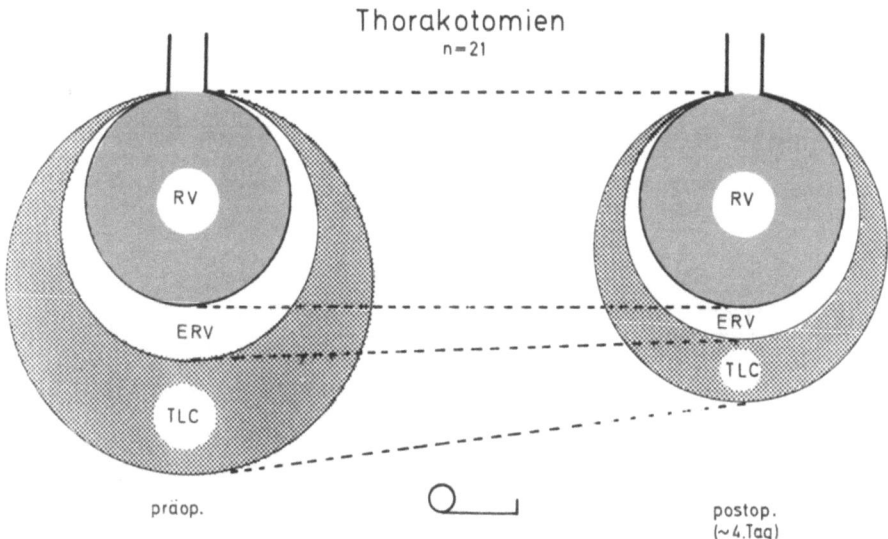

Abb. 11. Änderung der Lungenvolumina prä- und postoperativ bei Thorakotomien mit intrakardialen Eingriffen

Vitalkapazität und funktionelle Residualkapazität sind am dritten postoperativen Tag noch erheblich vermindert (Abb. 11). Besteht präoperativ keine erhebliche Störung der Lungenfunktion, ist auch in der postoperativen Phase keine schwere Einschränkung der Lungenfunktion zu erwarten. Betrachtet man dagegen eine Gruppe von Patienten, bei denen schon präoperativ eine kombinierte Ventilationsstörung bestand (Abb. 12), so finden wir in der postoperativen Phase eine deutliche Störung der Lungenfunktion, die neben der Abnahme der FRC und der Vitalkapazität eine Störung der ventilatorischen Gasverteilung beinhaltet, abgeleitet aus dem angestiegenen IDI.

Der arterielle PO_2 ist am dritten postoperativen Tag noch vermindert (Abb. 13), die gesamte venöse Beimischung und der Shuntanteil aus nicht ventilierten Alveolen erhöht. Die Differenz zwischen dem gesamten Shunt und der absoluten Kurzschlußdurchblutung als Maß für die venöse Beimischung aus vermindert ventilierten Alveolen ist ebenfalls erhöht, in guter Übereinstimmung zum ebenfalls erhöhten IDI.

Die späte postoperative Hypoxämie läßt sich somit zusammenfassend erklären:

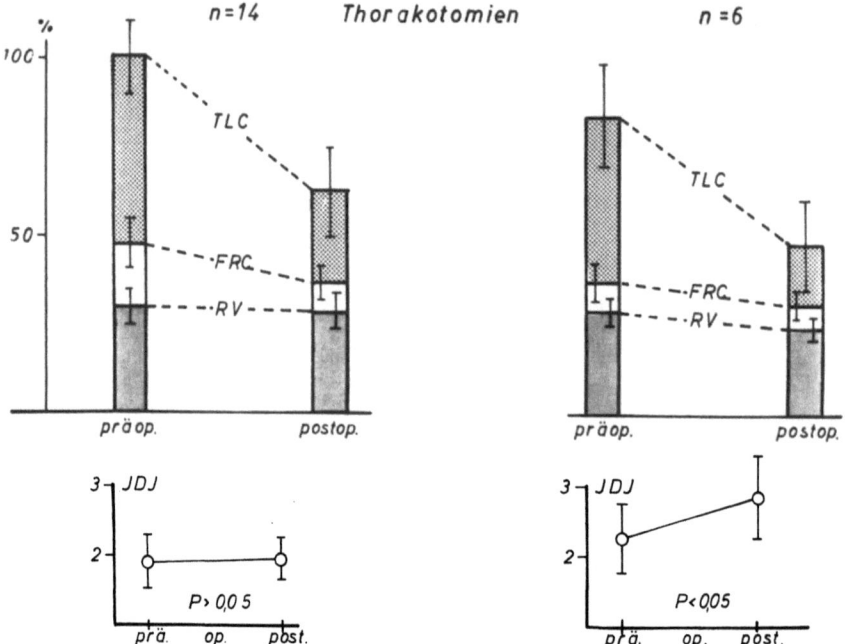

Abb. 12. Postoperative Änderung der Lungenvolumina und des Gasverteilungs-Index.
Links: bei Patienten ohne primäre Einschränkung der Lungenfunktion.
Rechts: mit präoperativ bestehender Einschränkung der Lungenfunktion im Sinne einer kombinierten Ventilationsstörung

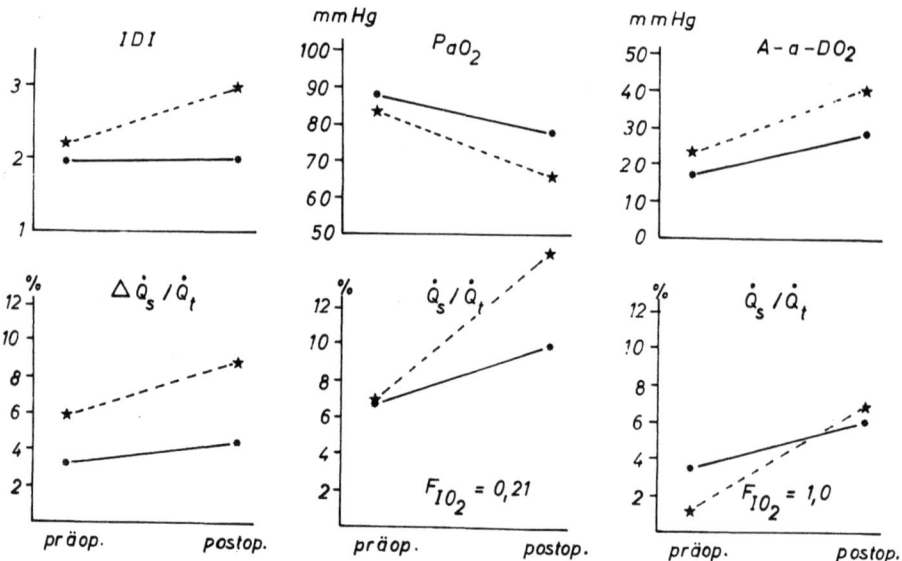

Abb. 13. Ausgezogene Linie: postoperative Änderung ohne primäre Lungenfunktionseinschränkung.
Gestrichelte Linie: postoperative Änderung bei primär eingeschränkter Lungenfunktion

Durch die postoperative Verminderung der FRC und der dadurch bedingten Abnahme des Faktors FRC-CC kann ein "airway closing" resultieren. Dieses führt zu einer Beeinflussung des Ventilations-Perfusions-Verhältnisses. Lungenbezirke mit einer großen Zeitkonstante werden daher während eines Atemzyklus nicht mehr vollständig ventiliert, es können bei nicht ausreichender kollateraler Ventilation Atelektasen entstehen (24). Diese Verminderung der Lungenvolumina bildet sich innerhalb von zwei Wochen zurück (2), und die Lungenfunktion normalisiert sich.

Eine bereits primär erheblich eingeschränkte Lungenfunktion erfordert daher während der Operation eine optimale Beatmung mit ausreichend hoher F_IO_2. Postoperativ ist in vielen Fällen eine protrahierte Intubation erforderlich mit zunächst kontrollierter und assistierter Beatmung, bis sich der Patient voll erholt hat und seine präoperative pulmonale Leistungsfähigkeit wieder weitgehend erreicht hat.

Literatur

1. ANTHONISEN, N. R., DANSON, J., ROBERTSON, P. C.: Airway closure as a function of age. Resp. Physiol. 8, 58 (1969/1970).

2. BEECHER, H. K.: Effect of laparotomy on lung volume. Demonstration of a new type of pulmonary collapse. J. clin. Invest. 12, 651 (1933).

3. BERGMAN, N. A.: Components of alveolar-arterial oxygen tension difference in anesthetized man. Anesthesiology 28, 517 (1967).

4. BERGGREN, S. M.: The oxygen deficiency of arterial blood caused by nonventilated parts of the lung. Acta physiol. scand., Suppl. 11 (1942).

5. BJORK, V. O., HILTY, H. J.: The arterial oxygen and carbon dioxide tension during the postoperative period in cases of pulmonary resections and thoracoplastics. J. thorac. Surg. 27, 455 (1954).

6. CAMPBELL, E. J. M., NUNN, J. F., PECKETT, B. W.: A comparison of artificial ventilation and spontaneous respiration with particular reference to ventilation-blood-flow relationship. Brit. J. Anaesth. 30, 166 (1958).

7. CRAIG, D. B., WHABA, W. M., DON, H. F.: The effect of posture on airway closure and gas exchange. Clin. Res. 18, 742 (1970).

8. DALEN, J. E., EVANS, G. L., BANAS, J. S.: The hemodynamic and respiratory effects of diazepam (Valium^R). Anesthesiology 30, 259 (1969).

9. DON, H. F., CRAIG, D. B., WHABA, W. M.: The measurement of gas trapped in the lungs at functional residual capacity and the effect of posture. Anesthesiology 35, 582 (1971).

10. DON, H. F., ROBSON, J. G.: The mechanics of the respiratory system during anesthesia: the effect of atropine and carbon dioxide. Anesthesiology 26, 168 (1965).

11. DON, H. F., WHABA, W. M., CUADRADO, L.: The effects of anesthesia and 100 % oxygen on the functional residual capacity of the lungs. Anesthesiology 32, 521 (1970).

12. DOBKIN, A. B., SU, J. P. G., BYLES, P. H.: "Normal" paO_2 and SaO_2 in elderly patients and the effect of premedication with atropine and meperidine. Acta anaesth. scand. 10, Suppl. 23, 542 (1966).

13. FROESE, A. B., BRYAN, A. C.: Effects of anesthesia and paralysis on diaphragmatic mechanics in man. Anesthesiology 41, 242 (1974).

14. GARDINER, A. J. S., PALMER, K. N. V.: Effect of premedication and general anaesthesia on arterial blood gases. Brit. Med. J. 2, 1433 (1964).

15. GREENFIELD, L. J., EBERT, P. A., BENSON, D. W.: Effect of positive pressure ventilation on surface tension properties of lung extracts. Anesthesiology 25, 312 (1964).

16. HILPERT, P.: Kollaterale Ventilation. Habil. Schrift, Tübingen (1970).

17. MACKLEM, P. T.: Airway obstruction and collateral ventilation. Physiol. Rev. 51, 368 (1971).

18. MAIER, H. C., COURNAND, A.: Studies of arterial oxygen saturation in the postoperative period after pulmonary resections. Surg. 13, 199 (1954).

19. MARSHALL, B. E., MILLAR, R. A.: Some factors influencing postoperative hypoxaemia. Anaesthesia 20, 408 (1965).

20. MARSHALL, B. E., WYCHE, M. Q.: Hypoxemia during and after anesthesia. Anesthesiology 37, 178 (1972).

21. MEAD, J., COLLIER, C.: Relation of volume history of lungs to respiratory mechanics in anaesthetized dogs. J. appl. Physiol. 14, 669 (1959).

22. MICHENFELDER, J. D., FOWLER, W. S., THEYE, E. A.: CO_2-levels and pulmonary shunting in anaesthetized man. J. appl. Physiol. 21, 1471 (1966).

23. MOSTERT, J. W., EVERS, J. L., HOBIKA, G. H.: Cardiorespiratory effects of anaesthesia with morphine or fentanyl in chronic renal failure and cerebral toxicity after morphine. Brit. J. Anaesth. 43, 1053 (1971).

24. MULLER, G. P., OVERHOLT, R. H., PENDERGRASS, E. P.: The effects of scopolamine on the airways of man. Anesthesiology 30, 12 (1969).

25. NUNN, J. F.: Hypoxemia after general anesthesia. Lancet II, 631 (1962).

26. PANDY, J., NUNN, J. F.: Failure to demonstrate progressive falls of arterial pO_2 during anaesthesia. Anaesthesia 23, 38 (1968).

27. PIERCE, J. A., CAROFALO, M. L.: Preoperative medication and its effects on blood gases. JAMA 194, 487 (1965).

28. PRICE, H. L., COOPERMAN, L. H., WARDEN, J. C., MORRIS, J. J., SMITH, Th. C.: Pulmonary hemodynamics during general anesthesia in man. Anesthesiology 30, 629 (1960).

29. PRYS-ROBERTS, C., KELMAN, G. R., GREENBAUM, R., KAIN, M. L., BAY, J.: Hemodynamics and alveolar-arterial pO_2-differences at varying $paCO_2$ in anesthetized man. J. appl. Physiol. 25, 80 (1968).

30. RHEDER, K., HATCH, D. J., SESSLER, A. D.: Effects of general anesthesia, muscle paralysis, and mechanical ventilation on pulmonary nitrogen clearance. Anesthesiology 35, 591 (1971).

31. STARK, D. C. H., SMITH, H.: Pulmonary vascular changes during anaesthesia. Brit. J. Anaesth. 32, 460 (1960).

32. SMITH, T. C., DuBOIS, A. B.: The effects of scopolamine on the airways of man. Anesthesiology 30, 12 (1969).

33. SYKES, M. K., YOUNG, W. E., ROBINSON, B. E.: Oxygenation during anaesthesia with controlled ventilation. Brit. J. Anaesth. 37, 314 (1965).

34. TOMLIN, P. J., CONWAY, C. M., PAYNE, J. P.: Hypoxemia due to atropine. Lancet I, 14 (1964).

35. VOIGT, E.: Die Beurteilung von ventilatorischen Verteilungsstörungen anhand von Stickstoffauswaschkurven der Lunge und einem daraus abgeleiteten inspiratorischen Gasverteilungs-Index (IDI). Habil.-Schrift, Tübingen (1975).

36. VOIGT, E., BRAUN, U., SCHORER, R.: Closing volume and ventilatorische Verteilungsstörungen. Anaesthesist 25, 112 (1976).

37. VOIGT, E., WEITZÄCKER, W.: Gasaustausch und Lungenmechanik unter Narkosebeatmung. Anaesthesist 24, 166 (1975).

38. WATSON, W. E.: Observations on physiological deadspace during intermittent positive pressure respiration. Brit. J. Anaesth. 34, 502 (1962).

39. WEST, J. B.: Ventilation-perfusion inequality and overall gas exchange in computer models of the lung. Resp. Physiol. 7, 88 (1969).

40. WEST, J. B.: Ventilation/Blood-flow and Gas Exchange. Philadelphia: F. A. Davies Co. 1970.

41. WOO, S. W., BERLIN, D., HEDLEY-WHITE, J.: Surfactant function and anaesthetic agents. J. appl. Physiol. 26, 571 (1969).

Möglichkeiten und Grenzen der Sauerstofftherapie

Von K. Hutschenreuter

Schon PRIESTLEY, der unabhängig von SCHEELE den Sauerstoff entdeckt hat, traf folgende bemerkenswerte Feststellung: "Die Luft, die die Natur für uns bereit hält, ist unseren Bedürfnissen am besten angepaßt." Diese Feststellung ist auch heute noch in vollem Umfange gültig.

Dessen ungeachtet hat die Zugabe von Sauerstoff zur Einatmungsluft bis zum völligen Ersatz derselben durch reinen Sauerstoff als therapeutisches Prinzip breiten Eingang insbesondere in die klinische Medizin gefunden. Die Möglichkeiten dieses Behandlungsverfahrens sind außerordentlich vielseitig. Bei ihrer Erörterung wird jedoch auch auf die Grenzen einer Sauerstoffbehandlung einzugehen sein, zumal es sich beim Sauerstoff (Oxygenium, d. h. Säurebildner) um keine indifferente Substanz handelt, und er nicht nur Vorzüge aufweist, sondern auch Nachteile besitzt, welche unter Umständen schwerwiegende Komplikationen verursachen können. Diese Tatsache ist nicht nur für die Anwendung von Sauerstoff unter Überdruck, der sogenannten hyperbaren Oxygenation, zutreffend, sondern auch für die Zufuhr von O_2 unter atmosphärischen Druckverhältnissen, womit sich mein Beitrag ausschließlich beschäftigen wird.

Ziel jeder O_2-Therapie ist die Anreicherung der Einatmungsluft mit O_2, womit - ganz generell gesagt - ein O_2-Mangel mit seinen die Organfunktionen beeinträchtigenden Folgen beseitigt oder vermieden werden soll. Dazu muß aber schon jetzt einschränkend festgestellt werden, daß eine O_2-Zufuhr nicht bei sämtlichen Formen eines O_2-Mangels, gleich welcher Ursache, einen positiven therapeutischen oder prophylaktischen Effekt auszulösen vermag.

Die wichtigste und häufigste Indikation für eine O_2-Therapie stellen <u>respiratorische Störungen</u> dar. Ist eine solche Ateminsuffizienz nur durch einen O_2-Mangel charakterisiert, sprechen wir von einer Partial-, bei Kombination von O_2-Mangel und CO_2-Überladung von einer Globalinsuffizienz.

Ein derartiges Ereignis kann sich an verschiedenen Stellen des Gasaustausches zwischen Umwelt und Organismus etablieren, zumal die <u>Voraussetzungen für einen ungestörten Ablauf der Atmung</u>, sowohl der äußeren als auch der inneren, vielfältig sind. Als solche gelten nach SCHMIDT und HUTSCHENREUTER besonders:
1. adäquate Zusammensetzung des Atemgasgemisches,
2. intakte Atemregulation,
3. freie Luftwege,
4. intakte Atemmechanik,
5. genügende Membranpermeabilität zwischen Alveolen und Lungenkapillaren,
6. ausreichende Kapillarperfusion,
7. intakte O_2-Bindungsfähigkeit des Blutes und
8. normale Zellatmung.

Werden diese Voraussetzungen nicht alle erfüllt, kommt es zur <u>respiratorischen Insuffizienz</u>. Diese wird um so rascher deletäre Konsequenzen nach sich ziehen, je schneller sie sich eingestellt hat und je schwerer sie ist. Der menschliche Organismus verfügt zwar über eine gewisse O_2-Reserve; diese ist jedoch innerhalb von 3 bis 4 min aufgebraucht. Außerdem gibt es in dieser Hinsicht zwischen den Organen teilweise erhebliche Unterschiede. So hat beispielsweise das Herz mit einer relativ großen arteriovenösen O_2-Gehaltsdifferenz (avDO_2) - im Vergleich zu den Nieren und zum Magen-Darm-Trakt mit wesentlich geringeren Differenzen - praktisch keinerlei O_2-Reserven, woraus sich seine enorme Empfindlichkeit gegenüber einem O_2-Mangel erklärt.

Die <u>Symptomatik</u> eines O_2-Mangels ist ziemlich vielgestaltig. Wesentliche klinische Zeichen sind Dyspnoe, gesteigerte Atemfrequenz, Blutdruckanstieg, Pulsfrequenzsteigerung und Zyanose. Zunächst führt eine Hypoxie zu einer Zunahme des Sympathikustonus, welche sich durch Tachykardie und Hypertension zu erkennen gibt. Bei Fortbestehen und Zunahme eines O_2-Mangels sowie bei alten und geschwächten Patienten mit blockierter Sympathikusaktivität kommt es nach FOITZIK und LAWIN zu Bradykardie, Hypertonie und schließlich zum Herzstillstand.

Zur <u>Behandlung</u> von Störungen der ersten vorhin genannten Voraussetzung für einen ungestörten Ablauf der Atmung, d. h. zur <u>Therapie einer inadäquaten Zusammensetzung des Atemgasgemisches</u>, wie sie beispielsweise während Narkosen, in großen Höhen oder auch bei einer Verschüttung auftreten kann, kommt der O_2-Zufuhr, erforderlichenfalls unter assistierender Beatmung, große Bedeutung zu.

Bei einer <u>Störung der Atemregulation</u> infolge Lähmung der Atemzentren in der Medulla oblongata oder auch bei peripherer Atemlähmung ist in den meisten Fällen eine alleinige O_2-Zufuhr nicht ausreichend, um eine Hypoxie zu beseitigen. Vielmehr bedarf es bei diesen Erkrankungen einer ausreichenden Respiratortherapie, zweckmäßigerweise unter Anreicherung der Inspirationsluft mit O_2.

Als eine Sonderform der Atemregulationsstörungen kann die Asphyxie der Neugeborenen aufgefaßt werden. Während bei Apgar-Werten von 4 bis 7 in der Regel eine O_2-Insufflation über eine Gesichtsmaske ausreicht, müssen Neugeborene mit einer Apgar-Ziffer unter 4 unverzüglich endotracheal intubiert und beatmet werden. Hierzu ist in der Regel die Verwendung von reinem Sauerstoff üblich. Die dabei aufzuwendenden Insufflationsdrucke können 30 cm H_2O und zur Entfaltung der Alveolen sogar das Doppelte betragen.

Bei einer <u>Verlegung der Luftwege</u>, einer der häufigsten Ursachen für eine Ateminsuffizienz, müssen diese so schnell wie möglich freigemacht und dann auch auf die Dauer offengehalten werden. Bei derartigen Zuständen ist von einer alleinigen O_2-Zufuhr ohne zusätzliche Maßnahmen keinerlei therapeutischer Effekt zu erwarten. Ungeachtet dessen kann es jedoch von großem Vorteil sein, wenn nach Freimachen der Luftwege durch geeignete Maßnahmen, auf die hier nicht eingegangen werden soll, eine Anreicherung der Atemluft mit O_2 erfolgt oder sogar unter Zusatz von O_2 künstlich beatmet wird.

Bei <u>Störungen der Atemmechanik</u>, etwa durch Frakturen im Bereiche der Thoraxwand, kann es in leichteren Fällen durchaus möglich sein, eine Hypoxie durch O_2-Insufflationstherapie abzuwenden oder zu beseitigen. Bei schweren Thoraxtraumen, in Fällen mit zusätzlichen schweren Verletzungen und bei Patienten mit verminderten Atemreserven, wie z. B. bei Altersemphysem oder Asthma, sollte schon frühzeitig intubiert und kontrolliert beatmet werden.

Auch bei <u>Störungen der Lungenventilation</u> durch einen Pneumothorax, Hämatothorax oder infolge Zwerchfellruptur kommt der O_2-Therapie lediglich die Bedeutung einer unterstützenden Maßnahme zu, weil sie allein nicht in der Lage ist, eine durch die eben genannten Veränderungen bedingte Hypoxie zu beheben. Es wäre also verfehlt, in diesen Fällen von einer O_2-Zufuhr einen entscheidenden Einfluß auf die bestehende Hypoxie zu erhoffen.

Wesentlich erfolgreicher ist die O_2-Therapie bei Gasaustauschstörungen zwischen Lungenalveolen und Lungenkapillaren. Bei diesen Diffusionsstörungen, wie sie bei Pneumonosen oder auch durch ein Lungenödem verursacht werden können, genügt häufig ein reichliches O_2-Angebot in der Inspirationsluft, um den alveolo-kapillären O_2-Gradienten so zu steigern, daß hypoxische Symptome verschwinden, zumal die Lungenventilation in der Regel ausreichend ist.

Etwa das gleiche gilt für den Einsatz von Sauerstoff bei Erkrankungen mit Störungen des Belüftungs-Durchblutungs-Verhältnisses, wie beispielsweise bei Einengung des kapillären Strombettes oder auch bei Verteilungsstörungen in den Lungen. Hypoxien infolge vaskulären Kurzschlusses in den Lungen lassen sich durch reichliches O_2-Angebot kaum bessern. In ungünstigen Fällen, wie bei einem intrapulmonalen Aneurysma, kann Heilung nur durch operative Beseitigung erfolgen.

Von den Störungen der O_2-Aufnahmefähigkeit des Blutes sind zwei von besonderem klinischem Interesse, einmal die CO-Vergiftung und zum zweiten die Methämoglobinämie. Bei einer CO-Vergiftung ist, leichte Fälle ausgenommen, ein entscheidender therapeutischer Gewinn von O_2 im wesentlichen nur bei Anwendung in hyperbarer Form zu erwarten. Auch zur Behandlung einer schweren Methämoglobinämie, verursacht durch Gifte, wie z. B. Anilin, oder Medikamente, wie z. B. Phenacetin oder Sulfonamide, kommt in der klinischen Praxis zunehmend die hyperbare Oxygenierung zur Anwendung.

Schließlich ist die hyperbare O_2-Therapie, die an dieser Stelle nicht erörtert werden soll, bei Störungen der Zellatmung durch Gifte, welche die Atmungsfermente inaktivieren, wie z. B. Blausäure oder Schwefelwasserstoff, von großer Bedeutung, während dabei der Anwendung von O_2 unter atmosphärischen Druckverhältnissen keine nennenswerte therapeutische Wirkung zugeschrieben werden kann.

Respiratorisch bedingte Hypoxien, wie sie regelmäßig nach größeren operativen Eingriffen infolge Restriktion und Schmerz auftreten oder nach Narkosen mit Lachgas in Form der sogenannten Diffusionshypoxie zustandekommen, sind echte Indikationen für eine O_2-Therapie. Diese Tatsache ist zweifelsfrei dafür verantwortlich, daß die postoperative O_2-Insufflation nicht nur im Aufwachraum, sondern auch nach Rückverlegung der Patienten auf ihre Krankenstationen in ziemlich großzügiger Weise angewandt wird.

Die zweitgrößte Gruppe von Erkrankungen oder Zuständen, welche eine Indikation zur O_2-Therapie abgeben können, sind kardiozirkulatorische Störungen.

Da beispielsweise Atmungsintensität und O_2-Verbrauch des Myokardgewebes schon bei körperlicher Ruhe ziemlich groß sind und durch eine Steigerung der Schlagfrequenz oder des Schlagvolumens wesentlich erhöht werden, kann die O_2-Therapie bei einem kranken Herzen von großem Ausschlag sein. Allerdings spricht die außerordentlich starke Ausschöpfung des Sauerstoffs aus dem arteriellen Koronarblut schon unter körperlichen Ruhebedingungen dafür, daß insbesondere bei Erkrankungen des Herzmuskels von einer O_2-Behandlung nur eine unterstützende Wirkung erwartet werden kann und der Steigerung der Koronardurchblutung wesentlich größeres Gewicht beizumessen ist.

Bewährt hat es sich durchaus, von einer O_2-Therapie bei der Behandlung eines Myokardinfarktes sowie während der Intensivüberwachung infarktgefährdeter Kranker Gebrauch zu machen. Während bei einem akuten Infarktgeschehen im allgemeinen eine O_2-Zufuhr unter künstlicher Beatmung erfolgt, reicht nach Ablauf der akuten Krise in der Regel eine O_2-Zufuhr beispielsweise über eine Nasensonde völlig aus.

Von Nutzen sein kann ferner die Einbeziehung einer O_2-Insufflationstherapie in den Behandlungsplan bei Kranken mit bedrohlichen Rhythmusstörungen oder einer akuten Karditis. Auch beim kardial bedingten Lungenödem - meist infolge Linksherzversagens - ist eine Zufuhr von Sauerstoff angezeigt, wenn nötig unter künstlicher Überdruckbeatmung, wozu in schwereren Fällen sogar 100 % O_2 verwandt werden.

Ansonsten kommt O_2 noch bei anderen schweren kardialen Dekompensationen in Betracht, während von ihm bei kongenitalen Herzschäden mit arterieller Hypoxämie keinerlei positiver Einfluß auf einen O_2-Mangel des zirkulierenden Blutes und der Gewebe ausgeübt werden kann.

Von den zirkulatorischen Störungen kommt für eine O_2-Therapie vor allem der Schock in Frage. Jeder Schockzustand führt letztlich zu einem O_2-Mangel des Gewebes und der Zellen. Zu einer Kompensation dieser Hypoxidose ist deshalb der Sauerstoff ein außerordentlich wichtiges Therapeutikum. Selbstverständlich steht bei der Schockbehandlung der Volumen- und auch Erythrozytenersatz absolut im Vordergrund. Wie RÜGHEIMER zum Ausdruck gebracht hat, besteht aber nicht selten auch nach Beseitigung hämodynamischer Störungen noch eine Hypoxämie. Das ist ein wesentliches Argument für den Einsatz von O_2. Den günstigsten Effekt hat dabei eine O_2-Therapie bei der hypoxischen Hypoxie und zudem bei Störungen des Ventilations-Perfusions-Verhältnisses, etwa infolge eines intrapulmonalen Shunt.

Wenn sich auch eine respiratorische oder kardiozirkulatorische Insuffizienz oft ohne labortechnische Hilfsmittel erkennen läßt, so sollten doch - auch im Hinblick auf die Indikationen zur O_2-Therapie und deren Kontrolle - entsprechende Laboruntersuchungen vorgenommen werden. Dabei kommt folgenden Parametern klinische Bedeutung zu:
1. Hämoglobin und Hämatokrit,
2. Säure-Basen-Status und Blutgase unter Einschluß von PO_2,
3. O_2-Sättigung,
4. O_2-Gehalt oder -Kapazität und, wenn möglich, auch noch
5. zentralvenöser O_2-Gehalt, womit dann auch die arteriovenöse O_2-Gehaltsdifferenz bestimmt werden kann.

Die Messung des excess lactat nach HUCKABEE, von einigen Autoren für diese Zwecke ebenfalls empfohlen, ist ein recht aufwendiges Verfahren, welches sich nicht allgemein durchsetzen konnte. Schließlich können noch Bestimmungen des physiologischen Shunt mit Hilfe der alveoloarteriellen O_2-Druckdifferenz bei Atmung von reinem O_2 und Bestimmungen des Herzzeitvolumens von Nutzen sein.

Im allgemeinen dürfen für eine O_2-Therapie folgende Richtlinien und Leitsätze zugrundegelegt werden:

1. Bei arteriellen O_2-Druckwerten unter 40 mm Hg kommt es nach LUTZ zu einer Beeinträchtigung von Organfunktionen. Die untere tolerable Grenze für das Gehirn liegt nach NUNN bei 13,8 Vol% O_2-Gehalt und 36 mm Hg PO_2 im arteriellen Blut.
2. Eine maßgebende Meßgröße für die Steuerung der O_2-Dosierung ist, wie auch HALMAGYI betont, der venöse O_2-Partialdruck oder der zentralvenöse O_2-Gehalt, weil eine arterielle Hypoxämie immer mit einer venösen verbunden ist, eine venöse jedoch auch ohne arterielle

vorliegen kann. Die Gefahr einer venösen Hypoxie ist besonders bei allen Faktoren gegeben, welche eine Erhöhung der avDO$_2$ verursachen, wie z. B. gesteigerte Herz- oder Atemarbeit und Fieber. Die avDO$_2$ beträgt für den Gesamtorganismus etwa 5 Vol%.

3. Grenzen für eine O$_2$-Insufflationstherapie sind dann gegeben, wenn bei respiratorischen Hypoxämien die arteriellen PO$_2$-Werte unter 70 mm Hg liegen und der zentralvenöse O$_2$-Gehalt unter 7 Vol% beträgt. Dann liegt nach CUNITZ und WEIS eine eindeutige Indikation zur Respiratorbehandlung vor.

Die Dosierung von O$_2$ sollte nach individuellen Gesichtspunkten erfolgen. Nicht selten wird sie jedoch mehr oder weniger pauschal vorgenommen, etwa in der Form, daß Erwachsene in der postoperativen Phase fast sämtlich die gleiche Menge Sauerstoff erhalten. Ein solches Vorgehen läßt unter anderem auch den Umstand unberücksichtigt, daß eine eindeutige Abhängigkeit der letztlich resultierenden O$_2$-Konzentration in der Einatmungsluft vom Atemvolumen besteht und dieses deshalb bei der Festlegung der zuzuführenden O$_2$-Menge mit zugrundegelegt werden muß.

Für die Richtigkeit dieser Auffassung sprechen die Ergebnisse von Untersuchungen, welche an unserem Institut DEWES und RACENBERG an tracheotomierten Erwachsenen vorgenommen haben.

Bei diesen Patienten wurde die Trachealkanüle entfernt, durch das Tracheostoma in die Trachea ein Katheter mit zwölf Öffnungen zur Gewinnung von Atemgas eingelegt, das Tracheostoma im übrigen luftdicht verschlossen, über eine dichtsitzende Narkosemaske mit einem Spirometer nach Wright das Atemminutenvolumen (AMV) bestimmt, über eine Nasensonde nach Poulsen O$_2$ zugeführt und dann mit einem Oxymeter der Marke Oxytest die O$_2$-Konzentration in der Trachea gemessen.

In der ersten Versuchsgruppe wurde die Änderung der O$_2$-Konzentration in der Trachea bei verschiedenen Atemminutenvolumina und jeweils konstanter O$_2$-Zufuhr von 1, 3 und 5 l/min bei normaler und forcierter Atmung bestimmt.

Bei der Zufuhr von 1 l O$_2$/min betrug das Atemminutenvolumen bei ruhiger Atmung im Mittel 6,2 l, die O$_2$-Konzentration in der Trachea 30,1 Vol%; bei forcierter Atmung lagen die entsprechenden Werte bei 9,2 l und 28,0 Vol%.

Die O$_2$-Zufuhr von 3 l/min führte bei ruhiger Atmung mit einem AMV von durchschnittlich gleichfalls 6,1 l und 9,3 l bei forcierter Atmung zu O$_2$-Konzentrationen von 40,0 bzw. 35,8 Vol%.

Schließlich ermittelten DEWES und RACENBERG bei Zufuhr von 5 l O$_2$/min Atemvolumina von 6,1 bei Normo- bzw. 9,7 l bei Hyperventilation und einem O$_2$-Gehalt der Atemluft von 49,6 bzw. 42,2 Vol%.

In einer zweiten Versuchsreihe haben die Autoren die zugeführten O$_2$-Mengen in Abhängigkeit vom AMV variiert und die O$_2$-Konzentrationen in der Trachea bei Atmung von atmosphärischer Luft sowie bei Zufuhr von 10, 50 und 100 % O$_2$ - bezogen auf das vorher bestimmte Atemminutenvolumen - gemessen. Außerdem erfolgte bei diesem Patientenkreis die O$_2$-Zufuhr über
1. einen Nasopharyngealkatheter,
2. eine Sauerstoffbrille und
3. eine Sauerstoffsonde nach Poulsen.

Bei Luftatmung haben sich praktisch für alle Applikationsformen gleiche O$_2$-Konzentrationen in dichter Häufung zwischen 16 und 18,5 Vol%,

im Mittel von 17,2 Vol% in der Luftröhre ergeben. Diese Dichte der
O_2-Werte bei Luftatmung ist besonders insofern etwas überraschend,
als von der Methode keine große Genauigkeit erwartet werden kann. Die
Konzentrationen um 17 Vol% können zudem als ein Beweis für die Mischung von Ein- und Ausatemluft in der Trachea angesehen werden.

Bei Hinzufügung von 10 % O_2 zur Atemluft ergeben sich ebenfalls noch
eng zusammenliegende Werte. Diese bewegen sich bei Zufuhr über einen
Nasopharyngealkatheter oder eine O_2-Brille zwischen 21,0 und 25,0 %,
bei Zufuhr über einen Poulsen-Katheter zwischen 22,0 und 26,5 %.

Bei Zugabe von 50 % O_2 kommt es zu einer deutlichen Streuung der Werte. Diese liegen in den Gruppen "Nasopharyngealkatheter" und "Sauerstoffbrille" zwischen 29,0 und 40,0 % mit einer Häufung um 34,5 %,
in der Gruppe "Nasenkatheter nach Poulsen" zwischen 35,0 und 46,0 %
mit einer Häufung um 38,5 %.

Wenn 100 % O_2 zugeführt werden, ergibt sich eine noch größere Streuung. In der Gruppe "Nasopharyngealkatheter" bewegen sich die Meßwerte
zwischen 40,0 und 59,0 %, in der Gruppe "Sauerstoffbrille" zwischen
38,0 und 54,0 % und in der Gruppe "Nasenkatheter nach Poulsen" zwischen 46,0 und 62,0 %.

Die durchgeführten Untersuchungen erlauben vor allem folgende Schlußfolgerungen:
1. Bei O_2-Zufuhr ist die O_2-Konzentration in der Trachea u. a. auch
   von der Größe des Atemminutenvolumens abhängig.
2. Die Streubreite der Mittelwerte wird mit zunehmender O_2-Konzentration in der Atemluft größer.
3. Die höchsten O_2-Konzentrationen in der Trachea lassen sich mit der
   Nasensonde nach Poulsen erzielen.
4. Die O_2-Konzentration in der Luftröhre übersteigt auch bei O_2-Zugabe von 50 % des AMV zur Einatmungsluft in keinem Falle 60 %.

Mit diesen Hinweisen auf das Gesamtresultat unserer Untersuchungen
ist auch bereits die Technik der O_2-Insufflation angesprochen. Heutzutage wird meistens die Nasensonde nach Poulsen bevorzugt, weil sich
günstige Ergebnisse erzielen lassen, die Quote lokaler Komplikationen
gering ist und bei deren Anwendung die physiologischen Funktionen der
Nasenschleimhaut - Erwärmung und Anfeuchtung der Atemluft - ausgenutzt
werden.

In der klinischen Praxis werden außer den genannten O_2-Kathetern oder
-Brillen auch noch verschiedene Formen von Gesichtsmasken mit und ohne Ventile verwendet. Wie wir selbst bei Messungen unter O_2-Zufuhr
über eine Edinburgh-Maske der British Oxygen-Company feststellen konnten, liegen die mit ihnen erreichbaren O_2-Konzentrationen weit unter
den mit der Poulsen-Sonde zu erzielenden Werten.

Das O_2-Zelt, eine weitere mögliche Technik für die Applikation von O_2,
hat fraglos an Bedeutung und auch an Anhängern verloren. Mit seiner
Hilfe kann man zwar relativ hohe O_2-Konzentrationen in der Atemluft
schaffen, jedoch bricht die O_2-Konzentration stets rasch zusammen,
wenn das Zelt - beispielsweise zur Verrichtung pflegerischer Maßnahmen - geöffnet wird oder aus dem Zelt Drainagerohre herausgeleitet
werden müssen, deren Durchtrittstellen dann gewissermaßen Leckagen
darstellen, durch welche O_2 entweichen kann. Schließlich spielt auch
die Tatsache eine nicht unerhebliche Rolle, daß O_2-Zelte nicht nur in
der Anschaffung ziemlich kostspielig, sondern auch im Betrieb relativ
teuer sind.

Im Prinzip sollte eine O_2-Insufflationstherapie nur mit vorgewärmtem und angefeuchtetem Gas erfolgen. Die Temperatur im Flüssigkeitsbehälter darf dabei die Körpertemperatur nicht über- und eine relative Feuchte von 70 % nicht unterschreiten. Hierzu eignen sich beispielsweise bestimmte Vernebler der Firmen Puritan und Bird. Nicht heizbare Vernebler, welche ein Aerosol liefern, wie z. B. von Dräger produziert, kommen für eine O_2-Insufflation über eine Nasensonde in Frage, wie sie vielerorts vor allem in der postoperativen Phase praktiziert wird.

Komplikationen und Gefahren der O_2-Therapie können lokaler und allgemeiner Natur sein.

Bei Verwendung eines Nasopharyngealkatheters kann es - wenn dieser zu tief eingeführt wird - zur Überblähung oder sogar Ruptur des Magens kommen. Bei Eintritt von O_2 durch eine Schleimhautläsion im Nasen-Rachen-Raum ist die Möglichkeit eines Hautemphysems des Gesichtes gegeben.

Allgemeine Gefahren drohen, wenn bei Patienten mit einer Hypoxämie und Hyperkapnie, also einer Globalinsuffizienz, zuviel O_2 zugeführt wird, die hypoxämische Atemstimulierung über die Chemorezeptoren wegfällt und eine Zunahme der CO_2-Retention entsteht, welche bis zum Coma hypercapnicum führen kann. Bei solchen Patienten hat es sich bewährt, mit der O_2-Zufuhr vorsichtig und zurückhaltend zu sein, zunächst mit relativ kleinen Mengen, etwa 1 bis 2 l/min, zu beginnen und unter genauer Beobachtung des Kranken sowie Kontrolle seiner Atmung - auch durch Blutgasanalysen - erst nach einigen Stunden die O_2-Zugabe zu steigern. Im übrigen gilt insbesondere für diese Kranken die Faustregel, daß eine arterielle Hypoxämie durch Erhöhung des O_2-Anteils in der Einatmungsluft auf 30 bis 40 % in den meisten Fällen beseitigt werden kann.

NOLTE schlägt bei Kranken mit einer Globalinsuffizienz eine sogenannte kontrollierte O_2-Therapie vor. Darunter versteht er eine O_2-Dosierung nach dem Verhalten von PO_2 und PCO_2. Er begnügt sich mit einer Anhebung des PO_2 auf 60 bis 70 mm Hg, womit eine lebensbedrohliche Hypoxämie beseitigt, jedoch der Atemantrieb über die peripheren Chemorezeptoren nicht nennenswert beeinträchtigt wird.

Nach SCHNABEL und Mitarbeitern führt eine Hyperoxie - bedingt durch Zufuhr hoher O_2-Konzentrationen - schon nach kurzer Zeit zu einer Vasokonstriktion der Herz-, Hirn-, Nieren- und Retinagefäße. Bei Früh- und Neugeborenen kann bei Überschreiten des arteriellen O_2-Partialdruckes von 140 mm Hg nicht nur ein Spasmus der Retinagefäße, sondern durch Zellproliferation und Gefäßeinsprossung in den Glaskörper eine retrolentale Fibroplasie entstehen, die zur Erblindung führt.

Aus den genannten Gründen ist es ratsam, grundsätzlich nach Beseitigung einer akuten Hypoxie durch Beatmung unter Verwendung hoher O_2-Konzentrationen die O_2-Zufuhr baldmöglichst zu drosseln und eine Konzentration von 40 bis 50 % im Einatemgemisch nach Möglichkeit nicht zu überschreiten. Ist es notwendig, 100 % O_2 zuzuführen, sollte diese hohe Konzentration nach Möglichkeit nicht länger als 24 h beibehalten werden. Freilich muß zugestanden werden, daß insbesondere bei schweren pulmonalen Veränderungen - etwa bei einer ausgeprägten Schocklunge nach einer Mehrfachverletzung - auch mit 100 % O_2 in der Einatmungsluft und apparativer Hyperventilation eine normale arterielle Oxygenation nicht immer zu erzielen ist. Dann können Bedenken wegen der Gefahren einer möglichen O_2-Toxizität fallengelassen werden, wenn man sich damit auch auf einen ganz schmalen Grat zwischen Hypoxämie und O_2-Intoxikation begibt.

Zusammenfassend kann festgehalten werden, daß die Möglichkeiten einer
O_2-Therapie bei einer ganzen Reihe von Indikationen voll ausgeschöpft
werden können. Voraussetzungen zur Vermeidung von Gefahren und Komplikationen sind jedoch exakte Dosierung sowie sinnvolle und zweckmäßige
Applikation.

Literatur

1. CUNITZ, G., WEIS, K.-H.: Kritische Sauerstoffwerte bei der Intensivtherapie der respiratorischen Insuffizienz. Z. prakt. Anästh. 8, 138 (1973).

2. DEWES, H., RACENBERG, E.: Vergleichende Untersuchungen zur Sauerstofftherapie. Saarländ. Ärztebl. 22, 441 (1969).

3. FOITZIK, H., LAWIN, P.: Die Behandlung mit Sauerstoff. Z. prakt. Anästh. 3, 273 (1968).

4. HALMAGYI, M.: Die Sauerstofftherapie. In: Lehrbuch der Anaesthesiologie und Wiederbelebung (eds. R. FREY, W. HÜGIN, O. MAYRHOFER). Berlin-Heidelberg-New York: Springer 1971.

5. LUTZ, H.: Cyanose, Hypoxie, Hypercarbie und Asphyxie. In: Lehrbuch der Anaesthesiologie und Wiederbelebung (eds. R. FREY, W. HÜGIN, O. MAYRHOFER). Berlin-Heidelberg-New York: Springer 1971.

6. NOLTE, D.: Zur atemdepressorischen Wirkung von Sauerstoff bei Patienten mit alveolärer Hypoventilation. Verh. dtsch. Ges. inn. Med. 79, 894 (1973).

7. NUNN, J. F.: Applied Respiratory Physiology With Special Reference to Anaesthesia. London: Butterworths 1969.

8. RÜGHEIMER, E.: Prophylaxe und Therapie des Sauerstoffmangels im Schock. In: Praxis der Schockbehandlung (eds. O. Th. LINDENSCHMIDT, E. RÜGHEIMER, H. WILLENEGGER). Stuttgart: Thieme 1971.

9. SCHMIDT, A., HUTSCHENREUTER, K.: Respiratorische Notsituationen und ihre Behandlung. Z. prakt. Anästh. 1, 88 (1966).

10. SCHNABEL, K. H., SCHULZ, V., SCHMIDT, W.: Physiologische und pathophysiologische Reaktionen der Lungen auf Hyperoxieatmung als Grundlage einer Sauerstoffbehandlung. Anaesthesist 23, 186 (1974).

Allgemeine und spezielle Maßnahmen zur Verhütung und Beseitigung der postoperativen Atelektase

Von Ph. Hamer

1. Bedeutung der Lunge im postoperativen Verlauf

Während intraoperativ die meisten und bedrohlichsten Komplikationen vom kardiozirkulatorischen System ausgehen, nimmt postoperativ das Respirationsorgan in der Skala der Morbidität und Letalität den ersten Platz ein. Die Lunge ist im postoperativen Verlauf das vulnerabelste Organ.

Pulmonale Komplikationen treten in 2 - 8 % nach urologischen Operationen, in 3 - 12 % nach Operationen im Unterbauch, in 20 - 42 % nach Operationen im Oberbauch und bis zu 60 % nach kardiochirurgischen Operationen auf. Andere Angaben sprechen von einer Beeinträchtigung der pulmonalen Funktion bei 80 - 90 % aller Patienten, die sich Oberbaucheingriffen unterziehen (Tabelle 1).

Tabelle 1

Operativer Eingriff	Pulmonale Komplikationen in %
Urologische Operationen	2 - 8
Operationen im Unterbauch	3 - 12
Operationen im Oberbauch	20 - 40
Kardiochirurgische Operationen	bis 60

Etwa 90 % dieser respiratorischen Störungen stellen Mikroatelektasen und Atelektasen dar.

2. Pathogenetische Mechanismen

In der Pathogenese der Atelektase und ihres pathophysiologischen Vorfeldes kann man mehrere kausal-genetische Entstehungsmechanismen unterscheiden:
1. Obstruktive Bronchialerkrankungen.
2. Verändertes Atemverhalten.
3. Verschiebung der Lungenvolumina.
4. Intermittierender Verschluß kleiner Bronchien.
5. Verkleinerung des Alveolenradius mit Vergrößerung der Oberflächenspannung.
6. Schädigung des oberflächenaktiven Alveolarfilmes.

Zu den obstruktiven Vorgängen (Tabelle 2).
Die bronchiale Obstruktion mit ihren fünf Einzelkomponenten Spasmus, Ödem, Hyper- und Dyskrinie, Mukostase und Infektion ist die Ursache der Obturationsatelektase. Die obstruktiven Bronchialerkrankungen genießen im präoperativen Status zweifellos eine vorrangige Stellung. In der Pathogenese der postoperativen Lungenkomplikationen stellen sie jedoch nicht den wesentlichsten Faktor dar, sie wurden nach klas-

Tabelle 2. Komponenten obstruktiver Bronchialerkrankungen

1. Spasmus der Bronchialmuskulatur
2. Ödem und Schwellung der Bronchialschleimhaut
3. Hyper- und Dyskrinie
4. Mukostase
5. Infektion

sischer Einstellung im postoperativen Geschehen überbewertet. Die neueren Erkenntnisse über die pathophysiologischen Vorgänge in der Lunge nach Operation und Narkose haben andere Verursachungsketten der Atelektase in den Vordergrund gebracht.

Zu dem veränderten Atemverhalten (Tabelle 3).
Es ist postoperativ gekennzeichnet durch folgendes Muster:
1. Frequente Atemzüge.
2. Flache Atemzüge.
3. Monotone Atemzüge. Es fehlt die Seufzeratmung.

Tabelle 3. Postoperatives Atemmuster

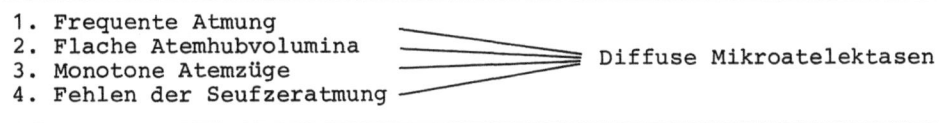

1. Frequente Atmung
2. Flache Atemhubvolumina
3. Monotone Atemzüge
4. Fehlen der Seufzeratmung
→ Diffuse Mikroatelektasen

Eingeleitet wird dieses Atemverhalten bereits während der Anästhesie durch monotone Atemhubvolumina im Rahmen der maschinellen Beatmung. Postoperativ wird es unterhalten durch die Nachwirkung von Anästhetika und Relaxantien, infolge Schmerzen sowie durch schmerzbedingte Muskelverspannungen.

Der normale Erwachsene weist pro Stunde ca. acht bis zehn tiefe Atemzüge auf, die nahezu die totale Lungenkapazität erreichen. Diese Seufzeratmung stellt einen außerordentlich wichtigen Mechanismus dar zur Aufrechterhaltung der Alveolarstabilität. Die postoperativ eintretende Monotonie der Atmung setzt diesen so einfach erscheinenden, aber dessen ungeachtet um so wichtigeren Faktor außer Kraft. Offenbar sind flache und gleichmäßige Atemzüge mit der Aufrechterhaltung des Systems Lunge als einer Ansammlung von Luftblasen in Flüssigkeit nicht vereinbar. Dieser Atemtypus legt bereits nach einer Stunde den Keim für miliare Mikroatelektasen.

Zu der Verschiebung der Lungenvolumina (Tabelle 4).
Die Lungenvolumina weisen postoperativ außerordentlich typische und konstant eintretende Veränderungen auf, die vor allem nach intrathorakalen und Oberbaucheingriffen auftreten, weniger nach Operationen im Unterbauch, am wenigsten nach Operationen in der Körperperipherie:
1. Die Vitalkapazität nimmt um 30 - 80 % ab.
2. Das Reservevolumen verkleinert sich.
3. Die funktionelle Residualkapazität ist um 25 - 60 % vermindert.
4. Das exspiratorische Sekundenvolumen kann bis auf 50 % absinken.

Diese Veränderungen erreichen ihren Höhepunkt innerhalb der ersten 48 h und halten etwa fünf bis sieben Tage an. Eine eminent große Bedeutung kommt der funktionellen Residualkapazität zu; sie reflektiert

Tabelle 4. Postoperative Verschiebung der Lungenvolumina

Lungenvolumen	Richtung der Veränderung	Grad der Veränderung
Vitalkapazität	↓	30 - 80 %
Reservevolumen	↓	
Funktionelle Residualkapazität	↓	25 - 60 %
Exspiratorisches Sekundenvolumen	↓	bis 50 %

am besten das funktionsfähige Alveolarvolumen. Verminderung der funktionellen Residualkapazität bedeutet Verlust an Alveolarraum und leitet die Entstehung miliarer Mikroatelektasen ein.

Zu dem intermittierenden Verschluß kleiner Bronchien.
Die Verminderung der erwähnten Lungenvolumina hat Rückwirkungen auf das closing volume, also auf das Luftvolumen in der Lunge, bei dem kleinere Bronchien anfangen, sich zu verschließen. Das closing volume liegt normalerweise unterhalb der Atemexkursionen. Durch Rückenlage und mit zunehmendem Alter wird es bereits in der Nähe der normalen Atembreite verschoben. Die postoperative Abnahme der Lungenvolumina drängt das closing volume in die normale Atemtätigkeit hinein, d. h. bei jedem Atemzug wird in der Exspiration ein Teil der kleinen Bronchien verschlossen. Die zugehörigen Alveolen werden kaum noch oder nicht mehr ausreichend belüftet; dies bewirkt eine Zunahme des Shuntvolumens. In einer nicht mehr belüfteten Alveole findet sich bereits nach 6 min praktisch keine Differenz des Sauerstoffpartialdruckes zum venösen Blut mehr, obwohl die Alveole noch Gas enthält und nicht kollabiert ist. Sie entspricht hinsichtlich der Sauerstoffaufnahme einer totalen Atelektase.

Zu der Verkleinerung des Alveolarradius.
In der postoperativen Phase nimmt infolge der Volumenverschiebungen der Radius der Einzelalveole ab, dieses vor allem in den unteren Lungenbezirken. Bei abnehmendem Radius steigt aber die Oberflächenspannung an; damit nimmt die Tendenz zur weiteren Abnahme des Alveolarraumes, zur Minderbelüftung der Alveolen und zur Bildung von Mikroatelektasen zu.

Zu der Schädigung des oberflächenaktiven Alveolarfilmes.
Die Existenz der Lunge und ihre sinnvolle Funktion werden ermöglicht durch die Auskleidung der Alveolen mit einem oberflächenaktiven Film. Dieser Film, der die Atelektasenbildung verhindert, kennt verschiedene Störfaktoren (Tabelle 5):

1. Monotone Atmung unter Wegfall regelmäßiger Aufblähungen der Alveolen beeinträchtigt die Spreitung der oberflächenaktiven Substanzen.
2. Eine Reihe von Medikamenten kann die Bildung oberflächenaktiver Stoffe durch die Lunge stören.
3. Gasförmige Anästhetika sollen möglicherweise den oberflächenaktiven Film in seiner Funktion ungünstig beeinflussen.
4. Die nur in der Lunge vorkommenden Phospholipide der alveolarauskleidenden Schicht werden im Rahmen eines spezifischen Eigenstoffwechsels synthetisiert und sezerniert. Diese biochemische Leistung kann beeinträchtigt werden, z. B. durch Ernährungsstörungen der Lunge und Veränderungen der Membranpermeabilität.

Tabelle 5. Störfaktoren des Surfactant

---
1. Fehlen mechanischer Dehnung.
2. Medikamente.
3. Inhalationsanästhetika.
4. Störungen des funktionsspezifischen Lungenstoffwechsels.
   Ernährungsstörung
   Membranstörung
   Beeinträchtigung der Pneumozyten II

Im klinischen Alltag kennt man eine Reihe von Erkrankungen, wie Fettembolie, Schocklunge, Verbrauchskoagulopathie, Ileus, Pankreatitis und Peritonitis, bei denen die Lunge das Bild diffuser Atelektasen bietet. Es konnte nachgewiesen werden, daß unter solchen Bedingungen die Phospholipide in den Alveolen qualitativ und quantitativ verändert sind.

Darüber hinaus nimmt die Lunge am Gesamtstoffwechsel des Organismus teil und übt eine schützende Filterfunktion aus. So werden z. B. Serotonin, Kinine und vasoaktive Substanzen durch die Lunge aus dem Kreislauf entfernt. Es ist vorstellbar, daß bei den erwähnten Erkrankungen Substanzen freigesetzt werden, die in der Lunge Membranstörungen hervorrufen oder die Pneumozyten vom Typ II toxisch beeinflussen. Dadurch würden das oberflächenaktive System der Lunge geschädigt und Mikroatelektasen herbeigeführt.

3. Pathophysiologisches Resultat der postoperativen Lungenveränderungen (Tabelle 6).

Die fundamentale Voraussetzung für die Funktion der Lunge ist die optimale Korrelation zwischen Ventilation und Perfusion in der Gesamtlunge und in ihren Teilbereichen bis zur Ebene der Alveole hin. Das typische pathophysiologische Substrat im Vorfeld der Atelektase besteht ganz überwiegend darin, daß infolge Verkleinerung der funktionellen Residualkapazität die Belüftung im Verhältnis zur Durchblutung herabgesetzt ist. Man kann dieses Stadium als partielle Atelektasen mit graduellem Shunt ansehen. Am Ende der fortlaufenden Abnahme des Alveolarraumes steht die Atelektase mit totalem intrapulmonalem Shunt.

Tabelle 6. Postoperative pathophysiologische Faktorenkette in der Lunge

---
1. FRC = ↓
   |
2. Oberflächenspannung = ↑
   |
3. $\dot{V}/\dot{Q}$ < 0,8
   |
4. $\dot{Q}_S/\dot{Q}_T$ = ↑ (> 5 %)
   |
5. Mikroatelektase
   ↓

Die Entstehung von Atelektasen wird durch vier Faktoren stark begünstigt:

1. Rauchen.
2. Adipositas.
3. Zunehmendes Alter. Über 50 Jahre findet sich ein steiler Anstieg in dem Auftreten von Atelektasen.
4. Bereits präoperativ bestehende obstruktive Bronchialerkrankungen.

Bei folgenden Befunden muß mit postoperativen Atelektasen gerechnet werden:
1. Vitalkapazität kleiner als 1.500 ml.
2. Absolute Sekundenkapazität unter 1.000 ml ($FEV_{1,0}$).
3. Tiffeneau unter 45 %.
4. Mittlerer exspiratorischer Flow unter 0,6 l/s.
5. Atemgrenzwert unter 40 l/min.

Außerdem nehmen postoperative Atelektasen steil zu, wenn Narkose und Eingriff länger als 30 min dauern.

4. Befunde

Mikroatelektasen sind klinisch gekennzeichnet durch:
1. Fieber.
2. Tachypnoe.
3. Tachykardie.

Lungenmechanisch findet sich die schon aufgezeigte Abnahme wichtiger Lungenvolumina. Dabei ist eine Reduzierung der funktionellen Residualkapazität um mehr als 30 % praktisch immer mit Mikroatelektasen verbunden. Die dabei auftretenden Shuntblutmengen sind bis zu 10 % noch akzeptabel. Von 10 - 20 % bedeuten sie eine erhebliche Einschränkung der Atemfunktion, von 20 - 30 % eine schwere pulmonale Insuffizienz und bei Übersteigen von 30 % ist praktisch immer eine Beatmung erforderlich.

Laborchemisch sieht man als erstes Symptom für Mikroatelektasen eine typische Konstellation der arteriellen Blutgaswerte (Tabelle 7): einen Abfall des PO_2 bei gleichzeitigem Abfall des PCO_2.

Tabelle 7. Blutgasanalytisches Symptom der Mikroatelektase

---
1. PaO_2 < 70 mm Hg
2. $PaCO_2$ < 35 mm Hg

Röntgenologische Veränderungen in Form von diffusen kleinfleckigen Verdichtungen sieht man zu diesem Zeitpunkt meistens noch nicht.

5. Prophylaxe und Therapie postoperativer Atelektasen

Zunächst die allgemeinen Maßnahmen (Tabelle 8):

1. Zwischen dem Rauchen und dem Auftreten postoperativer pulmonaler Komplikationen besteht ein enger Zusammenhang. Das Rauchen hemmt die Zilientätigkeit und damit den Reinigungsmechanismus der Bronchien. Außerdem schädigt es möglicherweise den oberflächenaktiven Alveolarfilm. Deshalb wird empfohlen, das Rauchen drei Wochen vor der Anästhesie einzustellen.

Tabelle 8. Allgemeine Maßnahmen zur Prophylaxe und Therapie von Atelektasen

1. Einstellen des Rauchens
2. Richtig dosierte Flüssigkeitszufuhr (Infusionstherapie)
3. Allgemeine medikamentöse Therapie:
   Medikamente mit positiver Wirkung
   Medikamente mit negativer Wirkung
4. Antibiotische Therapie

2. Zur Vermeidung postoperativer Atelektasen ist eine richtig dosierte Infusionstherapie bzw. Flüssigkeitszufuhr von Bedeutung. Eine Unterdosierung hat die Eindickung von Bronchialsekret zur Folge und damit die Obturation von Bronchien. Überschießende Wasserzufuhr begünstigt über die Kette interstitielles Ödem, Verkleinerung der Alveolen sowie mechanische und biochemische Beeinträchtigungen des Alveolarfilmes ebenfalls die Entstehung von Atelektasen.

3. Medikamentös wird dem Aldactone^R und dem Noleptan^R ein Wirkungsspektrum zugeschrieben, das eine Optimierung des Belüftungs-Durchblutungs-Quotienten umfaßt. Beide Medikamente wären demnach in der Lage, Atelektasenbildung zu erschweren.

4. Antibiotika sind geeignet, über eine Bekämpfung der bronchialen Infektion die Zugangswege zu den Alveolen offen zu halten. Zum anderen wird die bakterielle Infektion der Atelektase möglicherweise vermieden oder beseitigt und damit ein Schritt getan zur Auflösung der Atelektase.

Die Bronchien als Behandlungsziel (Tabelle 9).
Sinkt die relative Feuchte in der Trachea unter die Grenzmarke von 70 %, so sistiert nach 15 min die Zilientätigkeit. Damit bricht der Selbstreinigungsmechanismus des Atmungsapparates zusammen; es kommt zu Bronchialobstruktion und Atelektasen. Deshalb ist eine optimale Anfeuchtung der Inspirationsgase ein fundamentaler Bestandteil jeglicher Atemtherapie. Wasser ist das wichtigste Medikament für die Bronchien.

Tabelle 9. Prophylaktische und therapeutische Beeinflussung der Atemwege

1. Befeuchtung
2. Inhalationstherapie mit Aerosolen
3. Perkussionen und Vibrationen
4. Abhusten unter geschulter Assistenz
5. Absaugen
   1. blind endotracheal
   2. unter laryngoskopischer Sicht
   3. bronchoskopisch

Die heute üblichen Befeuchtungssysteme sind in der Lage, eine ausreichende Anfeuchtung zu liefern. Das Problem liegt nicht mehr in dem primären Wasserausstoß eines Befeuchters, sondern in der Zufuhrleitung zu dem Patienten. Diese sollte möglichst kurz sein und eine lichte Weite von mindestens 1,5 cm aufweisen. Auf jeden Fall ist dem Zufuhrweg der angefeuchteten Gase größte Beachtung zu schenken.

Eine hervorragende therapeutische Beeinflussungsmöglichkeit des Bronchialtraktes zur Verhinderung von Atelektasen bietet sich in der Inhalationstherapie mit Aerosolen.

Praktisch-klinische Bedeutung haben ganz überwiegend die Düsen-, die Ultraschall- und die Treibgasaerosole erlangt.

Im Bereich der Atemwege kommen entsprechend den pathogenetischen Störfaktoren folgende Medikamentengruppen zur Anwendung:
1. Broncholytika,
2. Sekretolytika und Detergentien,
3. Antiphlogistika,
4. Antibiotika.

Der Alveolarbereich selbst kommt als Zielgebiet der Aerosoltherapie eigentlich nur für Antibiotika und in Zukunft möglicherweise für oberflächenaktive Substanzen in Betracht.

In Form von Perkussionen und Vibrationen können von der Brustwand aus Erschütterungen auf den Bronchialbaum übertragen werden; dadurch werden Sekretansammlungen von der Bronchialwand gelöst und anschließend durch Zilientransport oder Abhusten beseitigt.

Bei Sekretverhaltung im Bronchialbaum muß der Patient angehalten werden, regelmäßig abzuhusten. Dieses geschieht am besten unter Anleitung einer entsprechend geschulten Krankengymnastin oder von Schwestern mit entsprechender Erfahrung. Wichtig ist dabei, daß durch manuelles Abstützen der Wunden die Schmerzen verringert oder vermieden werden.

Ist der Patient nicht in der Lage, durch Abhusten die Sekrete zu entfernen, so müssen diese durch Absaugen beseitigt werden. Dies kann blind endotracheal erfolgen oder unter laryngoskopischer Sicht. Als weitere Steigerungsstufe ist das bronchoskopische Absaugen anzusehen.

Diese Maßnahmen sollen nicht in ihrer Wertigkeit herabgestuft werden. Indem sie die Atemwege freihalten, greifen sie jedoch nicht in die wesentlichste Verursachungskette postoperativer Atelektasen ein. Darüber hinaus haben einige dieser Maßnahmen wie das Abhusten und das Absaugen den Nachteil, daß sie als exspiratorische Manöver den Alveolarraum und damit die funktionelle Residualkapazität eher verkleinern und unter diesem Aspekt eine unerwünschte Auswirkung haben.

Nun zu dem Alveolarraum selbst (Tabelle 10).
Eine nicht zu unterschätzende Bedeutung zur Verhütung und Beseitigung postoperativer Atelektasen hat eine dosierte, aber effektive Schmerzbekämpfung. Diese kann durch Gabe von potenten Analgetika, aber auch in Form von Nervenblockaden erfolgen. Die Ausschaltung der Wundschmerzen bildet die Voraussetzung für tiefe Inspirationen, folglich für die Aufhebung des inspiratorischen Versagens und damit für die Vermeidung der grundlegenden Ursache postoperativer Atelektasen.

Der regelmäßige Lagewechsel hat die Aufgabe, immer wieder neue Lungenteile in eine obere Position zu bringen. Damit erhalten die Alveolen dieser Lungenbezirke die Möglichkeit, sich besser zu entfalten, ihren Radius zu vergrößern, ihre Oberflächenspannung herabzusetzen und der Tendenz zur Entstehung von Atelektasen entgegenzuwirken. Den-

Tabelle 10. Atemtherapeutische Maßnahmen zur Vergrößerung der FRC

1. Schmerzbekämpfung
2. Lagewechsel und frühes Aufstehen
3. Atemgymnastik, Atemschulung
4. Aktive tiefe Inspirationen (mit Atemanhalten in Inspiration)
5. Totraumventilation nach Giebel
6. Blähungen der Lunge mit Maske und Atembeutel
7. Beatmungsinhalation
8. Prolongierte Intubation, Tracheotomie
9. Frühzeitige Beatmung
10. Beatmung mit PEEP
11. Bartlett-Spirometer
12. Aufblasen von Luftringen

selben Effekt hat das frühe Aufstehenlassen des Patienten. Schon die Herausnahme des Patienten aus dem Bett in einen Sessel vergrößert die funktionelle Residualkapazität um etwa 17 %.

Atemgymnastik und Atemschulung, unterstützt durch Lockerungsübungen, Massagen und autogenes Training, haben das Ziel, die Patienten ein günstigeres Atemmuster in der postoperativen Phase erlernen und durchführen zu lassen. Damit werden das Atemzugvolumen und die funktionelle Residualkapazität erhöht und Atelektasen verhindert.

Ein besonders effektives atemtherapeutisches Manöver stellen regelmäßige aktive, tiefe Inspirationen dar. Auch sie dienen wiederum dem Ziel, die funktionelle Residualkapazität zu vergrößern, die Alveolen aufzudehnen und damit Atelektasen zu verhüten oder aufzulösen. Es konnte nachgewiesen werden, daß durch eine einzelne tiefe Inspiration der Sauerstoffpartialdruck um 24 mm Hg ansteigt. Mehrere tiefe Inspirationen sind in der Lage, den mittleren Sauerstoffpartialdruck um 45,5 mm Hg zu erhöhen. Noch günstiger ist es, das tiefe Einatmen mit dem Anhalten in Inspirationsstellung für 3 - 5 s zu verbinden; dadurch konnte der mittlere Sauerstoffpartialdruck um 65,5 mm Hg angehoben werden.

Die Totraumventilation nach Giebel regt über die CO_2-Anreicherung tiefere Inspirationen an. Allerdings soll nach angloamerikanischen Stimmen diese Totraumventilation eher zu einer frequenten, aber flachen Atmung führen. In diesem Falle würde sie ihren Zweck verfehlen. Man hat also darauf zu achten, daß der Patient mit vertieften Inspirationen antwortet.

Bei Kooperation des Patienten ist es möglich, die Lunge über Maske und Atembeutel aufzublähen. Auch dadurch wird der nun schon vielfach beschriebene Effekt einer Vergrößerung des Alveolarraumes erreicht.

Die Beatmungsinhalation wird neuerdings in den USA kritisch bis negativ beurteilt. Ihr wird entweder jeglicher vorteilhafte Effekt abgesprochen oder gar die Auslösung von Bronchospasmen zur Last gelegt.

Wir führen die Beatmungsinhalation seit 1971 prä- und postoperativ auf breiter Basis durch. Jährlich werden etwa 3.000 Patienten mit insgesamt 80.000 bis 90.000 Inhalationen behandelt. Die Technik der Beatmungsinhalation hat bei uns folgende Form:
1. langsame Frequenz,
2. langsamer Flow,
3. ein Atemzeitverhältnis, das sich dem Quotienten 1:1 nähert. Für

die relativ kurze Zeit der Beatmungsinhalation hat dieses Atemzeitverhältnis keine ungünstigen Wirkungen auf den Kreislauf.
4. Der Patient wird immer wieder intensiv dazu angehalten, seine Lungen tief und bereitwillig aufblähen zu lassen.

Wir haben den Effekt einer konsequenten Beatmungsinhalation bei unseren herzoperierten Patienten nachgeprüft (Abb. 1). Das Auftreten von Atelektasen konnte damit von 20 % auf 5 % gesenkt werden.

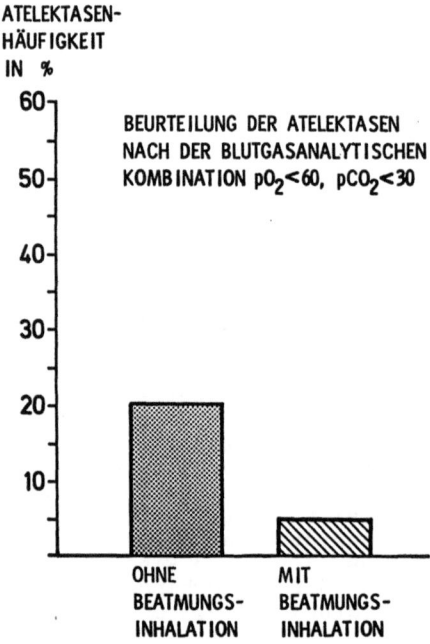

Abb. 1

Zusammenfassend darf man der Beatmungsinhalation folgende positive Wirkungsmechanismen zuschreiben:
1. Mechanische Bronchusdilatation.
2. Sprengung obstruierender Schleimpfröpfe mit Sekretlösung und Reinigung des Bronchialsystems.
3. Verhinderung von air trapping.
4. Korrektur ventilatorischer Verteilungsstörungen.
5. Entfaltung poststenotischer Alveolarbezirke und Öffnung von Atelektasen.
6. Verbesserung der alveolären Ventilation.
7. Aufblähung der Alveolen mit Spreitung des oberflächenaktiven Films.
8. Erhöhung der Aerosolgesamtdeposition.
9. Verbringung von Aerosolen in nicht belüftete Lungenteile.
10. Verbesserung der pulmonalen Durchblutung (Euler-Liljestrand-Reflex).
11. Abnahme der Atemarbeit.

Damit werden die entscheidenden Entstehungsfaktoren der postoperativen Atelektase durch IPPB beeinflußt. Das wichtigste Element scheint uns wiederum die Vergrößerung der funktionellen Residualkapazität zu sein. Diese wird jedoch nur erreicht, wenn eine intensive Unterweisung des Patienten erfolgt. Es ist von eminenter Wichtigkeit, daß der Patient bereits präoperativ die Beatmungsinhalation unter Anleitung geschulter Kräfte erlernt.

Die Kombination der Totraumvergrößerung mit intermittierender Überdruckbeatmung, wie sie in Wien geübt wird, vereinigt die Vorteile beider Methoden in sich und soll vor allem die Vertiefung der Atmung unterstützen.

Bei besonders gefährdeten Patienten sollte man unseres Erachtens schon prophylaktisch die prolongierte Intubation anwenden. Dadurch werden die regelmäßige Blähung der Lunge, die Beatmungsinhalation und die Bronchialtoilette erheblich erleichtert und verbessert. Zu keiner Zeit des gesamten Krankenhausaufenthaltes ist der operierte Patient so gefährdet wie in den ersten Stunden nach Entlassung aus dem Operationssaal durch Entwicklung von postoperativen Atelektasen mit nachfolgender Ateminsuffizienz.

Aus demselben Grunde sollte man nach unserer Erfahrung gefährdete Patienten frühzeitig beatmen oder die Beatmung unmittelbar an die Anästhesie für 6 - 24 h fortsetzen. Mit einem entsprechenden Ventilationsmuster, das gekennzeichnet ist durch niedrige Atemfrequenz, hohes Atemzugvolumen und inspiratorische Pause, falls erforderlich unter Einschaltung von Totraum, lassen sich Atelektasen vermeiden. Die moderne Anästhesie hat die intraoperative Phase wesentlich sicherer gemacht, und zwar nicht zuletzt durch die Beatmungsnarkose. Heute stellt sich die Aufgabe, auch die frühe postoperative Phase sicherer zu gestalten. Dazu dient zweifellos die frühzeitige oder prolongierte Beatmung zur Vermeidung postoperativer Atelektasen.

Der positive endexspiratorische Druck vergrößert die funktionelle Residualkapazität um Werte bis zu 2 l und mildert oder verhindert den intermittierenden Verschluß terminaler Atemwege. Daraus resultiert, daß PEEP exzellent dazu geeignet ist, den Alveolarraum zu erweitern und Mikroatelektasen zu verhüten oder zu beseitigen (Tabelle 11).

Tabelle 11. Effekte von PEEP

1. Vergrößerung der FRC (bis 2.000 ml)
2. Aufhebung des intermittierenden Bronchialverschlusses (Shunt in time)
3. Verminderung des intrapulmonalen Rechts-links-Shunt
4. Verhinderung oder Auflösung von Mikroatelektasen
5. Herabsetzung der $AaDO_2$
6. Ansteigen des PaO_2

Wir stellen die Indikation zur Anwendung von PEEP frühzeitig. Sie ist unseres Erachtens angezeigt (Tabelle 12):
1. Wenn unter Beatmung mit einer inspiratorischen Sauerstoffkonzentration bis zu 40 % der arterielle PO_2 unter 70 mm Hg absinkt.
2. Wenn bei einem inspiratorischen Sauerstoffanteil von 100 % die alveolo-arterielle Sauerstoffpartialdruckdifferenz 300 mm Hg übersteigt.
3. Wenn die Shuntblutmenge größer ist als 20 %.
4. Wenn die Compliance ständig sinkende Werte aufweist.

Tabelle 12. Indikation zu PEEP

1. Bei $F_IO_2 = 0,4$ $PaO_2 < 70$ mm Hg
2. Bei $F_IO_2 = 1,0$ $AaDO_2 > 300$ mm Hg
3. $\dot{Q}_S/\dot{Q}_T > 20$ %
4. Bei ständig sinkenden Werten der Compliance

BARTLETT in den USA hat ein spirometerähnliches Atemtherapiegerät entwickelt; dieses Gerät hält den Patienten bei entsprechender aktiver Mitarbeit dazu an, maximal einzuatmen und die Lunge einige Sekunden in maximaler Inspirationsstellung zu halten. Mit dieser Art der Atemtherapie sind bessere Erfolge beschrieben, als sie mit den bisher bekannten Maßnahmen üblich waren. Diese Form der Atemtherapie entspricht ziemlich genau den heute gültigen pathogenetischen Vorstellungen über die Entstehung postoperativer Atelektasen. Gute Mitarbeit des Patienten und möglichst präoperatives Erlernen dieser Atemtherapieform sind unseres Erachtens von großer Wichtigkeit.

Die früher weit verbreitete Methode der Atemtherapie in Form des Aufblasens von Luftringen und ähnlichen Gegenständen hat nur einen Sinn, wenn der Pleuraraum nach außen offen ist. Sonst wird der Pleuradruck höher als der intrabronchiale Druck, es entsteht ein Druckgefälle von der Pleura zu den Bronchien; demzufolge werden die Alveolen eher verkleinert. Man erreicht eine Verminderung der funktionellen Residualkapazität und damit das Gegenteil von dem, was man wollte.

Aus der Gegenüberstellung von Bartlett-Spirometer und dem Aufblasen von Luftringen wird noch einmal schlaglichtartig deutlich, worauf es in der Vermeidung postoperativer Atelektasen vor allem ankommt:
- Vermeidung der sogenannten inspiratorischen Insuffizienz,
- Ausweitung des Alveolarraumes,
- Erhöhung der funktionellen Residualkapazität und anderer Lungenvolumina.

Literatur

1. BALAGOT, R. C., BANDELIN, V. R.: Preoperative und postoperative inhalation therapy. Surg. Clin. N. Amer. 48, 29 (1968).

2. BENDIXEN, H. H., EGBERT, L. D., HEDLEY-WHYTE, J., LAVER, M. B., PONTOPPIDAN, H.: Respiratory Care. Saint Louis: The C. V. Mosby Company 1965.

3. BENDIXEN, H. H., LAVER, M. B.: Hypoxia in anesthesia. Clinical Pharmacology and Therapeutics 6, 510 (1965).

4. BENZER, H.: Respiratorbeatmung und Oberflächenspannung in der Lunge. Anaesthesiologie und Wiederbelebung, Bd. 38. Berlin-Heidelberg-New York: Springer 1969.

5. BENZER, H.: Moderne Atemtherapie. Wien. med. Wschr. 124, 143 (1974).

6. BURCHARDI, H.: Einfluß verschiedener Beatmungscharakteristika auf die ventilatorischen Verteilungsstörungen. In: Deutsche Gesellschaft für Anaesthesie und Wiederbelebung. Jahrestagung vom 23. bis 26. November 1972 in Hamburg (eds. P. LAWIN, U. MORR-STRATHMANN), p. 467. Berlin-Heidelberg-New York: Springer 1974.

7. COMROE, J. H. et al.: Die Lunge. Stuttgart: F. K. Schattauer-Verlag 1964.

8. MC CONNEL, D. H., v. NALONEY, J., PUCKBERG, G. D.: Postoperative intermittent positive pressure breathing treatments. J. thorac. Surg. 68, 944 (1974).

9. COTTREL, J. E., SIKER, E. S.: Preoperative intermittent positive pressure breathing therapy in patients with chronic obstructive lung disease: effect on postoperative pulmonary complications. Anesth. Analg. 52, 258 (1973).

10. CREWS, E. R., LAPUERTA, L.: A Manual of Respiratory Failure. Springfield/Illinois: Charles C. Thomas 1972.

11. O'DONOHUE, W. J.: Inhalation therapy in modern medicine. Southern Medical Journal 66, 586 (1973).

12. EGAN, D. F.: Fundamentals of Inhalation Therapy. Saint Louis: The C. V. Mosby Company 1969.

13. FISHER, A., WATERHOUSE, T. D., ADAMS, A. P.: Obesity: its relation to anaesthesia. Anaesthesia 30, 633 (1975).

14. FOITZIK, H., LAWIN, P.: Neue Gesichtspunkte der Inhalationstherapie. Münch. med. Wschr. 42, 2451 (1968).

15. GRAFF, Th. D.: Humidification: indications and hazards in respiratory therapy. Anesth. Analg. 54, 444 (1975).

16. HACK, G., ROMMELSHEIM, K.: Respiratorbehandlung als Beginn der postoperativen Rehabilitation nach großen chirurgischen Eingriffen. Prakt. Anästh. 11, 17 (1976).

17. HAMER, Ph.: Atemtherapie. 2. Kongreßbericht: Jahrestagung der Deutschen Gesellschaft für Anaesthesie und Wiederbelebung, 2. bis 5. Oktober 1974, Erlangen (ed. E. RÜGHEIMER). Erlangen: Perimed-Verlag 1975.

18. HAMER, Ph.: Intratracheale Feuchtigkeitsmessungen bei intubierten Patienten während der Narkose und auf der Intensivstation unter Verwendung verschiedener Befeuchtungssysteme. Prakt. Anästh. 9, 306 (1974).

19. HAMER, Ph.: Beatmung mit positivem endexspiratorischem Druck. Dtsch. med. Wschr. 99, 1338 (1974).

20. HAMILTON, W. K., MC DONALD, J., FISCHER, H. W., BETHARDS, R.: Postoperative respiratory complications. Anesthesiology 25, 607 (1964).

21. v. HAYEK, H.: Die menschliche Lunge, 2. Auflage. Berlin-Heidelberg-New York: Springer 1970.

22. HEIRONIMUS, T. W.: Mechanical Artificial Ventilation. 2. Auflage. Springfield/Illinois: Charles C. Thomas 1970.

23. HERZOG, H., KELLER, R.: Die präoperative Diagnostik bei Lungenfunktionsstörungen. In: Deutsche Gesellschaft für Anaesthesie und Wiederbelebung. Jahrestagung vom 23. bis 26. November 1972 in Hamburg (eds. P. LAWIN, U. MORR-STRATHMANN), p. 452. Berlin-Heidelberg-New York: Springer 1974.

24. HERZOG, H., NORLANDER, O. P.: Respiratory failure in surgical patients. Acta anaesth. scand. 30, 6 (1968).

25. KEENAN, R. L.: Postoperative intensive respiratory care. New York State J. of Medicine 1955 (1972).

26. KRUMHOLZ, R. A.: The value of preoperative pulmonary function testing. Respiratory Care 20, 1034 (1975).

27. KUCHER, R., STEINBEREITHNER, K.: Intensivtherapie. Stuttgart: Thieme-Verlag 1972.

28. LAWIN, P.: Prophylaxe und Therapie respiratorischer Störungen. 10. Kasseler Symposium. München-Berlin-Wien: Urban & Schwarzenberg 1969.

29. LIEM, J. N.: Effekt der Beatmungsinhalation bei herzchirurgischen Patienten. Dissertation, Erlangen 1975.

30. MAYOCK, R. L.: Postoperative Atelectasis: Pre- and Postoperative Management of Cardiopulmonary Patient. New York-London: Grune and Stratton 1970.

31. MEYERS, J. R., LEMBECK, L., O'KANE, H., BAUE, A. E.: Changes in functional residual capacity of the lung after operation. Arch. Surg. 110, 576 (1975).

32. MORGAN, Th. E.: Pulmonary surfactant. New Engl. J. Med. 284, 1185 (1971).

33. MURRAY, J. F.: Shock lung. Clinical Notes on Respiratory Diseases. 13, 3 (1974).

34. RÜGHEIMER, E.: Physikalische Voraussetzungen der Inhalationstherapie. Med. Mitt. Melsungen 41, 51 (1967).

35. RÜGHEIMER, E., GRIMM, H.: Inhalationstherapie am Krankenbett. Med. Klin. 66, 319 (1971).

36. SAADY, A.: Pulmonary consequences of upper abdominal surgery - therapeutic considerations. Anaesthesia Intensive Care 2, 221 (1974).

37. SATTER, P., DUDZIAK, R.: Frischoperiertenstation und Intensivpflege. München: Johann Ambrosius Barth 1971.

38. SPENCE, A. A., ALEXANDER, J. S.: Pulmonary consequences of abdominal and thoracic surgery. Boston International Anesthesiology Clinics 10, 41 (1972).

39. SYKES, M. K., MC NICOL, M. W., CAMPBELL, E. J. M.: Respiratory Failure. Oxford-Edinburgh: Blackwell Scientific Publications 1970.

40. SCHLUETER, D. P.: Pulmonary risks. Clinical Obstetrics and Gynecology 16, 91 (1973).

41. SCHOEDEL, W., RÜFER, R.: Veränderungen der Oberflächenverhältnisse in den Lungenalveolen als Ursache von Atelektasen und gestörter Atemmechanik. Dtsch. med. Wschr. 93, 1623 (1968).

42. TORRES, G., LYONS, H. A., EMERSON, P.: The effects of intermittent positive pressure breathing on the intrapulmonary distribution of inspired air. American J. Med. 29, 946 (1960).

43. VOSS, T. J. W.: Ways of reducing atelectasis and improving oxygen uptake from the lungs. Sth. afr. med. J. 47, 761 (1973).

44. WARD, R. J., DANZIGER, F., BONICA, J. J., ALLEN, G. D., BOWES, J.: An evaluation of postoperative respiratory maneuvers. Surg. Gynec. Obstet. 123, 51 (1966).

45. van de WATER, J. M., WATRING, W. G., LINTON, L. A., MURPHY, M., BYRON, R. L.: Prevention of postoperative pulmonary complications. Surg. Gynec. Obstet. 135, 229 (1972).

46. v. WICHERT, P.: Die Bedeutung des Eigenstoffwechsels der Lunge unter normalen und pathologischen Verhältnissen. Med. Welt 25, 876 (1974).

47. v. WICHERT, P.: Pathophysiologie und Therapie der Schocklunge. Selecta 39, 3404 (1975).

48. WILSON, R. S., RIE, M. A.: Management of mechanical ventilation. Surg. Clin. N. Amer. 55, 591 (1975).

Zusammenfassung der Diskussion zum Thema:
„Das spezielle Risiko bei der Narkose"

FRAGE:
Welche atemmechanischen Besonderheiten ergeben sich bei Säuglingsnarkosen?

ANTWORT:
Die Interferenz zwischen Hubvolumen, funktionellem Totraum und atemmechanischen intrapulmonalen Reaktionen ist besonders ausgeprägt im Säuglingsalter, d. h. bis zum ersten, etwas weniger ausgeprägt jedoch auch bis zum zweiten Lebensjahr.

Besonders ausgiebig wurde das Problem Spontanatmung oder kontrollierte Beatmung bei Säuglingsnarkosen diskutiert. Kein Zweifel kann daran bestehen, daß bei Neugeborenen unter 2.500 g eine Spontanatmung nicht ausreichend sein wird, eine Beatmung also in jedem Falle durchgeführt werden muß. Bei normalgewichtigen, sonst gesunden Säuglingen stellt die Spontanatmung zwar einen wichtigen Parameter für die Überwachung der Narkosetiefe und für die Steuerung der Narkose dar, bei länger dauernden Narkosen (über 30 min) muß jedoch entweder auf kontrollierte oder assistierende Beatmung übergegangen werden. Hinzuweisen ist besonders auf die Gefahr einer Hyperventilation bei Durchführung einer kontrollierten Atmung bei Säuglingen ohne die Möglichkeit einer blutgasanalytischen Überwachung. Umgekehrt hat sich gezeigt, daß bei Spontanatmung häufiger als bisher bekannt arterielle Hyperkapnien und Hypoxämien auftreten. Dem sollte durch kontrollierte Ventilation und gegebenenfalls Erhöhung der inspiratorischen Sauerstoffkonzentration Rechnung getragen werden. Bei der Entscheidung Beatmung oder Spontanatmung sollte auch berücksichtigt werden, daß das closing volume bei Kleinkindern noch weit über der funktionellen Residualkapazität liegen kann.

FRAGE:
Neben einer Hypoxämie wird bei Spontanatmung ebenso eine Hyperkapnie auftreten können. Wie ist diese zu bewerten?

ANTWORT:
PCO_2-Werte von 50 - 60 mm Hg, die unter Spontanatmung während der Narkose bei Säuglingen gemessen wurden, dürfen nicht als ungefährlich angesehen werden, d. h. daß aus diesem Grunde eine Spontanatmung über einen längeren Zeitraum als ungünstig, bei Risikofällen sogar als gefährlich bezeichnet werden muß. Zumindest intermittierend sollte assistierend beatmet werden, um einen Auswascheffekt zu erzielen.

FRAGE:
Gibt es noch Indikationen für die Anwendung hoher Atemfrequenzen bei Säuglingsnarkosen (f = 60 - 80/min)?

ANTWORT:
Die hohen Atemfrequenzen wurden unter anderem deswegen gewählt, weil

die hämodynamischen Auswirkungen hoher Atemzugvolumina speziell bei operierten Herzfehlern gefürchtet wurden. Inzwischen hat sich jedoch gezeigt, daß die hämodynamischen Auswirkungen einer Beatmung mit großen Atemzugvolumina weniger kritisch sind als eine Hypoxämie, die bei hohen Atemfrequenzen auftreten kann. Bei Anwendung niedriger Atemfrequenzen (25 - 30/min) war sowohl die AaDO$_2$ als auch die avDO$_2$ gegenüber einer Beatmung mit hohen Frequenzen gebessert.

Liegen bereits Atelektasen vor, muß mit niedriger Atemfrequenz beatmet werden, um die dann notwendigen Drucke von 30 - 40 cm H$_2$O über einen ausreichend langen Zeitraum auf die Atemwege einwirken zu lassen. Nur so besteht die Möglichkeit, die Atelektasen wieder zu beseitigen; mit hohen Atemfrequenzen werden nur die terminalen Bronchiolen ventiliert. Man beatmet dadurch einen relativ großen Totraum, da die Diffusionsverhältnisse in diesen Bereichen sehr schlecht sind.

FRAGE:
Wie wirkt sich intraoperativ ein positiv endexspiratorischer Druck auf die Hämodynamik von Säuglingen aus?

ANTWORT:
Die Untersuchungen von GRAHAM (1) zeigen, daß durchaus mit negativen Wirkungen gerechnet werden muß. Speziell bei bestehendem Rechts-links-Shunt im Herzen (oder über einen offenen Ductus) kann es bei Erhöhung des intrathorakalen Druckes zur Zunahme des Shunt kommen.

FRAGE:
Welche Atemfrequenzen werden zur Beatmung bei Säuglingen empfohlen?

ANTWORT:
Als untere Grenze sollten 25 Atemzüge/min nicht unterschritten werden, als obere Grenze kann die physiologische Atemfrequenz gelten. Zwischen diesen Bereichen wird die zur Narkosebeatmung optimale Frequenz zu finden sein.

FRAGE:
Wann stellt sich die Indikation zur Intubation bei Säuglingsnarkosen?

ANTWORT:
Rein zeitlich gesehen sollte die Grenze bei Eingriffen gesehen werden, die erfahrungsgemäß länger als 30 min dauern. Unabhängig davon ist weiterhin die Art des Eingriffs (abdominal, thorakal) entscheidend. Die Indikation zur Intubation sollte gerade bei Säuglingen jedoch streng gestellt werden.

Wegen der unterschiedlichen Wanddicke der Tuben hat es sich bewährt, nicht mehr den Außendurchmesser in Charrière, sondern den Innendurchmesser in mm anzugeben.

FRAGE:
Welche Endotrachealtuben empfehlen sich bei welchem Lebensalter? Sind Blockermanschetten notwendig?

ANTWORT:
Die Verwendung von Tuben mit Manschetten ist bis zum Lebensalter von sechs Jahren in der Regel nicht indiziert. Bezogen auf den Tubus soll auf die Verwendung einer Manschette bis zu einer Größe von 28 Charr. (Innendurchmesser 7 mm) verzichtet werden.

Im Hinblick auf den Atemwegswiderstand ist eine Differenzierung zwischen verschiedenen Tubustypen nicht notwendig. Bewährt haben sich Plastik- und Gummituben nach Magill. Die Plastiktuben lassen sich dabei sowohl für eine orale als auch nasale Intubation verwenden. Die früher übliche Vorratshaltung verschiedener Tubustypen ist heute daher nicht mehr gerechtfertigt.

FRAGE:
Wann ist die nasale Intubation der oralen vorzuziehen?

ANTWORT:
In allen Fällen, bei denen eine postoperative Beatmung zu erwarten ist, sollte die nasale Intubation bevorzugt angewendet werden. Ansonsten ist wegen der höheren Komplikationsrate bei nasaler Intubation der oralen Intubation der Vorzug zu geben.

FRAGE:
Welche diagnostischen Maßnahmen sind bei Kindernarkosen durchzuführen?

ANTWORT:
Wie bereits ausgeführt, ist die Messung des Beatmungsdruckes entscheidend, er sollte Werte von 20 cm H_2O nicht übersteigen. Anzustreben ist weiterhin eine Überwachung des Atemzugvolumens und des Atemminutenvolumens, diese Messung scheitert speziell bei Kleinkindern häufig jedoch an der mangelnden Empfindlichkeit der Spirometer. Als aussagekräftigste, leider jedoch auch aufwendigste Methode muß die Blutgasanalyse bezeichnet werden. In allen Zweifelsfällen sollte sie zur Diagnosestellung herangezogen werden.

Die Verwendung von Nomogrammen zur Bestimmung des Beatmungsvolumens hat sich nicht bewährt, da das Kompressionsvolumen, z. B. beim Engström, in Relation zum Atemzugvolumen so groß ist, daß eine Aussage über das effektive Beatmungsvolumen nicht möglich erscheint. Die Erfahrungen haben gezeigt, daß bei einer Einstellung nach Nomogramm die PCO_2-Werte bis zu 20 mm Hg schwanken können. Die primäre Einstellung des Atemminutenvolumens kann durchaus durch ein Nomogramm erfolgen, in den meisten Fällen ist jedoch eine Korrektur nach Bestimmung der Blutgase notwendig.

FRAGE:
Sollte nicht gerade bei Kindernarkosen das kompressible Volumen des Narkose- oder Beatmungsgerätes so klein wie möglich gehalten werden? Ist es technisch vorstellbar, daß man eine interne Gerätecompliance genau definiert bzw. sie variabel einstellen kann?

ANTWORT:
Sollen Messungen am System Beatmungsgerät-Patient durchgeführt werden, müssen die Werte des Respirators so konstant wie möglich sein,

um Änderungen am Patienten überhaupt erfassen zu können. Es erscheint daher sinnvoll, bei Druck- und Volumenmessungen die interne Compliance des Gerätes so gering wie möglich zu halten. Technisch ist das Problem lösbar, medizinisch scheinen jedoch noch viele Fragen offen zu sein (z. B. nach welchen Kriterien wird die Größe der internen Compliance des Beatmungsgerätes geregelt? Verwendung starrer Beatmungsschläuche.).

FRAGE:
Ist eine routinemäßige Überwachung der endexspiratorischen CO_2-Konzentration bei Säuglingsnarkosen angezeigt?

ANTWORT:
Nachdem das Problem der Durchflußvolumina im Meßgerät, die gerade bei Säuglingen oft die Größe des Atemzugvolumens erreichen, gelöst ist, ist die Anwendung dieser Meßmethode bei speziellen Risikofällen durchaus zu diskutieren. Einer weiten Verbreitung dieser Meßmethode, die an und für sich sehr wünschenswert wäre, steht bisher der hohe Preis des Gerätes im Wege. Anzustreben sind Geräte, die direkt in das Beatmungssystem eingebracht werden und eine sofortige Messung ermöglichen. Mit diesen Kapnographen ist auch eine Messung des V_D/V_T-Verhältnisses möglich.

Wünschenswert wäre demnach die Messung der endexspiratorischen CO_2-Konzentration und die kontinuierliche Überwachung der inspiratorischen Sauerstoffkonzentration.

FRAGE:
Welche Überwachungsgrößen sind bei Erwachsenen zu erfassen?

ANTWORT:
Die zugeführte Sauerstoffkonzentration und die bisher genannten Größen der Beatmung sind auch beim Erwachsenen sinnvollerweise zu erfassen. Darüber hinaus kommt der arteriellen und gemischt venösen Blutgasanalyse als Erfolgsgröße der Beatmung und der Hämodynamik entscheidende Bedeutung zu.

FRAGE:
Welches diagnostische Vorgehen empfiehlt sich bei Vorliegen eines respiratorischen Notfalls?

ANTWORT:
Ein allgemein gültiges Schema läßt sich hierfür nicht aufstellen, da das Vorgehen verständlicherweise von den jeweils vorhandenen Möglichkeiten abhängt. Ganz allgemein läßt sich sagen, daß der Perkussion und Auskultation eine wichtige Rolle zukommt. Die Blutgasanalyse wird wertvolle Hinweise auf die akute respiratorische Situation des Patienten geben. Diese Befunde werden ergänzt durch eine Röntgenaufnahme des Thorax. Sie erlaubt gleichzeitig eine Aussage über das Vorliegen eines Pneumo- oder Hämatothorax. Bei Verdacht auf Fremdkörperaspiration oder Trachealverletzung wird häufig die sofortige Bronchoskopie notwendig sein. Liegt ein Pneumothorax vor, so wird die Indikation zur Überdruckbeatmung nur mit Vorsicht zu stellen sein, solange eine Thoraxdrainage nicht gelegt werden kann. Diese Einschränkung gilt auch bei Verdacht auf Vorliegen einer Tracheal- oder Bronchusruptur.

Bei bifurkationsnahen Trachealrupturen oder -stenosen hat es sich in Erlangen bewährt, die Operation mit Hilfe einer Herz-Lungen-Maschine durchzuführen. Auf diese Weise ist eine optimale operative Versorgung ohne die Schwierigkeit einer eingeschränkten Ventilation möglich. Besteht der Verdacht auf eine Trachealruptur, soll ein Intubationsversuch nur bei gleichzeitiger Tracheotomiebereitschaft durchgeführt werden. Um eine via falsa zu vermeiden, sollte zur Intubation eine Fiberoptik benützt werden.

FRAGE:
Wann soll in der postoperativen Phase bei prolongierter Intubation tracheotomiert werden?

ANTWORT:
Die Schäden bei Langzeitintubation finden sich einmal im Bereich der Trachea, zum anderen aber im Kehlkopfbereich. Die Trachealwandschäden treten in Abhängigkeit von der Dauer und dem Ausmaß einer Minderperfusion auf. Je kürzer der Zeitraum einer eventuellen Perfusionsminderung war, um so geringer ist die Gefahr einer Trachealwandschädigung anzusetzen, d. h. um so länger kann der Zeitpunkt einer Tracheotomie hinausgeschoben werden. Fürchtet man Stenosen im Kehlkopfbereich, so sollte so früh wie möglich tracheotomiert werden, um nicht die Nachteile der Langzeitintubation in Form der Kehlkopfstenose und die Nachteile der Tracheotomie kombiniert zu haben. Die gerade bei Kindern auftretenden Kehlkopfstenosen sind operativ schwerer anzugehen als eventuelle Trachealstenosen.

FRAGE:
Welche Indikationen sehen Sie für eine verlängerte Intubation bzw. verlängerte Beatmung?

ANTWORT:
Hier ist einmal der erniedrigte arterielle Sauerstoffpartialdruck zu nennen, zum anderen eine nicht ausreichende Atemmechanik speziell bei bereits präoperativ bestehender erheblicher Einschränkung der pulmonalen Funktionen. Diese Gruppe von Patienten sollte prophylaktisch über einen Tag postoperativ assistiert beatmet werden. Damit besteht die Möglichkeit, die Ventilation ausreichend zu unterstützen, die Anfeuchtung der Atemluft zu gewährleisten und die Atemwege absaugen zu können. Außerdem ist eine bessere Analgesie möglich.

FRAGE:
Welches Verfahren der Ausleitung ist bei pulmonalen Risikopatienten zu empfehlen?

ANTWORT:
Um eine Diffusionshypoxie zu vermeiden, muß der Patient eine genügend lange Zeit mit Sauerstoff oder mit Sauerstoff angereicherter Druckluft beatmet werden. Dieser Zeitraum kann bei eingeschränkter Lungenfunktion bis zu 15 min betragen. Um Resorptionsatelektasen zu vermeiden, ist bis zum Übergang auf Spontanatmung dann eine Luftbeatmung (z. B. mit einem Atembeutel) zu empfehlen. Die Beatmung mit dem Atembeutel hat auch den Vorteil, durch eine gezielte Überdehnung eventuell entstandene Mikroatelektasen zu beseitigen.

FRAGE:
Welche Grenzwerte für eine postoperative Intubation oder Beatmung in bezug auf die Atemmechanik können gegeben werden?

ANTWORT:
Atmet ein Patient auf Aufforderung postoperativ weniger ein als ca. 10 ml/kg KG, so wird der Tubus belassen, atmet der Patient weniger als 5 ml/kg KG, so wird er assistiert oder kontrolliert beatmet.

FRAGE:
Ist eine Anfeuchtung des Narkosegasgemisches notwendig?

ANTWORT:
Bei einer Dauerbeatmung gilt heute als Optimum eine 80- bis 90%ige Feuchtigkeit bei 33 °C Temperatur. Ob eine Befeuchtung des Narkosegases auch nötig ist, scheint noch nicht endgültig abgeklärt. Das Problem der trockenen Narkosegase stellt sich ohne Zweifel beim halboffenen System.

FRAGE:
Welche Indikationen zur postoperativen Inhalationstherapie müssen beachtet werden?

ANTWORT:
Prinzipiell sollte in der postoperativen Phase die Beatmungsinhalation der reinen Inhalationstherapie vorgezogen werden. Als absolute Indikation gilt jeder intrathorakale Eingriff und alle großen Oberbaucheingriffe. Soweit es organisatorisch zu realisieren ist, werden alle Patienten über 50 Jahre in dieses Programm einbezogen. Zur Anfeuchtung wird dabei eine 2%ige Kochsalzlösung verwendet, ein Zusatz von Medikamenten erfolgt nur auf der Grundlage gezielter Medikation. Zu beachten ist hier, daß die Anfeuchtung bei Dauerbeatmung mit Wasser erfolgen soll, bei der Inhalationstherapie jedoch Kochsalz verwendet wird.

FRAGE:
Welche prophylaktischen Maßnahmen zur Verhütung von Atelektasen in der postnarkotischen Phase sind zu empfehlen?

ANTWORT:
In dieser Phase sollten vorwiegend Maßnahmen zur Anwendung kommen, die die Inspiration fördern, nicht jedoch solche, die die Exspiration unterstützen. Vor der Extubation sollte der Patient mit einem Atembeutel beatmet werden, die Extubation kann dann unter Absaugen der Trachea und des Rachenraumes erfolgen.

Reicht der Hustenstoß des Patienten postoperativ nicht aus, um eine eventuelle Sekretansammlung abzuhusten, wird selbstverständlich endotracheal abgesaugt werden müssen. Anschließend empfiehlt sich eine kurze Überdruckbeatmung mit einem Atembeutel oder einem Inhalationsbeatmungsgerät. Die Verwendung von "Hustenmaschinen" muß abgelehnt werden, da sie nur die Exspirationsphase fördern.

FRAGE:
Wer entscheidet darüber, ob eine Beatmungsinhalation postoperativ durchgeführt wird?

ANTWORT:
Die Indikation wird vom Anästhesisten gestellt. Er vermag aufgrund der präoperativen Untersuchung des Patienten am ehesten zu beurteilen, inwieweit postoperativ mit einer pulmonalen Komplikation zu rechnen ist.

Literatur

1. GRAHAM, G. R.: Pathophysiologische Probleme des Kindesalters und ihre Bedeutung für die Anästhesie. In: Anästhesie im Kindesalter (eds. F. W. AHNEFELD, C. BURRI, W. DICK, M. HALMAGYI), p. 54. München: Lehmanns Verlag 1973.

Klinische
Anästhesiologie und
Intensivtherapie

Band 5: Mikrozirkulation

Workshop April 1974
Herausgeber: F.W. Ahnefeld, C. Burri, W. Dick, M. Halmágyi
Unter Mitarbeit zahlreicher Fachwissenschaftler
126 Abb. 8 Tabellen. XI, 207 Seiten. 1974
DM 24,–; US $9.90   ISBN 3-540-06981-X

Band 6: Grundlagen der postoperativen Ernährung

Workshop Mai 1974
Herausgeber: F.W. Ahnefeld, C. Burri, W. Dick, M. Halmágyi
Unter Mitarbeit zahlreicher Fachwissenschaftler
89 Abb. IX, 128 Seiten. 1975
DM 24,–; US $9.90   ISBN 3-540-07209-8

Band 7: Infusionstherapie II: Parenterale Ernährung

Workshop Dezember 1974
Herausgeber: F.W. Ahnefeld, C. Burri, W. Dick, M. Halmágyi
Unter Mitarbeit zahlreicher Fachwissenschaftler
103 Abb. X, 214 Seiten. 1975
DM 28,–; US $11.50   ISBN 3-540-07288-8

Band 8: Prophylaxe und Therapie bakterieller Infektionen

Workshop Januar 1975
Herausgeber: F.W. Ahnefeld, C. Burri, W. Dick, M. Halmágyi
Unter Mitarbeit zahlreicher Fachwissenschaftler
65 Abb. X, 217 Seiten. 1975
DM 28,–; US $11.50   ISBN 3-540-07429-5

Band 9: Indikation, Wirkung und Nebenwirkung kolloidaler Volumenersatzmittel

Symposium April 1975
Herausgeber: F.W. Ahnefeld, H. Bergmann, C. Burri, W. Dick, M. Halmágyi, E. Rügheimer
Unter Mitarbeit zahlreicher Fachwissenschaftler
27 Abb. X, 103 Seiten. 1975
DM 24,–; US $9.90   ISBN 3-540-07464-3

Band 10: Notfallmedizin

Workshop April 1975
Herausgeber: F.W. Ahnefeld, H. Bergmann, C. Burri, W. Dick, M. Halmágyi, E. Rügheimer
Unter Mitarbeit zahlreicher Fachwissenschaftler
109 Abb., 124 Tabellen. XIII, 386 Seiten. 1976
DM 48,–; US $19.70   ISBN 3-540-07581-X

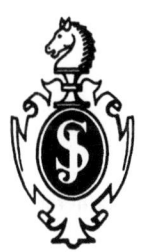

Springer-Verlag
Berlin
Heidelberg
New York

Die Bände 1 - 4 sind im J. F. Lehmanns Verlag München erschienen

Preisänderungen vorbehalten

Klinische
Anästhesiologie und
Intensivtherapie

**Band 11: Der Risikopatient in der Anästhesie.
1. Herz-Kreislauf-System**

Workshop November 1975
Herausgeber: F.W. Ahnefeld, H. Bergmann, C. Burri,
W. Dick, M. Halmágyi, E. Rügheimer
Unter Mitarbeit zahlreicher Fachwissenschaftler
49 Abb., X, 169 Seiten. 1976
DM 34,−; US $14.00   ISBN 3-540-07763-4

Geplante Workshops

Spezielle Indikationen und Monitoring für eine parenterale Ernährung
Workshop Juni 1976 in Erlangen

Infusionstechnik
Workshop November 1976 in Bad Kreuznach

Störungen im Wasser-Elektrolyt-Haushalt
Workshop Februar 1977 in Kassel

Parenterale Ernährung im Kindesalter
Workshop Mai 1977 in Reisensburg

Fachschwester −
Fachpfleger
Anaesthesie −
Intensivmedizin

**Weiterbildung 1
Richtlinien. Lehrplan. Organisation**

Von F.W. Ahnefeld, W. Dick, M. Halmágyi, Th. Valerius
XIII, 204 Seiten. 1975
DM 24,−; US $9.90   ISBN 3-540-07115-6

**Weiterbildung 2
Praktische Unterweisung.
Intensivbehandlungsstation − Intensivpflege**

Von M. Halmágyi, Th. Valerius
67 Abb., IX, 120 Seiten. 1975
DM 24,−; US $9.90   ISBN 3-540-07213-6

**Weiterbildung 3
Praktische Unterweisung.
Punktion. Injektion − Infusion − Transfusion. Gefäßkatheter**

Von M. Halmágyi, Th. Valerius
60 Abb., VIII, 120 Seiten. 1976
DM 28,−; US $11.50   ISBN 3-540-07723-5

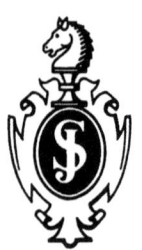

Springer-Verlag
Berlin
Heidelberg
New York

Preisänderungen vorbehalten

MIX
Papier aus verantwortungsvollen Quellen
Paper from responsible sources
FSC® C105338

If you have any concerns about our products,
you can contact us on
ProductSafety@springernature.com

In case Publisher is established outside the EU,
the EU authorized representative is:
**Springer Nature Customer Service Center GmbH
Europaplatz 3, 69115 Heidelberg, Germany**

Printed by Libri Plureos GmbH
in Hamburg, Germany